文学在人文医学中的应用研究

王 伟 ◇ 著

中国纺织出版社有限公司

图书在版编目（CIP）数据

文学在人文医学中的应用研究 / 王伟著. -- 北京：
中国纺织出版社有限公司，2022.4
ISBN 978-7-5180-9365-6

Ⅰ. ①文… Ⅱ. ①王… Ⅲ. ①文学—应用—医学—人
文科学—研究 Ⅳ. ①R-05

中国版本图书馆CIP数据核字(2022)第034700号

责任编辑：傅保娣　　责任校对：楼旭红　　责任印制：王艳丽

中国纺织出版社有限公司出版发行
地址：北京市朝阳区百子湾东里A407号楼　邮政编码：100124
销售电话：010—67004422　传真：010—87155801
http://www.c-textilep.com
中国纺织出版社天猫旗舰店
官方微博http://weibo.com/2119887771
三河市宏盛印务有限公司印刷　各地新华书店经销
2022年4月第1版第1次印刷
开本：710 x 1000　1/16　印张：13.75
字数：199千字　定价：78.00元

凡购本书，如有缺页、倒页、脱页，由本社图书营销中心调换

前　言

作为以人类为主要研究对象的两个学科,文学与医学是生命救赎的两个重要支点,二者的渊源、关系与影响历来被学术界关注并重视。

20世纪科学和技术迅猛发展,出现临床实践人文化不断退化的现象,医学教育生产线给社会输送了大批"技术精湛"的"高学历文盲医生",有人说,医学生患上了"医学人文缺乏综合征"。

马克·吐温曾言:"有阅读能力而不愿读好书的人,和文盲没有两样。"现代社会赋予了"文盲"新的定义,即有识字能力却不去读书的人。这里的"书"并非指教科书、专业书、期刊文献、工具书,而是指不为任何功利目的而读的经典名作。这些经典名作包括哲学、文学、历史、地理和科学领域内通俗易懂的各种读物,其中最重要的自然是文学名著。

面对医学教育非人文和非语言趋势的加剧,西方医学教育者提出将"文学与医学"引入医科院校教学体系中。他们认为文学不再是一种"虚饰文明的奢侈品",而是"医学教育的必需品"。医学生只有在虚构的文学作品和临床现实主义叙事作品中才能最大限度地与不同类型的人物交流,而他们从专业的医学课程里无法学到应对复杂情境的语言和认知策略。采用文学形式进行疾病叙事是帮助医生虚拟地处理各种共情事件和情景的有效途径。

文学作品不仅从人文创意方面给普通读者提供了对疾病的解读和描述,而且为临床工作者在日常实践中遭遇的真实病例提供了一种文学性的另类文献描述。虽然迄今为止文学医学涵盖的范围仍然不全面,但它对身体状况、患者和医生的生动奇妙描述堪比医学文献,甚至胜于文献。所以,以比较文学的视野与方法,探求分属不同学科、跨越不同文化的文学与医学这两类特色独具的人类自然与社会文化现象,探析文学与医学相互交集、互动影响的文化渊源、外在表现、文化内涵,以及社会价值与意义等诸多领域的内容非常重要。

王　伟

2021 年 12 月

目　录

第一章　医学概述及文学治疗

第一节　医学的起源及主要内容

一、走进医学

(一)医学的定义和分类

在人类生存与发展的历史长河中逐渐产生了一门与人的身体健康及疾病密切相关的学科,这就是医学。其定义可以概括为:医学是一门与治疗、缓解和预防疾病以及恢复和保持健康有关的学科和技艺。由此可见,医学就其研究方法而言是一门学科,而就其应用来讲是一门技术,因此,医学是一门实践性很强的学科。

按照研究内容、研究对象和研究方法,医学门类下的一级学科可分为基础医学、临床医学、预防医学等。基础医学主要是研究人的生命和疾病现象及其本质、变化规律的学科,临床医学主要是研究疾病诊断、治疗的学科,预防医学主要是研究预防疾病、维护健康的学科。

基础医学是整个医学科学发展的基础,根据其研究性质不同,主要分为形态学、功能学和病原生物学,此外还包括医学遗传学和药物学等。基础医学为应用医学提供解剖、生理、病理、用药等理论指导,同时引导应用医学的发展,为临床医学、预防医学等医学领域提供新技术、新理论。

(二)医学基础的研究内容和任务

医学基础是在课程优化重组理念基础上以人体解剖→人体生理→常见疾病→部分药理知识为主线,按系统阐述人体正常器官形态结构、位置毗邻、基本生理功能、病理变化规律,以及人体各系统临床常见疾病的病因、发病机制、临床表现、治疗及常用药物的学科,也是医学、药学及相关专业重要的专业基础课程。

人体解剖学是研究正常人体各部分位置、形态、结构、毗邻、结构与功能关系的学科,分为大体解剖学和显微解剖学两部分。大体解剖学是借助解剖器械切割尸体的方法,用肉眼观察人体各系统、器官的形态和结构的学科。显微解剖学可分为细胞学和组织学。显微解剖学必须借助光学显微镜或电子显微镜的放大作用研究人体的微细结构,如将人的心壁制成组织切片,用显微镜观察其细胞和组织结构。

人体生理学是研究正常人体生命活动规律和生理功能的学科,如呼吸、消化、循环、泌尿等系统在正常条件下具有哪些功能,这些功能是如何实现的,以及它们受到哪些因素的调节和控制等。

常见疾病部分包括一些临床常见疾病的流行特点、病因、发病机制、临床表现、治疗方法等内容。疾病的学习以其内在的有机联系为基础,以新的课程结构重新整合,将疾病发生时机体各系统、器官的形态学和功能学改变有机联系在一起,强调人的整体观念,注重常见疾病的基本概念、基本理论和基本技能。

药理学是研究药物与机体间相互作用及其作用规律、机制的科学,主要阐明药物对机体的作用和作用原理,以及药物在体内吸收、分布、生物转化和排泄等过程中的规律。

医学基础的主要任务是研究人体正常形态结构和生理功能,研究和探索临床常见疾病的病因、发病机制、功能和代谢、转归等变化规律,培养学生观察、分析并解决实际问题的能力。此外,其任务还包括研究和探索应用药物防治疾病的知识和技能,为指导临床合理用药及寻找、研制新药提供理论依据,为进一步学习后续各门课程打下扎实的理论基础并培养学生的实际动手能力。

(三)医学基础的研究对象和主要研究方法

医学基础的主要研究对象是人、实验动物和药物,包括正常人体、疾病中的人体及作用于人体的药物、实验动物。医学基础主要的研究方法有观察性研究、实验性研究。观察性研究是形态学重要的研究方法,实验性研究是功能学重要的研究方法。

人体是最复杂、最高度统一且协调的有机体,为了正确理解疾病的发生发展过程以及药物与机体的相互作用,应先掌握人体的结构及其生理功能,再学习临床常见疾病的治疗,包括常用药物的作用和治疗。

二、医学的起源与变革

医学起源与发展的历史就是人类与疾病不懈斗争的历史。西方医学在经历了中世纪漫长的黑暗、落后时期后走上了科学发展的道路。

(一)医学的起源

从远古时代人类就开始寻找治疗伤痛和疾病的方法。草药医术是医学最古老的形式之一。例如,中国的草药学专著《神农本草经》《本草纲目》等,其中就有许多有关草药的记载。西方医学也是如此,如解热镇痛药阿司匹林的有效成分就是从柳树皮中提炼出来的,治疗心力衰竭的洋地黄制剂是从一种名叫洋地黄的植物中提取出来的。

西方现代医学起源于古希腊。古希腊的医生即已开始通过较为科学的方法研究、治疗疾病。医生的做法是把患者的症状系统地记录下来,并把症状相同的疾病归为同一类。他们认为疾病不是由一些神秘因素引起的,而是与不良饮食或恶劣居住条件有关。著名的希波克拉底誓言反映了希波克拉底医生的主要医学思想,其至今仍被医学界所遵守。

(二)医学的变革

医学的每一次重大变革都是医学史上的一次革命。总结西方医学发展史,共有3次革命性变化。第一次是在16世纪欧洲文艺复兴时期对传统医学的革命,称为治疗医学革命。治疗医学把人比作机器,机器坏了需要修理,人有病需要治疗,因此,治疗医学也叫机械医学,其根本是"已病治疗"。

医学科学的第二次革命发生在19世纪末。当时由于交通发达、战争频发,各种传染病大流行,促进了微生物学及免疫学的崛起,出现了第二次医学革命,标志是预防医学的出现。预防医学,特别是特异性预防,是对已知疾病进行预防,如天花、霍乱、鼠疫、伤寒等,所以对未发生的疾病可以进行预防接种(疫苗、菌苗),这就是所谓的"未病预防"。

医学科学的第三次革命是健康医学的革命。生态学的发展促进了健康医学革命。宏观生态学认为生物与环境是统一的,微观生态学认为人体和细胞与其生存环境也是统一的,分子生态学认为在分子水平上分子与分子环境也是分不开的。因此,健康是生态现象,生态健康是人类追求的目标。

三、医学模式的转变

(一)医学模式的定义

医学模式又称"医学观",是指人们用何种观点和方法研究和处理健康与疾病问题,是在医学实践和发展过程中形成的对健康和疾病的总的看法和观点。

(二)医学模式的转变

西方医学主要经历了以下几种模式。

1.神灵主义医学模式。在远古时代,科学知识贫乏、生产力落后,人们把疾病看成鬼神作怪、天神惩罚,用有限的药物与祈祷神灵的巫术治疗疾病。

2.自然哲学医学模式。古代医学家们用自然哲学的思想和对医疗实践经验的总结来解释人体的生命现象、健康和疾病,寻求治疗疾病的方法,实现医学与巫术的分离。由于积累了大量使用具有药理作用的动物、植物、矿物质治疗疾病的经验,这一模式又称经验主义医学模式。

3.机械论医学模式。欧洲工业革命推动了科学进步,医学也有了进一步的发展。当时医生把给人治病当作修理机器,头痛医头,脚痛医脚,忽视了人的生物性和社会性,这一时期被医学史学者称为机械论医学模式期。

4.生物医学模式。把健康看作宿主、环境和病因三者之间的动态平衡,认为机体抵抗力降低、环境发生改变、致病因子的致病能力增强,可以导致平衡的破坏,从而发生疾病。生物医学模式的建立是医学史上的一次大的进步,它摒弃了宗教迷信和神秘主义的思想,倡导科学的生命观、人体观和疾病观,促进了对医学的深刻认识和医学知识的普及。生物医学模式是20世纪70年代以前一直占统治地位的医学模式。

5.生物—心理—社会医学模式。1977年,美国纽约罗切斯特大学精神病学教授恩格尔提出生物—心理—社会医学模式的主张。该主张认为不能只在生物属性上来认识健康和疾病,必须扩展到社会领域,必须通过生物、心理、社会等多方因素综合认识人类的健康和疾病。生物—心理—社会医学模式也称现代医学模式,它认为一切不良精神刺激、不恰当的生活方式、行为与环境因素都可导致疾病的发生。

(三)循证医学模式

以上,我们列举了5种医学模式的转变。另外,临床医学模式也有一次重大转变。20世纪90年代,国际著名临床流行病学家萨基特提出了循证医学的概念。循证医学就是遵循科学证据的医学。其定义是慎重、准确和明智地应用目前可获取的最佳研究证据,同时结合临床医师个人的专业技能和长期临床经验来考虑患者的价值观和意愿,完美地将三者结合在一起,制订出具体的治疗方案。

由于循证医学能更加科学、全面、辩证地看待和治疗疾病,20世纪90年代以来,临床医学模式已由以医生临床经验为基础的模式转变为循证医学模式。循证医学要求临床实践以科学证据为指导,其中以多中心、大规模、前瞻性、随机双盲的研究证据为最可靠证据;以循证医学为基础对疾病进行科学治疗和客观研究,这种模式对于现代临床医学研究和实践产生了巨大影响。

四、中西医的主要区别

(一)中西医的内涵

中医和西医的区别是一个有趣的科学问题,下面我们简要地介绍一下中医和西医的主要区别。顾名思义,中医是指中国的医学,西医是指西方的医学。但从本质上来说,中医、西医都有着各自领域、传统文化的底蕴,中医是我国优秀传统文化的重要组成部分,西医也是在欧洲思想、文化等大的变革中发展起来的。

(二)中西医的主要区别

中医、西医的主要区别表现在以下几个方面。

1.中西医的思维模式不同。中医常说"圣人不治已病,治未病",又说"上医医心,中医医人,下医医病",可见中医的思维高度在于对疾病的预防,以及全身心的调理。西医的思维模式主要是生物医学模式,把人看作机器,哪里坏了修哪里,直到后来才提出了"生物—心理—社会"医学模式。在对待疾病方面,中医在预防尚未发生的疾病、调理慢性病、治疗不适合手术治疗的疾病及调理体质等方面有优势。西医在治疗、处理正在发生的器官、组织等局部病变,针对严重的、全身性、急性病变,需要立即抢救或者手术的疾病方面有优势。

2.中西医在归纳疾病的本质上有区别。中医倾向于看待疾病的整体,即"整体观念",中医站在整体的高度按照脏腑、气血等对人体进行分类,用阴阳、虚实、寒热等标准来评价和治疗,同时考虑人与环境之间的关系,不常用具体数据表述。西医归纳疾病时,倾向于看待病情的细节、局部,把人体不同的器官、组织看成不同的研究对象,在思考问题时离不开具体数据,如各种检查化验单等数据。

3.中西医在诊断疾病时使用的具体方法不同。中医诊断疾病时最常用的方法就是辨证论治,如大家熟知的八纲辨证、病因辨证等。中医具体的检查方法是望、闻、问、切四诊。望指用眼睛去观察,闻指用耳和鼻来观察,问指用询问的方式收集病情信息,切指通过把脉探知病情。西医具体的检查方法是望、触、叩、听,属于物理诊断,是相对于化学诊断和其他辅助检查而言的。望就是通过观察来判断患者是否患有某些疾病;触就是用双手去摸,如腹部触诊,从而对肝、脾等脏器进行检查,具有很大的提示作用;叩就是叩诊,将手指放在需要检查的器官的皮肤表面,像小锤子一样叩击,听声音有什么不同来帮助诊断,如胸部皮肤表面叩诊可以检查心脏、肺脏等器官是否发生病变;听则主要是借助听诊器,听心脏、血管杂音、呼吸音、腹部肠鸣音等。当然,西医还有抽血化验、X线摄片、B超、内镜、CT、核磁共振等检查诊断方法。

4.中西医治疗疾病的方法不同。中医治病的主要方法包括内治和外治,内治就是指内服中药,外治包括推拿、按摩、牵引、理疗、熏蒸、敷贴、针灸等。其中,中医最具特色的是中药、经络和穴位。西医治疗疾病的方法很多,除了用西药(化学类天然药物和合成药物)外,最具特点的是手术治疗(包括器官移植等),还有血液透析、放疗、基因治疗等。

总之,中医和西医的区别较大,各自的内容均非常丰富,有待进一步研究总结。

五、医学与药学的关系

药学属于医学的一个门类,药学主要研究和药物有关的知识。学习医学知识是研究药学的前提,同时药学也为临床医学、预防医学的研究提供了理论和实践指导。药学研究包括药物的开发、生产、加工、流通、使用等。临床药学研究的是药物防病治疗的合理性、有效性,侧重于研究药物和人的关系,直接涉及药物本身、用药对象和给药方式,以及医疗质量。临床药学和临床医学的关系最为密切。

第二节　文学治疗的研究历史及主要内容

一、文学治疗的研究历史

尽管许多文学作品具有影响民众精神的巨大作用,但并不是所有作家在创作作品时就意识到文学的治疗功能。同理,大多数读者在开始阅读文学作品时也只是为了好奇或娱乐,不曾预料会给自己带来多大的影响或医治自己的某些问题。尽管文学有悠久的发展历史,但有意识地将文学作品作为一种治疗手段却是较晚才开始的事情。

(一)西方文学治疗的研究

真正注意到文学作品具有治疗功能的人大多是文学评论者、人类文化学家和医生。据说1802年,美国医生贝加敏·路斯建议患者通过阅读小说来改善心理状况。1916年,麦柯德·克罗舍斯第一个真正把阅读称作一种心理疗法。从20世纪40年代开始到90年代,许多学者和心理医生对阅读疗法的定义、目的与功能、实施方式等问题做了大量研究。虽然各学者对于阅读疗法的理解不尽相同,但是关于书籍对阅读者心理体验历程的认识还是比较一致的。弗洛伊德对文学作品与心理关系的研究闻名遐迩,他利用神话传说、寓言、小说、戏剧等文学作品论证了他在临床个案观察中发现的一些潜意识规律和神经症病理机制,也探讨了诙谐的故事令人愉悦的心理机制,研究了文学作品对读者心理产生的正面和负面的影响。加拿大文学批评家诺思洛普·弗莱所开创的神话—原型批判理论与精神分析学被认为是20世纪50年代西方文学界最有影响的理论。他的主要著作有《伟大的代码：圣经与文学》《作为纯粹理性批判的文学》等。他认为，文学是对抗理性异化、维护人性健全必不可少的手段，在当今世界里，不应当忽视文学和艺术所具有的助人康复的巨大力量。诺思洛普·弗莱的上述认识也与他母亲的一段故事有关。诺思洛普·弗莱的母亲生下他姐姐之后患了重病，并且诱发了精神失常，他外祖父为了帮助他母亲精神康复，找来了苏格兰历史小说家和诗人沃尔特·司各特的系列历史小说《威弗利》送给他母亲阅读。结果当阅读完这些小说之后，他母亲所患的病竟然也奇迹般地痊愈了。这件事给弗莱留下了深刻的印象。后来他也研读了司各特的小说，认为它气势磅礴、宏伟壮丽，故事中人物的悲欢离合及曲折遭遇足以构成一种对抗精神失常的力量，他认为他母亲的精神康复便与这种力量有关。

20世纪初，美国女人类学家露丝·福尔顿·本尼迪克特早年学习过英国文学，她在其代表作《文化模式》一书中提出了文学的跨文化治疗问题，认为过去历史上被长期忽略的或者被强势文化压抑的、各少数民族和边缘性弱势文化中的民间文学传统作为具有特殊疗效的宝贵文化资源，无疑会有广阔的开发前景。伊朗心理学家诺斯拉特·佩塞施基安所开创的故事疗法就是对本尼迪克特设想的一种实践。他长期从事跨文化心理学研究，运用谚语、神话、寓言和故事等文学形式来提供跨文化的观点，使患者能从故事比喻的角度重新认识自己，通过顿悟解决心理冲突，从而创造了一种积极的心理治疗方法。

(二)中国文学治疗的研究

在中国，关注文学对民众病态的或精神麻木的治疗作用始于近代梁漱溟和鲁迅等文化改革的先锋。20世纪以来，中国学者先后发表了一些关于文学治疗功能的论文，如高旭东的《鲁迅：在医生与患者之间》，萧兵的《文学治疗的生态意义》，张蔚的《浅谈〈诗经〉的文学治疗功能》，袁愈荌的《文学叙事治疗理论与实践》，王艳凤和杨荣的《试论〈罗摩衍那〉的文学治疗功能和禳灾功能》等；同期还出版了一些文学治疗的研究专著，如叶舒宪主编的《文学与治疗》，其中汇集了一些学者对文学治疗的思考与研究，但这些理论研究对临床心理治疗和心理咨询的实际影响并不大。从心理学的视角来研究文学的创作与治疗功能也是现代文学治疗研究的一种取向,如吴立昌发表的《精神分析与中西文学》《人性的治疗者:沈从文传》及蒋孔阳的《漫谈精神分析与文学》。

二、文学治疗的诸要素

狭义上,文学治疗是指心理咨询师或心理治疗师运用文学作品,实现心理咨询和心理治疗目标的过程。广义上,只要是运用了文学作品实现心理健康教育、人格塑造,或进行心理问题的矫治,或心理问题解决的活动都叫文学治疗。文学治疗包括参与文学创作和接受文学治疗两大类。具体来说,生活中常见的写作、讲故事、听评书、朗诵、阅读与聆听文学作品都是文学治疗的形式。被高尔基誉为世界民间文学史上"最壮丽的一座纪念碑"的阿拉伯民间故事《一千零一夜》讲述的就是一个最好的案例。相传在古阿拉伯的一个叫萨桑王国的海岛上,国王山鲁亚尔因知道王后红杏出墙后便对女性产生仇恨,此后每日娶一名少女,翌日早晨即杀掉。为了拯救无辜受害的女子,终止国王的这种变态心理,聪明善良的山鲁佐德自愿嫁给国王,用讲述故事的方法吸引国王,故事一共讲了一千零一夜,国王的变态心理终于被纠正,愿与山鲁佐德白头偕老。

文学治疗与其他艺术治疗一样,具有治疗目的藏而不露、治疗过程潜移默化、治疗方法温文尔雅的特点。文学治疗既可以作为一种独立的治疗方法,也可以作为与其他方法整合在一起的整个治疗过程中的一个环节。作为一种心理治疗方法,文学治疗主要包括如下几个要素:具有心理治疗作用的文学作品、懂得运用文学治疗方法的专业人员、读者或适合文学治疗的对象等。

(一)文学治疗的作品

1.文学作品选择的标准。可以用于文学治疗的并不是所有文学作品,而只是其中的一部分优秀作品,因此,如何找到具有心理治疗效果的文学作品是文学治疗中的基础性工作。总体来说,具有阅读治疗效果的文学作品需要具有的基本特征包括:①主题积极向上,给人以鼓舞、启发和教育意义;②具有良好的道德观与人文价值取向;③虽然是关于作者个人经历和情绪情感发泄的作品,但有助于引发读者共情而实现宣泄作用;④作品通俗易懂,具有良好的可阅读性。

对心理治疗效果影响不大的因素有文体的形式、作品的年代、作者的身份等。简而言之,作为阅读治疗的作品必须是提供正能量和具有促进心理健康效能的,而不能有负面消极作用。

用于心理治疗的阅读材料要认真甄别与选择,防止不良作品带来的医源性疾病,对可能带来不良模仿效应的作品应加以杜绝。一般认为不宜作为文学治疗用途的作品包括:①宣扬和主张暴力等反社会行为的;②对自杀行为表示出赞赏性的;③着意宣扬色情和不道德性关系的;④表现出性别歧视和种族歧视倾向的。

用于文学治疗的作品既可以是叙事的也可以是抒情的;作者可以是隐藏在故事之后的,也可以现身为故事中的主人公,以第一人称来进行直接表达的。

准备用作文学治疗的作品一般需要由心理咨询师和心理治疗师进行研读备课、在作品中找出具有心理治疗效应的观点和语句等靶点、拟订向接受治疗者的提问等。

2.创作性文学治疗作品的特点。作为创作性文学治疗的作品,创作的主要目的是宣泄自己的情绪,并不是为别人而写的,当然这并不排除作品想告诉世人一些东西,这些作为心理治疗的产物最初并不打算拿来出版或印刷公之于世,因此,这些作品具有以下特点:①表达作者想表达的任何观点、信仰和情绪情感,而无论其道德和价值观如何;②可以是发泄愤怒、不满等各种负性的情绪和反社会的情感,抒发激情与爱情;③文本不必拘于规范,文句不必拘于文雅和正确,也不必在乎别人是否可以理解或读得明白,不必在意别人阅读的感受,因为这些作品并不是为别人写的。卡尔·古斯塔夫·荣格硬着头皮阅读了爱尔兰作家詹姆斯·乔伊斯花了数年写的意识流小说《尤利西斯》之后说:这部从来就没有把话说完过,但反映了生活的一万个侧面,以及这一万个侧面的十万层色彩的冗长的小说,使读者感到沮丧、窒息和彻底无望的虚无,使人感到难以忍耐。他认为乔伊斯文体的这种空虚与无用的复杂多变具有一种令人昏昏欲睡的催眠效果。"这部书中没有任何迎合读者的东西!"因此,从这种意义上说,这类只为满足作者自己感受的作品属于典型的文学创作性治疗的产物。

（二）文学创作的类型

荣格认为小说等文学艺术有两种截然不同的创作模式,一种是心理模式,另一种是幻觉模式,两者各有不同的特点,并且还列出了他认为是不同类型的代表作品。他认为两类模式创作的作品具有同等的价值。既不要怀疑心理模式所依据的生活经验的真实性和严肃性,同样也不要怀疑幻觉是一种真正的原始经验,幻觉对象在意识经验之外,所以,幻觉只是某种尚未完全为人知晓的东西的表达。

1.心理模式类作品的特点。这类文学作品艺术加工的素材来自人的意识领域或意识生活,如人生的教训、情感的震惊、激情的体验以及人类普遍命运的危机。这些主题多次重复出现,诗人或小说家的工作就是解释和说明意识的内容、生活的必然经验、悲哀与欢乐。这些描述的东西是清晰的和被充分解释的。心理模式类艺术作品的题材来自人类意识经验这一广阔领域,包括许多爱情小说、环境小说、家庭小说、犯罪小说、社会小说、说教诗和大部分的抒情诗、悲剧和喜剧作品,如歌德的《浮士德》剧本的第一部,这些作品所包含的经验及其艺术表现形式都是能够为人们所理解的,即使是有些非理性的内容,但始终也未超越心理学能够理解的范围。

2.幻觉模式类作品的特点。这类为文学艺术表现的素材是人们所不熟悉的,也不需要日常生活经验。这些主题和素材可能来自人类心灵深处的某种陌生的东西,仿佛来自人类史前时代精神发端的深渊,或许来自黑暗灵魂的梦魇,或是另一个世界的幻觉,是一种超越人的情感和理解力的原始经验,这些经验不仅显得有些陌生,而且显得阴冷、多面、超凡、怪异,甚至是对人类价值标准和美学标准的背叛,对秩序井然的世界帷幕的撕裂。阅读这类作品往往会令人感到惊讶、迟疑、困惑、警觉,甚至厌恶和反感,或者令人回忆起梦、夜间的恐惧和心灵深处的黑暗,而且在这类作品中作者并没有对他的人物做过心理学的阐述,而是为心理学家留下了分析解释的余地。这类作品包括《浮士德》第二部、尼采的《勃勃生气的狄奥尼索斯》、瓦格纳的《尼伯龙根的戒指》、施皮特勒的《奥林匹斯的春天》等。这类作品的创作力虽然来源于人类的原始经验,但作家往往借助于神话想象来赋予它形式,用充满矛盾的想象来表现其幻觉的怪诞和荒谬。荣格认为,那种在幻觉中显现的东西就是集体无意识。所谓"集体无意识就是指由各种遗传力量形成的一定的心理倾向"。荣格认为,有理由推测心理在结构上也同样遵循生物种系进化的规律,也会在一些地方显示出各种早期进化阶段的痕迹,如集体无意识就是心理发展处于原始水平的痕迹。

荣格认为,一个富于创造性的人总是两种或多种矛盾倾向的统一体。一方面,他是一个过着个人生活,有七情六欲、喜怒哀乐、个人意志和个人目的的人类成员,可能是心理健全的或者是病态的;另一方面,他又是一个没有自由意志,寻找实现其个人目的的人,是一个允许艺术通过他实现艺术目的的无个性的人。因此,"渗透到艺术作品中的个人癖性并不能说明艺术的本质;事实上,作品中个人的东西越多,其也就越不可成为艺术。艺术作品的本质在于它超越了个人生活领域而以艺术家的心灵向全人类的心灵说话"。他是一个负荷和造就人类无意识精神生活的人,此时,"作为艺术家,他就是他的作品,而不是他这个个人"。

(三)读者与阅读

没有读者就没有阅读,也就不会有文学创作的市场。作者创作文学作品不仅是为了表达自己,也是为了别人阅读,并通过别人的阅读而获得社会的认同与共鸣,在读者的阅读中获得肯定、自尊和精神的升华。然而,阅读有何重要性?阅读什么作品?如何阅读?读出了什么样的理解?阅读后有什么样的反应?对于文学治疗来说都是十分重要的影响因素。

读者阅读文学作品的动机与需求对于治疗效果也有非常大的影响。如果阅读文学作品不是为了在别人面前卖弄词句学问,不是跟风好奇,而是为了了解历史与世界、陶冶情操、吸收知识、反思自己、知行结合,那么,这样的阅读自然效果就好。从情感投入的角度来看,可将读者分为分享型和旁观型。前者读书如读人生,设身处地,与书中人物同喜同乐;后者读书时始终保持旁观者与审判者的心态,将书中人物与自我分得一清二楚。从接受心理的角度来看,可将读者分为消费型和欣赏型。前者阅读行为具有随意性、体验的浅表性;后者的欣赏活动较为严肃认真,体验较为深刻。从心理治疗的角度来看,分享型和欣赏型的阅读其心理治疗效果较好。

文学治疗因人施治是原则。如果阅读治疗的对象是未成年儿童和低文化者,应注意引导其认识文学作品与现实的关系,使其不要沉迷于作品情景的幻想中,混淆了作品与现实的关系,导致妄想的出现。文学阅读材料和治疗方式的选择与治疗单元的设计应依参与者的具体情况和治疗目的而定。一个治疗单元的阅读材料一般应该由数篇作品构成。

(四)文学治疗从业人员的素养

目前在世界上文学治疗还没有分化为一种职业化的专业,对于文学治疗,一般那些具有认知心理学和人本主义取向的心理咨询师或心理治疗师乐于应用。当然,爱好文学作品分析的心理学家还包括精神分析学派和分析心理学派的学者。

仅就文学治疗的角色而言,从业人员应具有哪些基本素养呢?

其一,热爱文学,对文学作品的影响力具有合理的信念;其二,爱好阅读文学作品,并具有广泛的阅读面、相当的阅读量和丰富的阅读体验;其三,对文学作品中的人物思想和情绪情感有良好的理解和移情能力;其四,具有识别文学作品治疗价值的鉴赏能力;其五,具有与他人分享阅读体验和进行良好沟通的能力。

文学治疗专业人员应该注意避免出现以下情况:①阅读题材和内容的特殊偏好,如只对言情小说、色情小说、武打小说、神乱怪异等作品具有浓厚的兴趣;②将文学作品当作真实案例或现实榜样强行要求求助者效仿;③对文学作品进行主观任意解释,并指桑骂槐或影射求助者,以至于求助者产生了被侮辱、毁谤、攻击、贬低等不良情绪反应。

(五)文学治疗的对象与适应证

在生活中适合接受文学治疗的对象十分广泛,如果将富有教育意义的讲故事也算作是广义的文学治疗的话,那么很喜欢听大人讲故事的2～3岁儿童就已经是最早接受文学治疗的对象了。表面上看,文学治疗似乎最适合有文化的人,其实不然,聆听故事和喜欢听评书的老百姓远比阅读文学作品的读者更多,他们可能是生活中接受文学治疗最为广泛的群体。从朗读文学作品的学生,到一边开车一边聆听收音机里评书的出租车司机,从在手机和计算机上浏览网络小说的网民,到接受正规文学治疗的心理求助者,几乎每一个公民都以不同的形式受到文学作品的影响。丰富多样的文学作品及其蕴含的精神正悄然地影响着人们的内心世界。

文学治疗适合有听力或视力、智力正常的任何人。就适合接受文学治疗并且可能产生较好治疗效果而言,接受治疗的对象最好是喜欢阅读或聆听或朗诵文学作品,对文学作品中的人物和事件有较好的理解和合适的移情反应,具有察觉、顿悟、反思和比较能力的人。

就心理治疗的心理问题和心理障碍而言,文学治疗几乎适合所有具有各种类型的心理问题、神经症和精神障碍患者。根据卡得纳、西科纳等学者的研究和临床心理治疗经验,文学治疗尤其适合于下列人群:①个人认知问题,如生活目标的迷失、空虚感、无意义感、残疾劣等感、自卑者、自高自大者;②情绪方面的问题,如孤独、自闭症、恐惧症、强迫症、抑郁、焦虑等;③意志与行为方面的问题,如胆小畏缩、意志薄弱、行为退缩等;④语言方面的问题,如失语症、失读症、口吃等;⑤人际交往方面的问题,如人际沟通不良、人际关系障碍、社会角色适应不良等;⑥家庭方面的问题,如沟通障碍、家庭矛盾、离婚、丧偶、角色不当等;⑦性心理问题,如性角色失调、对异性的认识偏差、性神经症、性变态问题、心因性性功能障碍等;⑧社会心理问题,如酗酒、吸毒、失业、自杀、因贫困引起的心理问题、婚外情问题等;⑨心身性疾病问题,如高血压、冠心病、消化性溃疡等;⑩人格问题,如依赖性人格、癔症性人格、反社会性人格等人格不健全者。

三、文学治疗的形式

文学治疗可以按照不同的标准进行分类。根据当事人与文学作品的关系,以及感知文学作品的感觉器官的不同,可以分为以下4种形式。

(一)文学创作治疗与文学阅读治疗

文学创作治疗是指在心理咨询师的指导下,来访者用讲故事或笑话,写作诗歌、散文、小说和朗诵文学作品的方式表达自己的心理问题,探寻和领悟解决问题的途径与方法的过程。而文学阅读治疗是指通过阅读文学作品,或通过参加评书会,或使用CD和收音机等手段聆听文学作品,来实现心理治疗的方式。

(二)个人阅读治疗与团体阅读治疗

依据参加文学治疗的人数不同,可将阅读治疗分为个人阅读治疗与团体阅读治疗两种。

1.个人阅读治疗。个人阅读治疗是指由当事人基于自觉的动机或经由医生等其他人介绍推荐,自己主动阅读文学作品,并在阅读过程中产生认同、移情、净化、领悟等作用,对自己原有的心理问题产生疗效的方式。这种方式可以再细分为个人完全自主式和心理医生的有限指导式两种。在前一种方式中,当事人可能出于平时爱好阅读的习惯,也可能出于解闷或带着某些疑问去阅读,偶尔读到一本书或文章自觉对自己有很大的触动和影响。在选择作品、确定治疗目标、治疗效果的获得等整个过程都是当事人完全自主完成的,没有心理专业人士的指导或其他人的参与。在后一种方式中,当事人可能是在心理医生口头、信函、电话的推荐下开始接受阅读治疗的,但心理医生只给予了作品推荐、阅读结束后的晤谈等非常有限的指导,阅读期间双方没有接触,阅读心理历程主要由当事人自己自然完成和自我管理。个体可以选择自己喜欢的场所和时间来阅读作品。

2.团体阅读治疗。团体阅读治疗是指由多个当事人组成的治疗小组,通过成员之间的互动作用,以加强阅读治疗效果的方式。小组可以由具有共同兴趣和需求的当事人自愿组成,也可以由心理专业人士发起组织。这种治疗方式最大的好处是借助团体成员之间的相互作用、相互监控、团体讨论,增进阅读的乐趣性和积极性,催化成员对自己问题的领悟,对于自我认识偏差、人际关系不良、社会认识偏激等问题的治疗更具有事半功倍的效果。

(1)知识准备和认知建立环节:阅读治疗实施之前,应该提高被治疗者对阅读治疗的认识和信心,信心本身就是提高治疗效果的前提。指导者可运用幻灯片或指导小册子,向参加成员介绍读书治疗的功能、原理和成功的案例。

(2)示范与讨论环节:分享过去读书的体验,启动对阅读意义与作用的讨论,明确治疗目标。指导者先向团体成员介绍一篇示范的故事材料(用朗诵或播放磁带的方式),让大家阅读或倾听完后开展讨论,讨论的目标是促进团体共识的达成和个人对自我的独特了解。讨论的内容可以是:谁是故事的主角?他遭遇了什么问题?问题如何演变?这些问题与其他角色之间的关系如何？问题是如何解决的？在问题的解决过程中主角的感受、情绪、意志、想法和行为方式如何？这个故事使你想起了什么事和人？故事中给人印象最深的是什么事和角色？在阅读或倾听过程中你有什么感受和想法？假如你是故事中的主角或某人，你将会怎样想和怎样做？

（3）个人经验分享环节：让参加者分别讲述自己曾经读过并且最喜欢或印象最深刻的一本书或一篇文章，尤其要突出表达当事人当时的真实体验，其他成员可以向分享者提问，讨论分享对阅读意义和作用的认识。

（4）鼓励成员讲述自己目前的心理问题或心理需求：由阅读指导者或其他有经验的成员向当事人推荐合适的文学作品。阅读的题材可以是小说、散文、诗歌、杂文、戏剧、寓言和故事、传记等，阅读的材料形式可以是影片、录像、CD、书籍、杂志等。

（5）分享阅读体验：让成员回家自己阅读材料或以聚会的形式分享阅读的体验，有条件的可采用录音磁带、CD、VCD播放，集体聆听或观看。

（三）指导性文学治疗与非指导性文学治疗

指导性文学治疗是指心理咨询师等专业人士对求助者创作和阅读文学作品的整个过程给予指导、监控和评价的方式。一般来说，专业人员根据求助者所面临的心理困境和个人背景资料，选择与推荐相应的文学作品给当事人阅读，并对阅读的心理历程给予必要的引导、影响和干预，阅读结束后进行讨论，促进经验的扩展，进行效果的评价等。在这种情况下，对于治疗用的文学作品的治疗成分，心理咨询师已经做过较为仔细的分析，并针对当事人的阅读情况给予必要的提示。心理咨询师会与当事人一起讨论阅读体验，通过倾听阅读者的体验进一步增进对其心理问题的了解，对下一步阅读和经验拓展给出必要的建议。

非指导性阅读治疗是由读者自主完成治疗的方式。从参加的人数上来看，它既可以是个人自助式的，也可以是团体互助式的，如班集体的读书会活动。

（四）说书、朗诵和聆听文学治疗

根据人接受文字信息的感觉途径和运用五官的不同，文学治疗可以分为说书、朗诵和聆听几种方式。说书是许多地方喜闻乐见的一种文娱方式，一人在台上说书,众人在台下聆听,说书者和听众都沉浸在文本构造的虚幻世界中;朗诵是指朗朗出声的阅读,是中小学校较常见的学习方式之一;聆听是指借助于听别人说书,或借助收音机、CD等音频技术欣赏文学作品的方式。目前由笔者开发且能运用于临床聆听的文学作品有配乐文学《四气调神》和《中国养心箴言系列》CD。几种方式各有所长,评书人往往可以将作品演绎得绘声绘色,使听众如亲临其境般感同身受;而朗诵则可使得朗诵者倾情投入,激情豪迈;聆听别人朗读则可闭目养神,静心领会文章诗意,尤其适合于阅读困难的患者和老年人。

第二章　医学人文的传统

第一节　医疗技术的人文价值

中国历代医学家都十分强调医学的道德价值,认为医生的医术和道德不仅具有同等重要的作用,而且是相互联系、相互影响的。留存在历代丰富的医学文献中关于医疗行善的论述形成了独具特色的医学价值论。

中国传统医学蕴含着丰富的人文主义精神,在"医乃仁术"的思想指导下,中国古代医生十分重视医疗技术的道德价值。历代医家一直认为施医给药、拯救生命是一种仁德,其本身就负载着道德价值。中国传统医学以整体观为特色,在临床工作中重视患者的生理、心理、社会因素和自然环境对疾病的影响,诊断疾病强调望、闻、问、切四诊合参,治疗中主张医患之间的密切配合,因此,在中医学关于疾病的定义、诊断和治疗措施中都体现了其将患者作为一个整体的人来对待,体现了其关怀患者、尊重患者的道德价值。

中国传统医学也十分重视医生技术与医生品德的统一性。中国传统医学认为,精湛的医术和敬业精神是医生美德的体现。历代医家都将精通医理视为实现"仁爱救人"的基本条件,强调医生必须"博极医源,精勤不倦""不得道听途说,而言医道已了"。因为生命是最宝贵的,治病救人依靠的是正确的医学知识和技术。中国古代以"十全"作为对医生的评价标准。这种标准不仅是技术性的也是道德性的。古代医学经典《黄帝内经》认为:"所以不十全者,精神不专,志意不理,外内相失,故时疑殆。该不知阴阳逆从三理,此治之一失矣。受师不卒,妄作杂术,谬言为道,更名自功,妄用砭石,后遗身咎,此治之二失也。不适贫富贵贱之后、坐之薄厚、形之寒温,不适饮食之宜,不别人之勇怯,不知比类,足以自乱,不足为自明,引治之三失也,诊病不问其始,卒持寸口,何病能中,妄言作名,为粗所穷,此治之四人失也。"可见,中医学认为医疗失误主要是由于医生的不良品德和草率行为所造成的。

在西方,古希腊医学家希波克拉底认为"医术是一切技术中最美和最高尚的"。在希波克拉底时代,医疗技术即赋予了严格的道德价值,如在《希波克拉底誓言》中,要求医生"即使受人请求,我亦不给任何人以毒药,亦不提此议;同此,我亦不给妇女堕胎药。以保持我之行为与职业的纯洁与神圣"。希波克拉底所强调的医术的目的是解除疾病的痛苦或者至少减轻疾病的痛苦,而不能伤害患者的思想,后来成为西方医学伦理学最基本的原则之一。

从理论上讲,所有医学知识的创造都是为了更好地理解健康与疾病,所有医疗技术的发明都是为了改善与治愈患者的疾病和缓解患者的痛楚,所有的卫生保健制度都是为了给患者提供更好的服务,促进人群的健康。然而,在实践中,这种理想的设计与安排并非都能实现,甚至会出现相反的情况。

医学的目的体现了医疗保健活动的道德价值,医生的品行是实现医学道德价值的基本保证。然而,医学的目的并不等同于从事医疗活动者的目的。两者可能是统一的,但若处理不好两者之间的关系也可能发生冲突,故传统的医学道德十分重视协调二者之间的关系。

一般而言,医生医疗实践目的与医学目的的关系包括:①医生实践目的与医学目的一致,即医生对患者热忱关怀、精心治疗,应用医学技术解除患者的疾病和痛苦;②医生实践目的与医学目的相背离,即不道德的医生为了某种目的实施有害的医疗行为,如纳粹医生利用战俘进行极限状态下的人体实验;③医生的实践与医学目的相矛盾,在临床工作中,医生的目的与医学目的之间时常出现矛盾,如利与义的矛盾、医患关系问题、医疗技术可能带来的伤害等。

在当代医疗实践中,什么是有益于患者的这一问题遇到了极大的挑战,因为"这一原则的困难在于对于好处的任何具体的排列都依赖于具体的道德感,因而,这一原则无法跨越不同道德共同体而起作用。它的内容总是同一个具体的同意、一种具体的道德观或共同体紧紧连在一起"。例如,医生对身患绝症、痛苦不堪的患者所要求安乐死的实施在道德上是否可以得到辩护?

同样，医生也可以认为自己向一名15岁的少女提供避孕知识和工具是一种有益的行动，因为他认为意外怀孕的后果会更坏，尽管他认为青少年之间的性行为对他们是不好的。在基督教文化传统中，行善原则一般可理解为"你们愿意人怎样待你们，你们也要怎样待人"，与中国儒家道德所主张的"己所不欲，勿施于人"有异曲同工之处。但是，启蒙运动以后，西方社会更加强调尊重个人的自主性，行善原则也被修正为"对别人去做别人认为的好事"。在此，西方医学伦理学家强调尊重患者自主权是首要的、基本的原则，而行善原则是建立在自主原则基础之上的。于是，医生的临床决定必须首先尊重患者的选择，即便这种选择在医生看来并不利于患者的健康或存活。

而中国传统医学伦理则更强调医生"救死扶伤"的义务，挽救生命是第一位的。在儒家文化境遇中，人们崇尚生命价值而回避死亡。《尚书·洪范》中提出的"五福"和"六极"的观点就充分反映出中国文化中乐生恶死的传统渊源。所谓"五福"即"一曰寿，二曰福，三曰康宁，四曰攸好德，五曰考终命"；"六极"为"一曰凶短折，二曰疾，三曰忧，四曰贫，五曰恶，六曰弱"。因此，这种追求健康和生命永存的文化传统中对待安乐死的消极态度是不言而喻的。在此值得提出的是，有学者将儒家提倡的"舍生取义""士可杀不可辱""宁为玉碎，不为瓦全"的生死观作为支持安乐死的论据是混淆了论证的前提。儒家的这些观点是以社会政治生活为前提的，而不是讨论个体生老病死情境中的生死观，不能作为儒家赞同安乐死的依据。儒家认为死亡是恶的，因此，助人死亡不被认同为一种善行。而且，由于儒家孝悌观念以及"身体发肤，受之父母，不敢毁损"思想在中国传统文化中已烙下深深的印痕，中国人对安乐死的态度一直保持着相当低调的反应。此外，中国传统医学伦理在尊重患者个人意愿的基础上也充分考虑到患者家属的意见，在某些情况下，患者家属的意见更为重要，因为中国传统社会是以家庭为本位的。家庭和家族是社会生活的核心，以家庭的集体利益为善的取向，这种影响至今可见。例如，中国北方某市医学院一位患病教师临终前立下遗嘱，死后将遗体捐献给学校进行解剖，但其家属反对，最后学校尊重了家属的意见。在如何对待临终患者的医疗问题方面的调查也表明，在中国，主张由家属和医生共同决定的人数比例相当高，与西方人强调由患者自己决定形成鲜明对比。

在医疗实践中,行善原则时常与其他的伦理原则发生冲突。中西方医务人员在处理这类临床伦理难题时也体现出抉择旨趣的差异。例如,医疗行善与对患者讲真话的矛盾。西方医学伦理学家坚持对患者讲真话是一种普遍性的道德要求,因为如果事实被掩盖,患者的自我选择能力将受到影响。而中国传统医学则强调以患者的根本利益为首要考虑,若告知患者实情对患者的治疗和康复不利的话,医生不告知患者实情在伦理学上是可以得到辩护的,因为医疗行善是主要的;反之,若将患者的实情告诉患者则有可能使患者丧失继续治疗的信心,导致不利的后果。在临床实践中,医生还往往将危重和临终患者的病情首先告诉患者家属而不是患者本人,征求患者家属的意见确定治疗方案,这种医生—患者家庭协商的决策模式也反映出中国传统的以家庭为中心的伦理观念。

在中国文化传统的境遇中,医疗行善既是作为医生医疗实践的一个核心内容,又是医生实现其个人理想和社会价值的重要途径,是"医儒同道"的恰当写照。在中国医学发展史上,医疗行善的主旨与重视医疗实践的道德价值的中国传统医学模式保持协调一致,与西方医学技术与道德的分离组合表现出明显的差异。尽管医疗行善作为医疗实践的一项最基本原则在中西方都得到了普遍认同,但由于文化的差异,中西方在具体的医疗实践中对医疗行善的理解和解释依然存在着不同之处。

第二节　医学的职业精神

中国古代医学道德具有悠久的传统和独特的价值体系。中国医学史上著名的"医乃仁术"的命题就充分体现了医疗实践的伦理价值。它不仅反映了医学技术是"生生之具、活人之术",而且也表达了中国古代医生的道德信念,即通过行医施药来实现仁爱爱人、济世救人的理想。中国传统医学十分重视医学的伦理价值,"医乃仁术"被普遍信奉为职业伦理原则。尽管历代医家提出了一些医学伦理准则和规范,但并未形成一个类似于西方医学史上《希波克拉底誓言》那样具有普遍约束力的、公认的誓言和准则。"医乃仁术"

的普遍原则更多的是体现在强调医生自身的道德修养和自我规范方面。探讨中西方医学伦理学的这一差异,对于我们理解中西方医学伦理学的不同特征是十分重要的。

一、古代中国医生的职业化与医学伦理准则的萌芽

与古代希腊医学一样,随着医学职业化的发展,中国古代医学也萌生了职业伦理准则。中国古代"职"意为份内应执掌之事,即职业。《周书·周官》有"六卿分职,各率其属",《周礼·天官冢宰第一·大宰》也有"以九职任万民",把职业分为9类。中国在周代就有了独立的医学职业和医事制度,将医分为食医、疾医、疡医、兽医4科,并有了评价医生的标准,依据医生的工作成绩来确定其报酬。"岁终则稽其医事,以制其食。十全为上,十失一次之,十失二次之,十失三次之,十失四为下。"春秋战国时期,民间医生开始成为一种社会阶层。职业医生的出现一方面反映了医学开始摆脱巫术的羁绊,成为一种经验知识和技艺;另一方面又表明医生的地位从能"绝地通天"的巫降为一般的手艺人。医生的职业化不仅要求医生处理与患者之间的利害关系,维护自己的利益,而且要调节医生之间的关系,因此有了医学道德准则和行为规范的萌芽。而医学学派的出现则成为医学伦理准则形成和发展的基础。

据《汉书·艺文志》记载,春秋战国时期已有医经七家,经方十一家,此外还有房中家、神仙家等。一些名医带有徒弟,如扁鹊有徒弟9人,仓公也有宋邑、高期等多个弟子。这样就形成了各有特色的医学学派,这种学派不只是学术流派,也是一种职业团体,可谓民间医学社团的萌芽。医学社团的出现对医学伦理道德的发展有着深刻的影响,如战国名医扁鹊提出了"病有六不治"的行医准则,即"骄恣不论于理,一不治也;轻身重财,二不治也;衣食不能适,三不治也;阴阳并,藏气不定,四不治也;形羸不能服药,五不治也;信巫不信医,六不治也"。扁鹊"六不治"的准则阐述了由于病情的复杂性和诊疗方法的局限性,医生在行医过程中应当遵循的原则。实际上这种"六不治"的判断是一种对行为的评价,属于价值判断。因此,"六不治"可以被认为是我国古代医生的一种伦理准则,是对医生职业行为的规范。

二、病有六不治:中国最早的医学伦理准则

春秋以前,医学知识和医疗技艺的传播严格限于官府,西周在政治、经济、军事、宗教、文化等方面都有专设机构和专设人员,并制定法纪规章,记录汇集成文,由为官者来管理,史称"学术官守",并由此而造成"学在官府"。这种"古代惟官有学,而民无学"的现象,"其原:一则惟官有书,而民无书也。二则官有其器,而民无其器也。"虽然医学并不包括在当时的"学"中,但是医学知识和医疗技艺的教育也是仅限于官府的,属于职官性教育,即所谓"畴人之学"。畴人之学与国学、乡学不同,前者是结合官职来进行教育的,其对象是已仕的官生,而后者的对象是贵胄子弟,是未仕而将仕的学生。畴人的畴,最初的含义即是表示世袭为官的意思,所谓"世官",又称"畴官"。这是中国古代宗法社会一种特殊的社团,或者是准社团。

春秋战国是中国历史上的一个大变动时期。巨大的社会变迁造成了"诸子蜂起,百家争鸣"的局面,促进了学术思想和科学技术的交流和融合。医术的传播也从宫廷进入民间,打破了"齐楚之医,皆为官也"的传统。畴人子弟随着春秋战国的变化而散于四方,畴人之学也由之而广泛传播。随着医疗经验的积累和总结,医学理论体系逐渐形成,同时也形成了早期的医学学派。

我国战国时代名医扁鹊的"病有六不治"中的"信巫不信医,六不治也"的思想,作为医与巫斗争的典范,历来为史家所称道。近年来,有学者把六不治中的"形赢不能服药,五不治也"视为中国古代的安乐死思想。此外,也有人依据"骄恣不论于理,一不治也",认为"六不治"非扁鹊所言,而是司马迁根据扁鹊的资料加上他本人的见闻,更加上他的亲身遭遇而提出的。显然,上述观点都是根据对六不治中一项的理解并加以推理而得出的结论。这里存在着3个有待解决的问题:第一,六不治是否是扁鹊的思想? 第二,为什么提出六不治的原则? 第三,六不治的含义究竟是什么? 要正确地回答这几个问题,我们不妨先从第三个问题开始讨论,即应先完整、准确地理解六不治的含义。

所谓"不治",实际上至少有两种理解,既可理解为不能治疗,也可理解为不应该治疗。究竟哪一种理解更为准确呢? 在此有必要看一下《史记·扁鹊仓公列传》中有关六不治的论述:"使圣人预知微,能使良医得蚤从事,则疾可

已,身可活也。人之所病,病疾多;医之所病,病道少。故病有六不治:骄恣不论于理,一不治也;轻身重财,二不治也;衣食不能适,三不治也;阴阳并,藏气不定,四不治也;形羸不能服药,五不治也;信巫不信医,六不治也。有此一者,则重难治也。”

若将六不治理解为“疾病有6种情况不能治疗”,仍可能引起歧义,是理解为疾病本身的严重程度而不能治疗还是理解为医生在这6种情况下不能治疗呢?要分辨哪一种理解更为合理,关键在于弄清楚所谓“不治”是对什么做出的判断,即是对疾病的后果做出的判断,还是对医生治疗行为的后果做出的判断?上述将“形羸不能服药,五不治也”看作中国古代的安乐死思想,显然就是从前一种理解推导而来的,即依据疾病的后果做出的判断。然而,对骄恣不论于理者、轻身重财者、衣食不能适者、信巫不信医者的不治,显然就不能理解为他们的疾病都严重到不能医治的程度了。最后一句“有此一者,则重难治也”,是说明这6种情况均会给医生的治疗增加困难。句中“重”作“犹”解,而非病情之重。

于是,“六不治”是医生基于自己的经验对治疗后果做出的判断,而不是基于病情的判断。前者表述的是医生行为应该如何才是正当的,属于价值判断,而后者是一种事实判断。因此,“六不治”应理解为医生在这六种情况下不应该进行治疗,否则将对医生产生不利的后果,而不是病情严重不能治疗。所以,当我们全面地分析了“病有六不治”的论述后,可以肯定把“形羸不能服药,五不治也”理解为古代的安乐死思想是由于对六不治的误读而造成的。

实际上,这段关于六不治的论述可分为3层意思:一是主张早期发现病情,早加治疗;二是担忧医生有限的治疗方法;三是提出医生行医的准则,医生不应当做什么。这3层意思在逻辑上有着内在的联系,即阐述了由于病情的复杂性和诊疗方法的局限性,医生在行医过程中应当遵循的原则。

三、早期医学伦理准则的实践意义

在古代社会,民间医生属于游走艺人,自由行医,没有正规的医学校训练,政府也不颁发行医执照,医生凭借自己的技艺和良心开业谋生。于是,既有技术精湛的良医,也存在着大量的庸医。与此同时,医生的行医活动也存在着很大的风险,如《汉谟拉比法典》中就有对医生失误的严厉惩罚的条规,中国古代医生文挚因治齐王病而丧生。因此,医生一方面为了维护自己的名声,要让自己有别于庸医;另一方面为了保护自己,表明医疗手段的有限性,逐渐成了一组价值,如对预后的重视、对医生行为的规定等来规范医生的医疗活动。正是这组价值,成为早期医学伦理学的基础。

文树德认为,在医学史上存在着3种医生保护自己的机制。这3种保护模式基本上又是医学伦理学由低级向高级演化的3个阶段,但3种模式的演化并非简单地由一种取代另一种,三者之间也存在着交叉重叠,甚至并存的情况。

第一种机制是鬼神信仰和超自然力的信仰。它是建立在巫医、魔术师水平上的。在此,不是强调巫医本人的治疗能力和作用,而是把治疗结果看作是超自然力意志作用的后果,于是医生不必为医疗的后果承担责任。

第二种机制是重视预后。随着医学知识和治疗技术的进步,鬼神致病的观念让位于自然病因的观念,如春秋时期名医医和诊治晋平公疾病时指出:"疾不可为也,是谓近女室,疾如蛊。非鬼非食,惑以丧志。良臣将死,天命不佑。"并提出了"六气"致病的学说:阴淫寒疾,阳淫热疾,风淫末疾,雨淫腹疾,晦淫惑疾,明淫心疾。巫、医分离之时也是医生失去鬼神信仰的保护,面临直接承担治疗后果之日。因此,医生也必须寻求新的保护机制,这种机制就是预后。古代医生十分重视对预后的判断并积累了丰富的知识。马王堆古医书中就有许多关于预后的论述,如"脉绝如食顷,不过三日死""阳病折骨,绝筋,而无阴病,不死""三阴病杂以阳病可治"等,此外,还有关于三阴脉与三阳脉病中所呈现的死亡证候的论述。在《黄帝内经》《难经》中也有涉及预后的理论。医生通过判断可治与不可治,从而接受可治者,拒绝对己无益的患者。

第三种机制是医生的职业伦理学。这种职业伦理准则一方面作为医生的行为指南,区别良医与庸医的标准;另一方面则是让公众相信,无论谁控制和拥有医疗资源都将依照道德准则对其进行应用,任何不利结果将被视为"上帝"的作用,或超出了人们控制的能力。

"六不治"原则的提出,有利于医生保护自己的名誉和维护自己的利益。古代医生经常面临危险境况:一方面是由于社会地位较低,自己的利益甚至生命常受到威胁;另一方面是由于医疗技术的局限性,对疾病的治疗后果难以把握。东汉名医郭玉也谈到治疗富贵者疾病的困难:"夫贵者处尊高以临臣,臣怀怖慑以承之。其为疗也,有四难焉:自用意而不任臣,一难也;将身不谨,二难也;骨节不疆,不能使药,三难也;好逸恶劳,四难也。针有分寸,时有破漏,重以恐惧之心,加以裁慎之志,臣意且犹不尽,何有于病哉?"《黄帝内经》中"病不许治者,病必不治,治之无功矣"的观点更明确了对于"骄恣不论于理"者,医生不应该予以治疗的理由。

古代中药又有毒药之称,许多药物的治疗作用和毒性作用之间的差别是很微小的。《孟子·滕文公上》中说:"若药不瞑眩,厥疾不瘳。"可见医生用药和患者服药都有危险性。因此,身体虚弱,不能服药者,医生也就不应该给予治疗了,否则,既会对患者有害,也对医生不利。古代医生靠行医谋生,必须考虑到自己的利益。医生诊病收费是理所当然的,而且,医技越高,收入也就越多。扁鹊治好赵简子的病后,赵简子赐扁鹊良田四万亩。扁鹊欲治齐桓侯病,桓侯认为自己无病,拒绝治疗,且说:"医之好利也,欲以不疾者为功。"也反映出社会对医生追求利益的评价。因此,医生对"轻身重财",不愿付诊费者是不应该治疗的。对"衣食不能适"者,更无钱用药了,于是医生不应给予治疗。李中梓也认为:"贫者衣食不周,况乎药饵?"古代医生与巫师之间存在着竞争,除了巫师也掌握一定的治疗技术外,巫师的诊费相对要低一些。西格里斯特认为"巫术或宗教治疗比饮食、药物和手术更要便宜,因为上帝对少量的牺牲物就感到满意了,而对医生却必须支付大量的钞票"。因此,可以认为"六不治"是一种基于医生利益,而不是基于患者利益的医学伦理准则。这与《希波克拉底誓言》有相似之处。

四、"六不治"是扁鹊学派的伦理学准则

伦理和道德并不局限于哲学范畴,就其最广泛的和最为人们所熟知的意义而言,道德涉及有关正确的和错误的人类行为的各种信仰。对这些具有规范性的信仰,人们通过诸如"好的""坏的""应当的""应当谴责的"等词汇来表达。它包含着对行为的评价,并且用于对行为的指导。国际生命伦理学学会主席威克勒将生命伦理学的发展分为4个阶段,最初阶段"以专业行为准则的形成为标志,包括不允许做广告,禁止中伤诋毁同行等",从而确定什么是医

生的正当行为。由此可见，"六不治"就是中国古代医生关于正确行为的信仰。作为自由行医者的民间职业医生，既有医技精湛的良医，也充斥着大量的庸医，故有"医不三世，不服其药"之说。而有技艺的医生为了区别于庸医，就需要建立起自己的行医规范。扁鹊提出的"六不治"原则就是一种医生的行医规范。"六不治"原则的提出有利于医生保护自己的名誉和维护自己的利益，同时又避免给患者造成不必要的伤害，从而引起纠纷。遵循这个原则便能成为"良医"。"六不治"作为我国最早的医学伦理学规范，是一种关于医生应该做什么不应该做什么的戒律，与古代西方的医学伦理准则十分相似。"六不治"的观念对后世医生的行为规范有一定影响。

如前所述，"六不治"是一个完整的行医规范，只依据其中的"骄恣不论于理"一条来断言是司马迁根据自己的亲身遭遇，勃然迸发出他对权势压迫的不满，是缺乏说服力的。扁鹊提出"六不治"具有充分的理由和背景。扁鹊自己的行医活动就体现了其"六不治"的指导思想，如齐桓侯不信扁鹊的理论，扁鹊不治其病；与中庶子关于医、巫的辩论等。此外，扁鹊有徒弟数名，在传授医疗技术的同时必定也要传授行医的规则，正如古代希腊希波克拉底派医生必须学习《希波克拉底誓言》一样。

五、中国医学职业精神的演化

中国传统医学道德注重个人道德修养，不强调统一准则的一个重要原因在于中国传统医学建制是医生以个体开业为主，并不存在统一的管理体制。医学建制对医学伦理学的内容和发展方向有着重要的影响，而医学建制又受到社会政治制度、经济、科学及文化传统等因素的制约。中国是以农耕文化为主的社会，重农轻商，以家庭为生产单位，虽然也有类似于西方的同业行会组织，但不像欧洲那样坚实，而是以家族生活偏盛。梁漱溟认为，中国古代缺乏社团组织。因此，医学技术传授和行医也是个体化和家庭化为主，医学行会或社团并不发达。由于医生之间的经济利益并不存在密切的联系，同行竞争也不明显，所以不需要去制定约束医生共同遵守的伦理准则，强调的是医生对自己的约束。

古代希腊航海、商业贸易活动发达，其为城邦制国家，鼓励商业贸易交流,西方中世纪在政治、经济各方面社会集团随处可见,为人们日常生活之所依。这种集团生活对于法制精神、一般公德的培养是重要的。医生行会是自愿的组织,含有合法的权力。学徒的招收有着严格的规定,并限制师傅的收徒人数。一方面,行会要保护其同业利益,就必须杜绝内部的自由行动,自相竞争;另一方面,行会为防止损害消费者的利益,引起不平,也需要制定一系列伦理准则、管理规则,甚至设立有裁决争议的法庭。近代欧洲资本主义制度的兴起,医学社团作为协调内部关系、解决外部纠纷的作用愈加突出,医学伦理学准则成为维系社团存在与发展的重要基础。因此,西方医学伦理学的特点表现在制度建设方面,而中国医学道德的特点则在强调个人品德。

另一重要原因是中国传统医学教育的特点。中国古代医生的道德教育基本上是以儒家的伦理道德思想为主的个人品德和情操的教育。虽然中国古代的医学教育发展很早,但其主要目的在于为皇朝宫廷培养医生,医生是作为仆人为王公贵族服务的,在这种情况下,医学道德的理论和实践不可能得到正常的发展。另外,承担医治普通民众疾病医生的教育主要是家传或师徒传授。尽管提出过许多处理医患关系、医生责任方面的道德规范或准则,然而由于缺乏权威性,不可能形成一个被普遍接受的、能约束医生的道德准则。

由于中西方在医学建制的结构和内容方面均有着较大的差异,从而表现出中西方医学伦理学所关注的问题侧重点的不同。与西方那种重视医学道德的规范化、制度化建设的传统不同,中国古代医学道德强调的是个人品德。从跨文化比较来看,在医学职业化过程中,中西方早期医学伦理学之间存在着广泛的相似性。医学道德准则都经历了一个从预后判断到行为准则,再到价值判断的演化过程。

随着职业化的发展和医学建制的确立,以及在不同的宗教、哲学思想的影响下,中西医学伦理学的发展表现出各自不同的特点:在以儒家思想为主的文化背景下,"医乃仁术"成为中国医学道德的基本原则。儒家强调医生个人的道德修养和美德。儒家"为人子者不可不知医也"的思想导致了医学的非职业化泛化,在某种程度上不利于医学职业化的发展。因此,中国古代医学伦理学不强调建立一种统一道德行为准则(主要是指人们有意识制定的为所有医生公认的行为准则,包含有命令成分)。随着西方医学的传入和现代医学体系的建立,中国医学界在继承传统医学道德的基础上也开始重视普遍性的职业伦理准则的建设,尤其是在社会经济转型的现阶段,强化具有普遍约束力的职业道德准则显得更加重要。然而,无论是医学技术的飞速发展还是医疗卫生服务体制的不断变化,"医乃仁术"的基本命题依然保持着勃勃生机,或许这正是医学本质之所在。

随着西方医学的传入,中国的医学建构开始有了变化,出现了新型的医学机构和团体,医学职业伦理准则开始得到重视。我国近代医学体系是建立在西方医学基础上的,西医传入的影响之一是医院的建立。医院在中国的兴起使中国的医疗保健体系开始发生改变,即由传统的个体行医模式开始向集团行医模式发生转变,这种转变也对医生的行为规范提出了新的道德要求。在新体制下,医生的责任心不仅在于对患者的责任心,也包括对社会的责任感、对受聘医院的责任感以及与同行之间的合作、技术公开等。

如果说医疗保健体系是医学社会化的结构基础,那么医学社团的形成则是医学社会化的重要内容,医学社团在促进学术交流、协调共同利益、处理内部纠纷等方面具有重要作用。1915年,中华医学会成立,学会的宗旨是"巩固医家友谊、尊重医德医权,普及医学卫生、联络华洋医界"。医生的职业责任和义务的协调以及制定医生道德准则成为学会的一项重要工作。除中华医学会之外,早期的医药团体还有中国药学会、中华护理学会等。这些社团主要属于学术性机构,也起到协调医界内部、协调医界与政府的作用。各团体都制定了道德准则或规范。1929年,全国医师联合会在上海成立。其宗旨是:第一,促进医药研究;第二,在权益受到侵害时会员之间互相支持、保护开业医师;第三,协助政府制定关于管理医药业务的法规。医师联合会还拟定了医师暂行条例,规定了医师的资格、义务、行医保障与惩罚措施,强调了职业伦理准则。医学团体的诞生和发展推动了医学的职业伦理学建设,尤其是开始注重制定具有共同约束力的职业准则。

与此同时,西方的医学伦理学理论和医学职业准则也被陆续介绍到中国。俞凤宾翻译了当时最新修订的美国医学会医德准则,认为可供中国同行参考,这是我国医学伦理学首次正式引入西方的医学伦理学理论和道德准则。20世纪30年代末,外籍医师盈亨利还翻译了《美国医学道德主义条例》,我国学者翻译介绍了《希波克拉底誓言》,是我国首次较全面地介绍希波克拉底的伦理思想。1944年,医史学家王吉民也简要介绍过西方医德文献的概要。这些均对我国近代医学伦理学的发展有一定影响。

中国近代医生的职业活动处于一种无序状态。清末及民国初年,政局动荡不安,政府无力顾暇医业管理,行医者无须执照。行医者大致可分为中医、教士医生、留学欧美日本的医生、国内医学校毕业的西医等。医界派别林立,门户各异,各派之间相互诋毁,给医学发展和医务工作带来极为不利的影响。这种状况迫使医生去寻找一种新的职业协调机制,强调医生应继承传统的"医乃仁术"的思想,不为追名逐利之所惑。俞凤宾提出为医四戒:一戒势利,认为媚富鄙贫,最伤私德,对患者应一视同仁;二戒骄矜,提倡自谦,反对自满,自炫;三戒嫉妒,提倡同行相互尊重;四戒欺诈,反对以伪药射利、广告惑人。宋国宾为改变"同道之争论,医病之纠纷,日充而不休"的状况,致力于医学伦理道德的宣传。他认为"医业伦理一言以蔽之曰仁义而已矣,博爱之谓仁,行而宜之谓义,故医家当具爱人好义之精神"。他还拟定了《震旦大学医学院毕业宣誓》《上海市医师公会医师信条》等医生道德行为准则,并于1933年出版了我国第一部医学伦理学专著《医业伦理学》。《医业伦理学》的出版受到了医界有识之士的欢迎,著名医学教育学家颜福庆等14人为之作序,这也反映出当时我国医务界迫切要求有一个能规范业医行为的共同纲领。

1949年,中华人民共和国成立后,人民政府通过了一系列纲领、决议和法律,把医疗保健作为保障人民健康的福利事业。1950年,第一届全国卫生会议确定了"面向工农兵、预防为主、团结中西医"的三大卫生工作方针。国家建立了公费医疗和劳保制度,建立和完善了基层卫生机构,大力开展环境卫生、预防疾病的工作,在相当短的时期内改变了我国健康水平低下的状态,人民的健康权利得到了基本保障。

医疗卫生机构以社会主义的集体观和义务论作为医学伦理学的基础。救死扶伤、实行革命的人道主义、全心全意为人民服务以及"毫不利己、专门利人"的"白求恩精神"成为医务人员的基本道德准则。在计划经济体制下,医疗机构由国家财政支持,在相当长一段时间内,我国卫生保健制度与卫生服务机构、卫生服务机构与医务人员、医疗技术与医疗服务费用处于相对稳定的状态,各方面利益矛盾并不明显,医学伦理问题也不突出。

20世纪80年代以后,这种状况发生了根本的变化。随着国家宏观经济政策上的调整,卫生保健制度中原有的矛盾日益突出,而且新的问题不断涌现,国家与卫生机构之间、卫生机构与医务人员之间、医患之间的利益矛盾变得日益尖锐且错综复杂。随着市场机制的引入,新的价值观念也对传统的价值观念提出了挑战。与此同时,医学技术的迅速发展,我国也面临许多西方发达国家日益头痛的问题。高技术发展在为人类诊治疾病方面带来希望的同时也带来了沉重的经济负担。医学高技术本身所引起的伦理问题日益突出,如处理脑死亡、器官移植、生命质量控制等问题。这些伦理难题仅凭借"救死扶伤、实行革命的人道主义、全心全意为人民服务"的基本原则是难以解决的,因此需要建立新的、更加具体且适应社会发展和医疗卫生服务的道德准则。

于是,1988年成立的中华医学会医学伦理学会发表的宣言中提出了坚持卫生改革的道德准则,并起草了《中华医学会会员职业道德公约》。同年,我国卫生部也颁布了《医务人员医德规范及实施办法》,成为第一个具有普遍约束力的全国性职业道德规范。规范从7个方面对医务人员的行为提出了具体要求:救死扶伤,实行社会主义的人道主义依然是首要准则;同时规范强调了尊重患者的人格和权利,同情、关心和体贴患者,不以医谋私,不泄露患者的隐私和秘密,尊重同行等医务人员应当共同遵守的道德准则。该规范体现了传统医学道德和现代医学伦理思想的结合。

当代医学技术的发展与社会经济的变革给医师和医疗卫生职业带来了冲击和挑战。随着社会的发展,健康作为人权的最核心价值获得广泛认同,人类的健康需求日益增加。在此多重压力下,医学界面临的不仅是个体疾病的治疗,而且是更为广泛的人类健康问题,因此必须建构新的职业价值、塑造符合时代发展潮流的职业精神。

第三节　医学的社会功能

一、医疗行善：实现自我价值的途径

儒家"穷则独善其身，达则兼济天下"的思想为历代知识分子所信奉。此处"穷"并非仅指生活穷困，更主要的是指处于逆境时的洁身自好，保持高尚的道德情操。因此，当儒家知识分子在受到不公正待遇而不能为国家服务时，一些人便隐于医林，通过行医施药来济世救人，实现其自我价值。于是，贾谊说："古之至人，不居朝廷，必隐于医卜。"范仲淹认为："大丈夫之于学也，固欲遇神圣之君得行其道……能及大小生民者，固惟相为然。既不可得矣，夫能行救人利物之心者，莫如良医。果能为良医也，上以疗君亲之疾，下以救贫民之厄，中以保身长全。在下能及大小生民者，舍夫良医，则未有之也。"

范仲淹"不为良相，则为良医"的名言鼓舞了许多失意的官吏和不第儒生从官场和经学转向医学。左元丰在《风科集验名方·序》中也指出："达则愿为良相，不达愿为良医。良医固非良相比也，然任大责重，其有关于人之休戚则一也。"明代医生黄镛也认为："医，仁术也，苟精之，亦足以济人，岂必官可行志乎？"在这种思想的影响下，许多攻举业不第者的儒生转向医学，通过医疗行善来体现自己的人生价值，不少人成为著名医家，如刘完素、李时珍、喻昌、汪昂、吴瑭等，不胜枚举。

二、行善与行孝：从个人到家族

中国古代社会基本上是一个以血缘关系为纽带、一家一户为生产单位的小农经济社会。中国文化十分重视家庭和家族和睦与发展。儒家的"仁爱"思想也充分地反映出这种与宗族血缘关系密不可分的特点。儒家"仁"的最初含义就是基于宗法血缘的亲子之爱。《国语·晋语》载："爱亲之谓仁。"孟子说："仁之实，事亲是也。"所谓事亲就是"孝"。

儒家将"孝"作为社会最基本的道德规范，并认为"夫孝，德之本也，教之所由生也"是"至德要道"，因为"人之行，莫大于孝"。由于医学能疗君亲之疾，儒家将掌握医疗保健知识视为尽孝行善的重要内容。皇甫谧说："若不精于医道，虽有忠孝之心，仁慈之性，君父危困，赤子涂地，无以济之。此固圣贤所以精思极论，尽其理也。"这种以医为孝的观念成为儒家的一种传统，也是许多儒生弃儒攻医的重要原因。

南北朝时期的医家许道幼，因母疾而习览经方，遂精医术，成为名医。他认为："为人子者尝膳视药，不知方术，岂谓孝乎？"唐代著名文学家王勃在为《难经》所作的序中写道："为人子者，不可不知医也。"由于他的文学家地位和影响，尽孝当知医的思想流传很广。金元四大家的从医无不受"孝"的影响。刘完素家贫，母病求医三次不至，失去治疗机会而死。刘完素遗恨万分，从而改攻医学。张从正将其医著取名为《儒门事亲》，清楚地反映出他以医为孝的思想。朱丹溪"三十岁时因母患脾疼，众工束手，由是有志于医"。李杲为其母治病，请过多位医生诊疗，奈庸医杂药乱投，其母遂死，但仍不知所患何病。李杲因此为自己不懂医药而痛悔，于是，以千金为赘，拜张元素为师学医。明代王纶也因父病而习诵医经本草，他说若不懂医药，父母至亲朋友患病时便"疾至而不识"，故不能以仁推及于至亲，或"携友于死生"，所以，"儒者不可不兼夫医也"。

"孝"作为一种道德规范对医药活动的影响远非限于医生的从医动机，它也涉及一般人的医疗活动和风俗，如古代的"尝药"传统。《礼记·曲礼下》曰："君有疾饮药，臣先尝之；亲有疾饮药，子先尝之。"《文王世子篇》言及王疾，"疾之药（世子）必亲尝之"。于是，臣尝君药，子尝父药便成了一种忠孝礼义的规矩。如《汉书·晁错传》载："太后尝病三年，陛下不交睫解衣，汤药非陛下口所尝弗进。"《王莽传》说："父大将军风病，莽侍疾，亲尝药。"

中药在古代又有毒药之称，这反映出古代医生已经认识到许多药物的治疗作用和毒性作用之间只有微小的差别。因此，用药不慎将导致严重后果，为了避免可能出现的药物不良反应，在患病的父母服药之前儿女先尝成了一种传统，以体现儿女的孝心和善行。

三、行善策略：政府"仁政"的良方

由于医疗保健是救死扶伤的善行，涉及广大人民的利益，能反映政府对社会福利的重视，所以中国历代统治者都将施医舍药作为体现其"仁政"的一项重要策略。历代政府的施医舍药措施主要包括以下4方面。

(一)宽疾

《周礼》将"宽疾"作为保息安养万民的策略之一,政府免除患者一定的社会义务,反映出对待百姓的仁爱和照顾。在疫病流行期间,政府通过减免租赋、开仓放粮、营救饥者,使百姓蒙享皇恩。如西汉元康二年宣帝诏:"今天下颇被疾疫之灾,朕甚愍之,其令郡国被灾甚者,毋出今年租赋。"这种宽疾安民的策略一直为后世统治者所重视。

(二)赐致医药

赐致医药是皇帝和政府官员实施仁政的最好体现,尤其是在瘟疫流行期间,赐医舍药能起到缓解百姓疾苦、稳定民心的作用。如东汉官员钟离意在建武十四年会稽大疫时巡行视病、赐予医药,而且"恐医小子或不良毒药齐贼害民命,先自吞尝,然后施行"。南朝刘宋时期,为控制疫病流行,文帝多次颁诏赐医,遣使存问并给医药,开创了政府承担流行病防治责任的先河。

(三)颁布医方

隋唐以前,医学知识的传播十分有限,普通民众缺乏必要的医药知识,这种状况在唐代得到了改变。从唐德宗颁布"广利方"的敕令中可以清楚地显示封建帝王将医疗行善作为仁政爱民的重要措施:"立国之道,莫重于爱民。育物之心,期臻于寿域。故安其性命,顺其节宜,使六气不差,百疾不作,斯救人之要业。朕以听政之暇,思及黎元,每虑温淫不时壅郁为疠,或辟远之俗难备于医方,或贫匮之家有亏于药石,失于救疗,遂至伤生。言念于兹载深优轸属,阳春在侯,寒暑之交,闾里之间颇闻,疾患每因服饵尤感予衷。遂阅方书,求其简要,并以曾经试用累验其功,及取单方务于速效,当使疾无不差,药必易求,不假远召医工可以立救人命。因加纂集,以便讨寻,类例相从,勒成五卷,名曰贞元集要广利方。宜付所司即颁下州府,闾阎之内,咸使闻知。"唐代这种向民间颁布医方的措施为后世所承袭。它不仅体现了政府的爱民行善,也对医学知识的传播和普及起到了积极作用。

(四)设立病院和慈善机构

西汉元始二年,郡国大旱蝗,汉平帝诏:"民疾疫者,空舍邸第,为置医药。"这是我国较早专为民众治病的临时医疗机构。魏晋南北朝时期,由于传染病流行猖獗，刘宋政府颁诏赐药宽役，如北魏太和二十一年，帝诏曰："有废固之疾，无大功之亲，穷困无以自疗者，皆于别坊遣医救护，给太医师四人，豫请药物以疗之。"永平三年诏曰："可敕太常……别立一馆，使京畿内外疾病之徒，咸令居处，严敕医署，分师疗治。"

宋代的医疗慈善机构增加，如宋真宗时期"初置养病院"，仁宗景祐四年苏舜卿上奏请求"依有唐故事、置悲田养病坊"。此外还有收养鳏寡孤独的慈善机构，"嘉祐以前……京师有东西福田院，以收养老幼废疾，至嘉祐八年，又增置南北福田，共为四院"。元朝的惠民药局是以官钱置本，收息市药救治贫民疾病的机构。明清时期政府设有养济院为贫病无依者提供帮助。

历代王朝将医疗行善作为体现其仁政、爱民的重要内容，通过赐医给药、颁布方书、设立病院等对保障人民的健康起到了一定的积极作用。但也应看到，这些措施大多时行时停，缺乏统一管理，其效果也十分有限。

以上4个方面可以充分反映出在儒家文化的氛围中，医疗行善的意义不仅只是医生履行自己的义务，帮助患者恢复健康，而且融汇于社会文化生活之中，成为以家族为中心的社会伦理的一个有机构成。

第三章　医学人文学的理论、方法及学科构建

第一节　医学人文学研究的理论与方法

将传统的理论性医学与人文性较强的其他学科内容相结合时,可将其应用范围大幅提高,同时融合添加新型的政治指引性理论,从而使医学这一专业性较强的应用型学科与其他学科之间沟通的切入角度不断增加,并可以将医学的相关概念以文学性方式进行更为清晰的转化解读。在现今时期,从事医学相关问题研究的学者的解析对象更加丰富,在新出现的各类疾病种类和表现形式方面也可与其他有丰富应用经验的病症相联系。伴随医学相关概念解释向更加清晰方向靠拢的趋势,因此,目前以出现的各类问题为研究动力和指引方向是最为有效的医学内容剖析路径,还要关注在这一过程中涉及的相关问题在其他学科领域的讲解性介绍。

一、社会建构论

在之前几十年中,我国对部分医学内容的研究解读逐渐加入国外建构理论的知识,引起许多学者将自身对建构和医学概念比对的理解编写成书向外推介。但最初将国外建构相关概念引入我国医学领域时,只是对其概括性的框架体系进行引入,指引我们从固有的医学相关概念和理解角度中抽离出来,从事物本身的历史演进过程和文化解析视角对其进行分析。一些事物在具体活动中所能发挥的价值和意义范围并不局限于其自身具有何种属性,还需要观察其在与其他相关事物的协同作用中承担怎样的职责作用。这一理论是将全部固有的学科理论知识与其实际应用过程相联系,强调在变化中重

新定义相关知识的作用范围。

之所以能将建构主义的相关理论框架用于医学领域的疾病内涵解释,是由于其概念中有清晰的辨别疾病与病痛的分界点。生活在不同社会阶段的群众对于疾病的统一认识是固有存在的,并不会由于单一的时间、地点、条件而使疾病发生转移。他们认为病痛并不是由于个人生理方面的原因而导致的身体问题,只是个人在怎样的社会环境下受其熏陶和干扰形成的痛感。建构主义一些概念的引入是将医学相关疾病概念用文学性话语解释的有力证明,说明不同时期开展的医疗性实践内容是如何受到社会文化因素干扰的。

在固定时间阶段内用文化相关知识理念解释医学范围下的疾病状态,是医学研究人员丰富对疾病范围和其他病症表现了解的有效手段。在研究和对比案例类型逐渐丰富的状态下,人们还可以发现更多病症表现与社会阶段政策和民俗性理念之间的联系。现今阶段,病症的相关理论性知识更多地脱离实践成为概括性的理念,不同病症的形态感受只能以人体为介质展现。个人身体内部固有的基础要素和血管运行状况存在细微差异,因此即使是同一种病症在不同主体上的实际显现形态也存在状态不一的现象。但个人身体内部的器官结构和生理的构成部分是大体一致的,因此通过对相似身体状态表现的分析可以总结出病症开始作用的原因和与其他身体成分交融的显性特征。在对数据基数较大的病症感染群众进行表现分析时,个人细微的身体构造差异并不会有大幅度影响。如群众的肺部呼吸系统被病原体入侵后,感染者身体对外呈现的表现形态是一致的,也可能会有部分群众外部表现不明显,但通过对其内部器官的观察中可以发现病原体感染位置和变化。之前从事医学领域的相关专业人员对群众是否感染某类病症直观的判断依据是根据病症明显的外部表现推论,根据有严重不正常状态的器官和身体部分检测引起感染的源头部位。现今专业医疗人员又在对各类感染源进行综合分析的基础上解读病症成因,但可以明确许多外部表现较为迟缓的病症类型都与文化氛围有较大联系。

建构主义相关理论将自身对医学内涵和病症类型的丰富扩充为文化领域的作用表现,将社会氛围、政治理念对相关专业理论知识的影响作用作为研究范围,将医学病症的产生过程进行丰富,认为人们对病症表现的固有认识并不是在直线型历史阶段积累下来的,还会受不同社会主体下历史观念的干扰。

二、健康与疾病人类学

将医学领域内涉及的专业性病症概念与作用主体同社会环境氛围相联系,从更大范围感知如何有效提升人们健康程度和丰富诊治疾病的视角方案。将社会中不同阶段的政治和历史思想对病症类型的影响作用进行解析,这样可以将健康维护的视角从病症出现的源头部分进行扩充。有学者将建构思想融于对病症源头的探索和丰富表现状态的过程中,也有学者将社会领域涌出的研究方法应用于医学疾病的研究过程中。

在前几十年医学领域病症表现形态的研究过程中,将社会中流行的文化观念与病症源头的发掘紧密联系。这一实际研究理论在坚持生物学相关知识占病症研究过程主要地位的前提下,将观察视角向群众与社会中文化氛围的熏陶作用结合。人们新加工和开发的各项新内容也是为了满足自身的实际需求,因此人们对于社会中固有知识的利用形态也成为影响生物学相关行为的主要因素。

这一时期生物学领域内固定的专业性理论与文化知识的概念结合度更高,并将人们对新事物的探索行为和社会固有环境、文化影响氛围进行综合对比研究。否定原本医学理念中认为病症的展现形态是始终一致的理论思想,强调不同时期病症随人们固有体质情况的增强而发生改变的现象,认为可以通过提升人们对外部展现的社会环境的适应状态增加病症应对手段。这一过程提出了两种病症应对策略:一是将人体现阶段身体健康程度和外部表现状态的程度与是否适应社会环境相联系,出现病症问题就是人体与现有环境出现矛盾的体现;二是认为社会中部分人员以积累性认识应对病症是不可取的行为,提出应对各类病症的外部表现形态进行综合分析与对比。因此可以明确对病症的应对方案不能只依靠人们长久时间积累的诊治经验,还需根据被细菌、病毒等感染的主体的身体变化情况和显性反应调整实施措施。

在国外其他学者以往研究病症表现形态和产生原因的过程中,提出社会中的文化氛围和已有的民俗性观念都是干扰病症产生的因素。国外学者的这一观点是将社会文化氛围因素和固有的生物因素对医学相关理念的综合作用一同分析,将医学范围内与社会文化观念和生物性发展过程有关的理论内容进行重新定义,并提出对医疗范围内各类病症表现形态感知的丰富和掌握是人们对现有社会文化氛围贴合适应的体现,与文化观念自身的知识架构也有联系。在不同的历史文化观念影响和熏陶下,会对同一病症的表现状态产生细微的认知差别,不同病症感染人群对医学病症的认识了解程度也不一致。因此,丰富医疗专业人员对群众认知差异的了解程度,有助于增加应对新型医疗病症的剖析视角。这一理论还认为病症感染者和专业的医疗诊断人员对病症的理解和程度减轻的观察视角不同,病症感染群体是通过自身身体感受的异常部位和前后对比变化总结病症的表现和应对方案,但专业的医疗诊断人员是通过日常治疗经验的累积和专业理论知识的熏陶而成的。因此,在病症产生并对群众身体产生异常影响时,治疗双方都会根据自己的理解对病症开展应对措施。结合这种情况,有学者提出专业医疗诊断人员对群众病症的理解和提出方案是最核心的应对措施,并需对病症感染群众说明自身方法的理论性支撑观念。这样在病症感染者心理情绪状态的配合下,医疗诊断人员提出的治疗方案的效果会得到有效放大,病症治疗人员还可以及时与病症感染者沟通病症具体的显性表现变化情况。

三、叙事医学

将医学范围专业性较高的相关定义与文学氛围浓厚的知识解释相融合,既是增强人们对医学概念和病症认识度的新方式,也是强调专业性医学概念中有变通性人文观念加入的体现,还是补充固有病症解决方案中感性思考解决视角的方案,可以大幅度提升专业病症诊疗人员对患者情感层面的同等理解度。最先将叙事和医学概念一同提出并做出详细内涵解释的是外国一名医学研究者,其还提出专业性的医学工作人员在治疗不同病症时,应对患者的心理感知状态进行体会与疏解。这名学者提出,叙事医学的概念是通过提升人们的感知和挖掘视角增加对病症起源的了解度,提升社会中人文思想在现实病症治疗过程中的应用度。她认为专业性较高的病症诊断者通过对自身以往病症诊断过程的反思,可以更明确日后诊断行为针对的病症角度。只有病症治疗主体有较强的讲解治疗方案和病症外部表现形态的能力,病症的感染主体才能对其有更高的认同度,并以更高的情绪状态配合完成病症消解过程。医生在诊断相关病症的空余时间,可以就部分病症的显性表现状态与病症感染主体充分交流,弥补自身对病症形态认识方面的不足。

这名研究如何提高病症应对策略的国外学者还指出,丰富专业医疗诊断人员的叙事技能可从以下几部分入手:一是在开始正式的讲解过程前,应先对要叙述的内容撰写条理清晰的结构框架;二是在讲解过程中融入更多新颖的观察视角,留给倾听者感受更多的解释想象空间;三是在讲解内容进行的不同阶段要有相应的情绪感受变化,对复杂的变化内容要有疑问思考过程。

将叙事性的相关概念和理解视角融入专业性的病症治疗过程中时,应注意双方在部分含义上的冲突性认识。首先,医生多聆听病症感染者对身体状态感受变化程度的描述,可以增加对病症显性现象的认识度,便于医生寻找更多解决病症问题的新视角。而且可以大幅度增加病症感染者对解决自身问题的信心,提升患者自身在问题解决过程中心理情绪方面的积极性。其次,专业诊断人员将自身对病症的认识向患者有效说明,可以减轻病症感染者精神层面的压力状态。不同生活环境和文化观念影响下的主体有不同的病症表现,只有对病症充分叙事才是体现该患者身体状态特征的方式。最后,对病症的各项相关信息进行整理和叙事,可以丰富患者对病症发生状态前后身体感受程度的认识,增加医疗人员改进诊断方案的视角。

现阶段将医学病症相关概念进行叙事解释的现象得到更多应用机会,也是高层次院校培育医学类实践人才的新课程熏陶体现。院校除关注学生专业医学知识和感受能力的学习外,还需要重视其与病症感染者就某一问题现象的沟通解释状况。提升医学领域从业者讲解病症的能力也是帮助其寻找与患者情感沟通角度的方式,是解决目前医患关系向更严肃阶段发展的辅助手段,因此要多激励引导医生与病症感染者交流身体感受状态。最先认识到可以将叙事讲解的相关方法应用于医学学生的培育过程中,国外教育院校在原有设置的课程内容中增加了学习者自主叙述相关事件的实践内容,以达到有效提升专业病症诊断主体和患者产生共情链接的目的。

将专业性内容融入叙事讲解相关内容改变课程教育方式是新的诊断方式的改动,也是与医学范围有关的人文概念更深地融于病症诊断过程的表现。让从事专业医疗内容学习的人员更早接触实践性的诊断操作,不只可对实际病症诊疗过程的认识更加丰富,也是增加其对患者心理情绪感受理解度的方式。只有医生更直观地理解病症感染主体的情绪和身体变化状态,才可以在对病症现象有充分把握度的情况下有最佳的消除效果。

伴随更多医疗实践主体将讲解病症现象的行为应用于实际诊断过程中,对这一新颖想法的批判教育性行为也变得更多。部分学者认为,病症感染者自身对病症影响部位的感受状态并不准确,其叙事讲解的病症显性表现带有医学认识基础不足的限制。研究问题发生现象的理论学者提出,事物本身具有的价值和意义应有更多的理解视角,因此应将医学相关概念的理论支撑与其他现代理念相结合。如果病症诊断主体都未能接受丰富后的病症理论内容,在其叙事讲解过程中自然也会对这一行为有较强的批判理念,会致使预期理念的有效提升效果大打折扣。还有部分学者对讲解病症更多表现形态是否能提升患者心理层面的理解层次存在怀疑。

四、身体理论

对身体接受各类病症感染后的状态进行新视角的发掘和解释,在医学实践诊疗研究和社会文化氛围熏陶领域都有更多学者追捧应用。其中针对病症感染身体情况进行研究时还需考虑不同主体的固有身体条件因素,评估其是否有固定的运动时间和该年龄阶段的器官运行状态如何,这些都会影响病症诊疗者结合专业理念判断的结果。

国外一些哲学理念的阐释学者会将人的感受程度分为内在精神和外部身体的不同表现,在灵魂色彩浓厚的心理认识中个人的精神感知结果有重要的影响作用。坚持这一理论的人也认为,个人身体方面的感受和显性表现是受精神和思想理念支配控制的明显活动,但身体在固有行为中的表现也会有干扰精神理念落实的现象发生。还有一名哲学概念研究学者提出,个人精神层面的心理感受是更感性和意识层面的表现,而身体方面的感知接触是固定的生理反应结果。这些理念在提升人们对身体反应状态认识度的过程中也暴露出更多局限性问题,直至后续阶段新的哲学理念分析者对其进行补充,强调人身体的感受也是具有重要作用的部分,并不只有精神方面的感受会影响个人的行为体验,外部身体带给主体的感知结果更为直接和明显。在几十年前,当研究人文相关概念的学者将自身的理论框架与个人外部身体感受融合解释后,这一概念被更多医疗诊断人员重视和实践应用,现阶段各学科的专业性研究学者对个人身体研究视角的挖掘更加丰富。

个人外部身体的构造状态是生来带有的固有因素,也是会被更多联系主体在解决问题的实际过程中忽视的部分。只有当外部身体受到直接伤害或出现明显性不适感受时,人们对身体意义的研究和感受体会才会更加突出,这都是在关注医学概念和实践解决方式的应用条件下开展的。但研究哲学相关概念和社会领域人文思想的学者将自身的认识脱离于医学实践的基础,不通过专业的、生物范围的连续性认识解释身体相关的其他概念。如有学者提出,身体在感知外部信号和运行过程中不需要借助器官的认识,还有认为人身体内部运行状态的形成并不是在人们固有生理因素的基础上强化。这些思想都是只关注身体受社会中文化概念和氛围的熏陶结果,不结合具有丰富理论经验总结的物质性因素解释。

研究医学领域范围和人文学科共通认识部分的学者也需在实践中理解身体的意义,如人们在开展日常生活和工作过程中,身体部分会与其他因素密切接触,这就是从身体自身经历的过程和发挥的实际效用阐述对身体解释的不同视角。另外,将身体部分的理解运用生物学中固定的理性认识解释可以明确,个人只有对自身身体的行为活动有效果更明显的控制能力,才可以使其生存的社会有更稳定和适宜的氛围产生。国外其他派别的学者还将身体划分为不同的感知部位,认为身体在不同活动和情境下展现出的行为状态界限相对不清晰。运用专业性的医学理论知识解释身体及其感受情况的变化需要借助不同病症的直观影响表现使个人感受到。个人对自身身体部位行为状态的有效控制体现在是否可以遵守社会固有的行为准则,在考虑更多人利益和社会运行状态的前提下调控自身具体行为。

后续研究个人身体表现形态的学者将更多领域与身体部位的联系结合比对,想要丰富个人对自身行为适宜度的判断标准和调动自身活动方式使其符合要求的方式。他们认为在以往研究个人身体变化表现的过程中多应用更多医疗设备,在医院将研究和观察身体表现形态的工具进行丰富时,专业诊断人员有更多了解身体状态的手段和视角。同时,个人也必须更加关注在不同场合对自身行为举止的要求,将自身对行为把控的灵敏度大幅提升。

国外一名研究身体表现形态对外展示表达的学者提出,将身体对外展示的内涵解释用公共领域卫生相关的概念重新定义,可以发掘出身体概念中固有的社会文化含义。如果个人不对自身身体的行为举止进行一定范围的制约,会导致身体受病症的情绪状态感染产生异常状态。这一现象不只会影响自身感知社会其他信息,还会干扰其他主体正常的活动行为表现。如在以前历史时期内有部分群众被传染性较强的病症入侵后,不只该群众后续的健康状态受到影响,生活在同一社会区域的群众还会受到生存威胁。在世界范围内的其他国家中,社会地位和经济状况较差的群众成为社会卫生部门检测控制的主要对象,一旦国家或区域内部发生大型疾病问题,就会让其远离原有生活区域进行隔离处理。

另外,还有将国外存在主义的概念原理和显性的现象认识应用于身体病症的理解中,运用更多知识丰富个人对身体健康状态和病症外部表现形态的感知过程。他们认为,个人身体的健康程度是需要从综合角度分析理解的,个人是否可以正常开展各项活动需要与当时的社会文化氛围有效联系。如果群众处于社会节奏紧张、压力状态持续较久的境况下,其自身脑部指挥系统对外部信息的反应时间会明显延长,无法及时将指令信号传递给后续的行为表现部位,进而使个人的身体防御系统不能及时过滤和筛选有害物质而产生病症。另外,如果个人精神情绪状态较为强烈,其外部身体也会有不正常的表现状态被反映出来。相关研究学者指出,个人在社会环境中的分工职责如何,影响到其对自身身体健康维持和保障工作投入的力度。

第二节　医学人文学的学科构建

在当今时代,将医学和人文学之间的内在联系进行有效结合,从而形成一门新的学术门派——医学人文学。由于是新产生的领域,因此缺少统一的标准来对其进行论证,学者们有着多种理解,但有一点是可以达成共识的,它不是一个单一的学科,而是多个学科组合在一起构成的综合类学科。有学者认为,这是一门从人文角度出发去研究医学相关知识的学科群,主要是以研究医学相关知识为主;还有学者认为,这是一门社会学科,医学只是其研究领域的一部分,此外还包括社会环境学、人文地理学、法学等。综合各方学者的研究结果表明,这一综合类学科需要多种理论知识作为依托,通过对人生、老、病、死等的关注来探究人类社会的奥秘。人们应在尊重科学的基础上,对人类的社会价值进行更加深入的研究和探讨。医学相关的学者及社会科学相关领域的研究者,运用先进的医疗技术和完善的社会认知来对人的生命和社会的未来进行实践探究。

学者们对于医学人文的概念尚未形成统一的认知。部分学者认为,医学应当以人的道德作为判断事物对错的标准;还有部分学者认为,在发展医学的同时,应对人道主义和人性进行探究,找到万物的生存之道。医学人文这门学科既是医学范围内的学科,也可独立于医学之外来看。要想成为有所成就的医学人文专家,需要掌握多门学科的知识和技能。并且需要具有处理突发事件和应急事件的能力。在真正对患者进行分析和治疗时,需要尽可能地去了解人们的生活环境和自身的病情经历,只有对患者有充足的认识,才可以从根本上帮助患者重获新生,找到生存下去的方法。一些医生或从事医学相关工作的人员认为,将人文学和医学这两门学科进行相互联结是由于对主流文化的一种否定,不想承认当今时代需要这类学科的存在,企图运用医学实践的方式来将医学修养进行批判。为了使医学可以得到更好的发展,学者们应当摆正自己的态度,发展适合时代进步的文化。

一、医学人文学学科体系的建构

医学人文学是多个学科组合在一起构成的综合类学科。内容包含多个领域的知识,并且在参与实践活动时,可以有多种方式来进行操作。如果想从根本上掌握这门学科的内在价值,就需要构建起详细、严谨的学科框架,并将内部的各种关联关系找到,并联系在一起来看待事物,解决问题。处于当前快速发展的时代,各项技术层出不穷,医疗设施逐步完善,人们可以享受到更加高效便捷的医疗服务,医学研究者们也可以根据先进的技术来支撑自己的理论基础,使自身的专业水平得到提升。在当今复杂的社会关系中,需要有法律和规章制度来进行维护,保障人们的合法权利,并对学科发展的各项技术和人才进行保护。从人文角度来看待这门学科的发展,不单是对医学知识的阐述,还包含许多其他领域的知识范畴。主要以与医学和社会人文学相关的学科作为主要研究方向,如卫生学、保健学、法医学、人类行为学、社会学等。其次以法律相关的学科来辅助主学科的运转,保障主学科可以获得更好的发展前景。要想使学科得到发展,就需要对学科内部的知识框架和外在的理论知识进行研究,找到各个学科内部知识框架的发展动力,围绕知识开展一系列活动,使学科可以通过知识和实践相结合的方式一同进步。学科之间的不同特征是由于各个学科针对的研究对象不同,从而在学科之间形成划分依据。各学科虽然研究的对象存在差异,但是有共同的研究方向,并且不同学科之间存在着内在联系,找到各个学科的内在关联关系,可以使学科的存在意义得到更好的掌握和理解。外国学者针对学科划分依据给出了自己的理解和标准,认为无论哪一学科都是根据其内在特征所决定,只要找到各个学科的主要特征,就可以更好地掌握这门学科,并且各个不同学科之间没有明确的划分依据,因为世界上的任何事物都存在着一定的关联关系,只要用心寻找都可以找到两个或几个学科之间的内在关联。将世界看成是一个有机整体,那么不同领域的各个学科就是它的重要组成部分。在学习一门学科知识时,需要将多个学科的研究方法和理论知识进行相互糅合,才可以在最后得到真正的学科成果。医学人文学是以医学和社会人类学作为主要研究对象,采用多种方式和途径将学科的特征找到,并做出合理的研究方案。

世界是一个有机整体,世界上的各个领域共同发展,最后推动整个世界的发展。各个领域之间都存在着一定的内在联系,只有将各个学科之间的内在联系找到并进行合理分析,才可以在真正意义上提升自己的专业能力,并使学科得到更好的发展。医学人文学是基于当前社会发展的要求而产生的,通过对时代特征的描写来找到当今时代所存在的健康问题。针对人们的健康问题,国家及相关医疗机构都非常重视,只有将知识结构的内在关系找到,并采取实际的医疗措施,才可以使人们的身体更加健康发展。通过对不同类别的社会群体进行调查分析,可以得到更加精准的学科定性。抓住主要矛盾,减少次要矛盾的影响,用对立统一的观点来看待事物的发展。我们生存在巨大的宇宙中,只有将世界看成一个有机整体,才可以感受到整个世界不同组成部分的内在联系。国外著名学者针对学科划分,提出一个学科中应当包含多个知识领域,将其进行有效整合,从而得到综合知识群,这样才有利于探究系统化的专业技能,运用统一、分散的观点来看待各个问题,才可以得到合理的现实领域。从当代社会发展的历史来看,只有拥有创新意识才可以推动社会发展,并使各个学科得到更好的发展。

一个学科的形成需要运用科学的观点来看待问题,将学科的内在结构进行科学合理的剖析,经过漫长的发展历史,还要有较为丰富的理论知识和实践经验作为依托,才可以形成专门研究某一领域的学科。就算是衍生学科,也需要有自身独特的研究角度,才可以使其生命力得以延续。国外学者针对学科产生的条件早已进行过研究,并得到有价值的理论,编辑成学术专著供后人参考、借鉴。针对医学这个学科来说,它是人类文明发展的必备学科,需要对其内在价值进行深入挖掘,医学人文学就是在医学的基础上产生的一类衍生学科。

医学人文学产生的原因是多种因素共同作用的结果,伴随社会的快速发展及经济的不断提升,人们为了更好地适应现代社会,从而发展出具有人文性的医疗学科,这更好地解决现代社会的问题。这门新型学科与其他学科一样,都是由内部结构所构成,并且有着自己的研究对象、研究内容、研究结论等。只不过不同学科有着自身的特征,这也是不同学科之间进行区分的依据。各个学科之间的定义和概念是学科发展的根本,所以需要对其定义进行精炼和简单的概括。我国医学及人类学相关学者针对学科构建有着自己独特的理解,并在探究这门学科时,对自身进行评价,从专业知识的角度进行知识传递,使学科可以被更多的人接受并了解,对学科的长远发展起着重要的影响作用。医学人文学要想发展,最重要的就是实践活动的开展,只有经过不断实践、测试,才可以发展出对人们有用的知识和技能,更好地帮助人们获得健康。参与医学实践活动,可以使人们养成良好的职业道德,对塑造人格有着重要的影响作用。在对这个学科进行探究和发展过程中,要用批判继承的方式来看待其发展,对不合理的地方提出自己的建议。只有继承优点,改正缺点,才可以使该学科获得更好、更长远的发展。想要让学科得到更好发展,还需要虚心接受更多批评,允许不同声音的表达。

二、跨学科研究的兴起：生命伦理学

随着科技的快速发展，衍生出更多的学科来辅助医学人文学的发展进程。生命伦理学通过对人生、老、病、死的研究和探讨，来使人们对于健康有了更深的认知，通过卫生健康的方式来使疾病获得更好的治愈。生命学的研究对象不仅是人类，还包括自然界中的植物和动物，涉及范围较广，种类较多。生命学家们通过对自然万物的研究，总结出自然界和医学人文界之间的关系，促使医学人文学得到更好的发展。生命学所涉及的领域很广，会涉及遗传学、社会学等学科的相关知识，运用科学的方式来对社会科学产生新的认知。

生命伦理学为临床医学提供了借鉴，生命学家通过对生命及伦理的探究，将临床医学中会涉及的基因转换、遗传因子、卫生保健问题都进行深入研究。将一个学科通过分解的方式来进行研究，可以使人们对其内容有更加完整的认知和了解，帮助人们获得更好的研究感受，并提供有价值的研究结果。将自然和社会之间的内在联系拉近，并使其更好地指导现代医学上的各种问题，可以使人们获得更加专业的知识和技能。

将不同学科的相关研究人员汇集在一起，针对同一问题进行讨论，这会得到多角度的理解。不同领域的学者在考虑问题时，会从自己一直从事的行业角度来对问题进行考虑，并且有专业的理论依据和实践经验作为依托。不同学科之间均存在着内在联系，每个学科都不是独立存在的，用联系的观点来看问题，无论是从哪一角度来考虑，都可以使问题得到不同方式的解决。

生命伦理学不是一门单独的学科，是许许多多的学科融合在一起，从而产生的一门综合类学科。在对生命和伦理两个领域进行探究时，需要学者们掌握多个领域的知识，并加上专业的实践经验来推动学科的发展进程。许多杰出的学者都是在多个领域取得巨大成就，学科与学科之间存在着内在联系，运用联系的观点来看待问题，可以使专业学科得到更好的发展。在对一个全新的学科进行探索的过程中，需要先将其内部组成框架了解清楚，并结合相关学科的专业知识，使本学科可以得到更好发展。

国外伦理学者在对生命伦理学进行探究时提出，没有任何一门学科可以独立于其他学科而存在，就像生命伦理学不能脱离伦理哲学一样，否则会使人在产生认知时呈现出虚无主义及空想主义，对指导现实生活缺少实践性和现实性。他将学科之间的联系定义为以下5种模式。①原始模式:这种模式的探究范式较为原始,是对生命伦理学最基础的探究,认为它是哲学范畴的一部分,这种想法没有用全面的观点来看待问题,具有局限性。②抛弃模式:认为伦理学可以等同于哲学,没有存在的必要,甚至对哲学发展起到阻碍作用,这种看法是错误的,对人类生命没有真正意义上的理解。③独立模式:认为伦理学是单独的一门学科,并不是相关学科衍生出来的,不属于任何一类学科,可以独立存在,这种模式否定了学科之间的内在联系,用孤立的观点来看待问题,不具有借鉴性。④中和模式:认为无论是哪个学科都是相互作用产生的,不存在独立的学科,想要得到更好的发展,就需要运用联系的观点去看待问题,不能将整体割裂来看。⑤普世模式:认为生命伦理学是在继承与发展中诞生的,既是对以往学科的继承,也是对未来学科的发展,将科学和道德放在一起来对事物进行判断,将主客观条件均进行合理分析,使生命伦理学得以更加长远的发展。

普世模式为生命伦理学发展奠定了较好的基础,这一模式的产生使生命伦理学的构架更加合理,不仅对伦理学的范畴进行正确的认识,还针对主要问题提出了研究范畴,针对主要研究对象将这门学科的特色突出。将一直以来的观念进行转化,避免以往不清晰的错误观点,运用新方法使该学科得到更好发展。

医学人文学的内容包含多个方面,针对各个领域都有所涉及,从而形成一门综合类学科。虽然是由多个学科共同组成,但其自身具有一定的特色。伦理学尝试将多个学科的内在关系找到,并融合到自身的发展过程中,形成新的知识体系。构建的知识框架具有复杂性,这是由于该学科由多个学科组成,具有多种特征。也要学者认为,医学人文学是以医学作为主要学科,从医学的角度去发展哲学中的伦理学,使其得到更具价值的研究成果。运用哲学的角度去分析医学上的问题是非常困难的,需要掌握伦理学知识的内在脉络,并结合临床医学的实践经验展开具体的活动。

三、跨学科的方法学问题

找到各个学科之间的内在联系,运用多角度的方法来看待医学人文学。将学科看作一个整体,将其分解来看,找到与之相关联的各个学科,并将各个相关学科进行深入的探索和研究。运用社会学角度来分析人类的特征，为临床医学提供更多的参考意见。运用联系的观点来看问题，可以保障学科与学科之间得到更好的发展。

当今的医学研究已达到成熟的状态，人们具有较高的专业基础和技术水平来推动医学的发展。现今的医学研究主要呈现出与其他学科相互联结、运用跨学科的思维来对问题进行思考的特点，可以使医学问题衍生成为其他领域的问题，运用多角度的方式进行研究和探索，为人们带来更多的问题解决方案。也使人们思考问题的思维进一步完善，学会用发展联系的观点来看待问题，增强了对事物认识的科学性、合理性及全面性。

医学人文学是近现代才提出的一个新兴研究成果，其内容是将多种多样的学科进行融合，并将生活中会涉及的各个领域的知识进行有效整合，使其成为内容丰富的综合性复合类学科。但由于其发展时间不长，尚缺乏完善的架构来支撑其进行更高层次的发展，另外，由于其产生适应了时代发展，因此在当今时代得到广大人民群众的普遍接受，并有很多学者对其内在价值进行探索，也使医学这门学科可以获得多个视角的了解和认知。现代医学得到较好发展源于当代医疗设施的完善及卫生健康事业的迅速发展，社会快速发展的同时，人们对于生活的要求更高，并对自身的健康情况更加重视，因此医学才可以得到较好发展。要想让现代医学得到更加长远的发展，就需要从人的感受出发，以社会学和人类学的角度进行考虑，找到人类的特征及社会的伦理关系，再与医学发展进行有效融合，使医学可以实现跨学科式的发展。针对当代医学的发展，中外都在不断努力，力求找到适合人们健康发展的方式。国家也采取相关政策来对其进行支持和鼓励，激励更多人参与到医学研究的过程中去，并运用联系的观点来看待学科发展问题。

美国著名学者曾在自己的文章中提到，通过对国外四十多所高校医学方面的研究人员进行调查，发现大部分学者在掌握专业知识后，是通过各种医学类文学名著及报刊来进行补充学习的，还通过不断参与各种医学类讨论会及座谈会的方式来提升自己的医学能力，由此可见，运用教育的方式可以很好地推动医学发展，并为医者提供较好的学习途径。将医学和教育学联系在一起来看待医学人文学，可以对这门学科形成更加独特的理解和认知，也会使自身的能力及知识得到更好的提升。当今社会,人们十分重视医学对社会的影响力,因此投入大量的心血在医学研究上。医学可以保障我们身体和心理的健康发展,并针对有问题的人们提供治愈措施,使人们的生命可以得到延续,这是人类历史上的辉煌一篇,为我们创造了不可估量的价值。运用社会学的角度来看待医学发展,可以使人们更加了解自身情况,并为医学发展奠定人文基础,使我们更好地了解到人体的构造和人内在想法对疾病的影响作用,从而使医学更好地发展。

不得不承认的是,运用融合发展的观点来看待问题,使医学得到了更好的发展,并解决了更多的问题,为人们的生活及健康带来较多益处。运用联系发展的观点来看待问题,可以使医学得到更广泛的发展,多个学科一同来探究医学的奥秘,可以将多个领域的优秀经验运用到医学发展上,为探究医学提供更多的发展途径。

现阶段将医学相关理论内容与人文性专业知识融合研究是新的理论性成果,也是对个人生命过程中伦理性内容表现的拓展理解。相较于原有的哲学概念来说,人文性较为浓厚的学科内容融入医学类概念后,传统医学范围内包含的伦理性内容已无法满足医学实践的需要。但传统的伦理性内容包含的概念意义还有一定存在价值,将这些不同学科和专业理论内容之间相互融合有以下4方面作用。①将人文观念与社会中较为科学的理念相结合而共同参与医学类原理解释中,尤其是在原本一些医学内容无法用已有的模式解释时,更需要强调采用新视角进行学科探究的重要性。②以往人们将医学范围内的部分知识概括为人性化解释的内容,就可以从中发掘出减轻病症感染者身体外部形态改变的有利途径,如患者自身解释病症显性方面的成因和身体变化表现等。③在医疗专业诊断人员将自身不同阶段以来积累的经验重新应用时,会带有诊治主体感受方面的主观性思想,并且会对其他主体感知的病症变化形态进行理解认同。通过对诊断经验和感知视角的丰富,可以使主体调用感知经验的顺序更加清晰,在这期间融入不同学科的知识理念对医学内容的差异性进行解释。④运用融合学科的方式来看待医学的发展,并将哲学中的伦理学进行深入探究,找到人性的特征,针对人类的内在存在价值来使医学得到更好的发展,运用社会学的角度来对医学人文学进行更深层次的研究。

第四章　文学与医学文化

第一节　比较文学视野中的医文互动现象

　　文学作为人类精神文化的产物,它是人类历史与社会生活的具象化、审美化反映,是人类思想文化的重要表现形式,也是人类精神世界的重要载体,是一种内涵深厚、外延广博、复杂幽曲的事物,因此决定了文学创作、鉴赏与研究视角的多维性和方法的多样性。文学现象这一特点使文学呈现出丰富多彩的形态,可以进行多视域、多元化的解读和剖析,充分张扬其丰富、深厚、内蕴、发散的特色。因此,在文学研究领域,打破国家、民族、语言、文化、学科等的界限,以一种跨越性的视野透视、比对、关照文学,成为一种重要的方法和模式。在各类跨越性研究范式中,以跨文化和跨学科研究为主要模式和内容,如研究文学与自然科学、人文科学、社会科学之间的关系与交集。具体来说,就是系统研究文学与哲学、历史、宗教、经济、医学、文字学等各门学科的渊源、互动与影响。其中,在文学创作主体与客体、文学创作的过程及文学创作的审美与社会价值等各个环节之中,医学与文学关系极为紧密,文学作品中无处不在的医学现象、医生形象以及医生作家的作品,都已说明在文学研究中,医学文化视野、医学元素成为不可或缺的重要内容。因此,在文学与其他学科文化互动研究的背景下,文学与医学之间关系与影响的研究是其中尤其重要的一个领域与内容。

第二节　文学与医学结缘的现象述评

文学与医学的关系同人类诞生的历史一样久远,在文学产生、发展、壮大的历程中,医学元素始终在发挥着建设性的作用,医文互通成为文学批评史上一个重要的文化现象。

综览中国文学史可发现,文学与医学相互交融的范例数不胜数。从创作者本身来探析,一类现象是文学大家通晓医理,他们或是弃医从文,或是具有丰富的医学知识。他们的作品无论从形式到内容均带有浓厚的医学元素和色彩,如宋代文豪苏东坡,唐代杰出诗人白居易、柳宗元、刘禹锡,以曹雪芹、吴承恩、蒲松龄等为代表的明清古典小说作家群,以及中国现代作家鲁迅、郭沫若、郁达夫、冰心,中国当代作家毕淑敏、余华、池莉、李亦、郭宝昌等。而另外一类现象则是作为医学大师同时具备深厚的文学素养,创作出大批思想性、艺术性兼备的文学佳作。由于中医学科兼有自然学科和人文学科的特点,中医学理论是建立在中国传统文化基础之上的,这就决定着中医学者大多具备扎实广博的文学与文化基础,如汉代医圣张仲景、齐梁间道医名家陶弘景、唐代药王孙思邈、明代药物学大师李时珍等。张仲景的《伤寒杂病论序》与孙思邈的《大医精诚》流传至今,它们既是医学论文的典范,又是思想深刻、艺术精湛的散文佳作。再从作品文本来看,一类是以医学思想与内容作为主旨进行构思创作的文本,在这类作品中,作家选取医学内容与元素作为文学创作的素材,精心撷取医院场景、医护人员、疾病与治疗等诸多内容作为创作对象,借鉴医学理念和手法形成作家独具特色的创作模式和方法,以人文关爱情怀对人类的生存与发展、生命与死亡进行审视、关照和思索,对生命的意义和人性的价值进行哲学意义上的终极思考。这类作品有巴金的《第四病室》、李亦的《药铺林》、池莉的《霍乱之乱》、孟宪明的《大国医》、郭宝昌的《大宅门》、毕淑敏的《血玲珑》《红处方》《女心理师》《花冠病毒》以及以谢荣鹏的《首席医官》为代表的网络文学等。另一类是重在描写人类的社会生活和人生变迁,虽然不是以医学元素作为主要的创作素材,但是在文学创作中以浓重笔墨描绘人物的疾病、治疗、死亡与生命等现象与问题,用以推动故事情节发展、描摹人物情态、揭示人物心理意识流变、丰满人物形象,并起到烘托作品气氛、渲染美学氛围、浓厚作品文化内涵的积极作用。此类作品涉及的文学领域与流派较为宽泛,如以曹雪芹的《红楼梦》为代表的明清古典小说,以鲁迅的《狂人日记》《阿Q正传》《药》等为代表的改造国民性的文化医学题材小说,以郁达夫的《沉沦》《银灰色的死》为代表的"自叙传"抒情小说,以施蛰存的《将军底头》《石秀》为代表的新感觉派小说,以余华的《现实一种》《在细雨中呼喊》等为代表的先锋小说,以金庸的《倚天屠龙记》《天龙八部》为代表的武侠小说等。

用文学来反映医学问题,医学内容与文化影响推动文学的健康发展,一直是西方文学与亚洲文学中的重要母题和突出的文学现象。在古希腊神话中,阿波罗身兼诗歌和医药神两职,凸显出文学与医学从内容到形式方面存在着共通和相似之处,形象化地意指医文互通这一独到的人类精神文化现象。古希腊文化作为欧洲文明的发源地,奠定了西方文化的基础。作为古希腊文化重要组成部分的文学,以生命意识、人本意识与自由观念作为基本精神和理念,而这种精神和理念是建立在古希腊医学理论与认识的基础之上的,由此揭开了医学与文学互动影响的序幕,也形成了此后西方文学与文化的基本内核。在早期的希腊神话中,就已经涉及医生、患者以及双方之间发生的复杂的交际关系。现代人们研究希腊医学早期发展的动态时可从古希腊诗人荷马的著作中去探求。《荷马史诗》中有一段人类早期的关于医学活动的记述,"帕里斯射中希腊军队中最有名的医生马哈翁的右肩,那些年轻的士兵急忙后退。伊多墨纽斯大声呼叫:'涅斯托耳!快扶马哈翁上车!一个能医治箭伤、精于医道的人抵得上几百个上兵!'"由此可见,人们当时已意识到医生的重要性,医生在当时地位十分尊崇。荷马在长篇叙事史诗《伊利亚特》中,详细描绘了医生拔除箭头和标枪的过程。而享有西方"医学之父"美誉的希波克拉底及其弟子所著的《希波克拉底文集》,以优美质朴的语言论及医德、人与自然关系等问题,蕴含着深厚的人文关爱情怀,可以认为是早期的医学文学作品。

古希腊文化作为人类文明的源泉汩汩而流,汇聚成西方文化的长河,医学与文学交汇成文学史上一道靓丽的风景线,涌现出灿若群星的与医学结缘的作家群体,为世界留下了大量的思想厚重、艺术突出的医学文学名著。如文艺复兴时期代表性人物《巨人传》的作者拉伯雷就是里昂市市立医院的医生。诗人约翰·济慈兼具医生和作家双重身份。俄罗斯文学大师契诃夫曾多次谈及医学生涯对其文学创作的巨大影响,他毕生都在从事亦医亦文的事业,创作了《乡村医生》《第六病室》《出诊》等与医学相关的作品。现代如撰写了《谁动了我的奶酪》的作者美国人斯宾塞·约翰逊博士就是一位颇负盛名的医生、心理学家和国际畅销书作家。英国的柯南道尔曾经是一名眼科医生,后来从事侦探小说创作,留给世界闻名遐迩的福尔摩斯探案系列小说。世界畅销小说《荆棘鸟》的作者考琳·麦卡洛是澳大利亚著名的神经病理学家,在医学领域卓有成就。而在亚洲,明治维新之后,日本开始加快向现代化和西方化迈进的步伐,西方的文艺思潮和理论深深地影响着本土作家的创作,医学与文学结合也成为一种流行趋势和重要创作形态。日本作家渡边淳一以"情爱大师"驰名日本文坛,以《失乐园》为代表的作品在中国拥有大量的读者,他曾经做过多年的骨科医生。川端康成出生于医学世家,疾病意识与"肺结核"情节成为作家作品中重要的思想与文化意象,而其晚年作品中所突出表现的"病态和颓废的美",则是因为"被扭曲的病态心理和极度的精神变形"所预制和决定的。

医学与人类具有全面而紧密的关系,医学提供了丰富的思想和文化素养来滋养文学的发展,作家在创作中把自己的审视、体悟、关照生活的视野扩展到了医学领域的每一个角落。加拿大小说家阿瑟·黑利的小说《最后诊断》叙写道:"整个三郡医院五层大楼,地下室和地下室二层,到处是生活,到处是人类与医学汇合的激流,泛起的滚滚的生活浪花,似潮汐起伏,千变万化。"由此可见,无论是中国还是海外的医学文学作品,既是一种重要的医学文化现象,又是一种主要的文学创作模式与形态,成为人类思想与精神文化序列中主要的组成部分,以真切的思想性、独特的艺术性和深沉的审美性而具有震撼人心的艺术魅力和感染力。

同时,不可否认的是,文学对医学的发展也具有其他学科不可替代的作用和价值。从现代医学发展的历史和现实来看,文学在医学生的培养上发挥着很重要的职业导师作用,文学为医学播下了人文的种子,厚重了医学的自然与人文属性。1967年,美国宾夕法尼亚州立大学医学院成立,其招收的第一批医学生入校之时,该学院的医学人文学系就开始发挥重要作用。1972年,该系设立文学教授职务,乔安娜·特罗曼·班克斯成为世界上第一位在医学院担任教职的文学教授。1982年,学术期刊《文学与医学》问世。该校成立了文学与医学专业学会,从属于美国卫生与人类价值学会,1988年学会并入美国生命伦理和人文学会。从这个意义上分析,文学与医学甚至可以称为一个学科,因为二者具有了成为一个独立学科所必须具备的3个基本条件:全职教师、学术期刊和专业学会。此外,二者与生物、化学等学科必须要创造新的知识的目的不同,文学与医学不以创造新的知识为终极目标,它们只是提供对医学、医疗服务等进行多方面认知的一个途径,在其出发点和落脚点上二者走向了统一。

如果深入探究、细致分析,人们可发现文学对医学研究与实践具有3个方面的重要促进作用:其一,引领医生通过阅读文学作品,培养医生的想象能力、批判性思维、分析能力以及移情能力等;其二,通过阅读医学叙事使医生在艺术熏陶和审美感受中加深对患者的切身理解,因为患者感受的疾病和作为独立的客体存在的疾病是不一样的;其三,文学作品的阅读和文学技巧的使用,可以让医生学会并强化对医学中的道德问题、伦理问题、人文问题进行思考与体悟,以此解决医生职业道德与职业操守等道德问题,以此解决医生辅助死亡、医学稀缺资源分配、人工助孕等医学伦理问题,以此解决医学过于依赖科学技术发展、渐趋偏离人的价值的医学人文问题。

因此,以文学为关键内核的医学人文学在医学领域兴起成为必然,医学界寄希望于文学来反思医学过往经历以及未来发展的趋势,明晰人方是医学最终的决定性因素,以避免医学走入对科学技术等物质因素过分依赖的发展误区。寄希望于以医学人文精神考察医学与科学进步发展的良知问题,不是简单地探寻人类物质化的生存与存在,而是应该探寻人类在精神、文化层面如何生存、如何存在。

在医学教育与临床实践领域,文学要素已经介入并发挥着创造性的作用。1995年第122期《内科学年报》上刊载了由8位文学与医学领域的知名教授联合撰写的《文学与医学:对临床实践的贡献》一文,在医学界引起轰动效应。此后,文学与医学从最初的作为单纯的医学伦理课的讨论素材转变为多种课程的具体教学内容,如密苏里大学有关治疗与关怀的写作课程安排学生阅读分析诺贝尔文学奖获得者法国文学家加缪的小说《鼠疫》,并就患者的感受、患者家人的感受、医生的道德选择、社会在面对鼠疫灾难时的心理与行为变化进行分析和写作。另一种文学与医学课程则关注文学作品中的医生形象,并引导学生讨论因为医学发展而导致的医生形象的变迁,尤其是在当今科学医学和后科学医学时代,医生过于重视科学与技术,迷信崇拜医学技术发展,忽视了患者作为一个"人"的人文特质。还有一种文学与医学的课程则是集中讨论关涉疾病、痛苦、衰老、死亡、精神等问题的文学作品,使学生间接地经历痛苦与死亡。此外,受医学生欢迎的是弃医从文或者仍然从事医学工作的作家撰写的作品,由于读者与作家有着相同的教育和学业背景,作品极易与医学生在文学接受视野、动机与接受心境方面产生趋同性与共鸣性,所以对这些作品更易有认同感,更容易受到教育和影响。

第三节　文学与医学结缘的内在文化动因

中国古代即有"医文一家"的说法,宋代文学家范仲淹曾提出"不为良相,便为良医"。日本作家渡边淳一则说:"在研究人性本质的层面,医学、文学走的其实是一条道路,只不过是方法和角度的不同。医学是从身体上对人进行探求的科学,从理论上研究人的结构。但是我们经常会碰到理论上无法解决的问题,所以只能将其转到心理和精神层面,也就是文学,用小说的方式去描写或者解决这些问题。"在当下生物、心理与社会新医学模式下,人们认识到医学兼具自然科学与人文科学两重属性,医学与文学一样,也是一门人学,必须在一定的文化背景下方能发生发展。胡适在为西格里斯的《人与医学》译本校注时,十分欣赏西格里斯的编写主旨,即"用一般文化做画布,在上面画出医学的全景来"。医学与文学都是人类文化的产物和组成部分,为提升人类的身心健康与幸福而不懈努力。文学与医学的结缘与互动成就了数量众多的伟大作家,为世界文学奉献了大量的关涉到医疗场所、医务人员以及描述疾病与治疗、安详与痛苦、死亡与生命等众多人类生活话题的文学作品,形成了壮观奇特的医学文学现象,现象的背后自然有其文化动因与导向。

1.文学与医学旨在探求在"人"的问题上实现心灵与肉体的完美融合与统一。作为与人类生活紧密相连的两门学科,二者在关注内容、手段和方式上互有侧重、相互补充,但在研究主旨和目标上是完全一致的。医学主要是从生理上研究人类,侧重于从解剖生理学、生化病理学上以科学严谨的态度探求人体结构与生理状态,实现人类的身心健康状态。而文学则侧重从人类的心理、意识、精神等方面入手,以关爱、悲悯的态度寻求升华人类的精神素养和文化修养。人类是生理和心理的完美结合,无论文学还是医学都无法单独完成提升人类生存与发展的需求,医学与文学的结合则圆满解决了人类在不同领域中存在的问题和需求。

2.医学为文学提供了丰富而厚重的创作素材。从文学反映论上来说,社会生活是"一切文学艺术的取之不尽、用之不竭的唯一的源泉"。只有深刻的社会生活体验,方能触发作家的创作灵感并提供创作素材,奠定创作基础。而在作家体验生活发现社会与人生之美丑善恶的过程中,医学既是最佳领域,也是最佳途径。医学可以使作家充分了解人体的生理结构和心理变化,在人类精巧复杂的内部世界里自由徜徉,作品中的人物方能真切而鲜活。进行各种医学研究与治疗活动是社会最为典范的微观世界,更是人性的一个集中展示场,医生、护士、患者、家属以及其他社会人员粉墨登场,在疾病与治疗、生存与死亡的特殊背景下,各色人等在纷繁的交际中,最易摘下面纱,赤裸裸地展示人性与思想的本原。在医学领域,人们体验贫病交加的潦倒落魄,体验生离死别的人间悲情,体会无力回天的人生虚无,阅尽世态炎凉的人情冷暖,洞悉利益纠葛的尔虞我诈,皆是文学的最佳母题。

3.医学素养丰富了文学创作的思维模式与艺术方法。文学创作是人类一种特殊的精神生产,需要有敏锐的洞察力、科学的认知能力、充沛的情感体验、敏感的审美体验、娴熟的文字掌控能力,而医学思维与医学从业者更有利于提升这种能力和方法。因为医学理论被认为是"至精至微之事",通过系统地学习、研究、应用医学理论从事医学实践活动,可以使从业者养成扶危济困、悲天悯人的人文关爱情怀;在医疗过程中可以培养细致的观察能力、对细微变化的感知能力、冷静沉着的思维判断能力、对于全局系统的掌控能力等；在从业过程中，每天都要和不同阶层、不同类型的人进行紧密交流，培养自己感知人性、体味人生、感受社会的能力。如此，一个作家就能在主客观世界中获取创作灵感和素材，将对生命的审美感悟外化成文字符号，形成一篇反映社会、人生的佳作。

第四节　医文互通背后的社会文化内涵

从事文学创作的作家出身背景十分复杂，涉及政治、经济、军事、宗教、文化、文学、教育、科学与医学等各种行业。如果进行全面细致的梳理，不难发现，医学行业出身的作家占据了很重要的地位，并且取得了较为突出的成绩。为何医学与文学能够互相影响、协同发展，其相互之间的关系已被人们重视并作为一个重要的文化课题加以比较研究。因此，分析医学与文学相通背后的社会文化内涵将会加深人们对于文学的社会价值和意义的认识和理解，丰富人们的人文社会科学知识。

一、医文互通背后凸显人类的生存困境和危机

在人类文化发展史上，凡是拥有强势地位的文化总在反思自身文化中存在的问题和不足，具有极强的危机感和忧患意识。如德国现代哲学家奥斯瓦尔德·斯宾格勒在其20世纪初所著的《西方的没落——世界历史的透视》中，即开始全面而深刻地反省和批判西方文化。人类进入21世纪以来，人们的这种反思和批判更加清醒和明确。法国著名思想家埃德加·莫兰尖锐地指出现代文化给人类发展所带来的诸多负面效应，包括：个人主义形成了人类以自我为中心的封闭与孤独；一味追求经济发展带来人们道德和心理的迟钝，限制了人们的智慧能力，使人类很难处理各种复杂问题；科学技术的进步在促进社会大发展的同时也带来较多环境、文化以及人类自身的破坏等问题，给人类心灵造成了紧张和危害。人们悲哀地发现，经济愈加发展，科学愈加先进，人们反而出现了更多无法解决的问题，陷入了一种依靠科学获取进步但无法依靠科学获取心灵宁静的怪圈之中。因此，如何解决人类在各个时期科

学和文化方面所导致的问题和弊端就成为人们重点探析和解决的问题。在长期的反思和体悟中,人们认识到决定人们获取高质量生活的不仅是物质的积累,还要靠自我修养;不仅是聚敛财富,还要靠精神的提升、文化的积淀。建立在纯粹科学层面上的发展只是基础,还需要更深入、更彻底地触及人类精神方面的文化自觉,才能解决人类生存的困境与危机。

医学作为科学技术的一项重要内容,人们以为随着科学技术的迅猛发展,医学技术获得极大地提升,就可以解决所有医学问题和人类难题,可以解决人类的任何疾病和痛苦,因此盲目地相信物质和科学,唯科技论甚嚣尘上。但是随着社会的发展,人们悲哀地发现,医学技术不可能解决所有的问题,人类的疾病随着科学技术的发展而发展,艾滋病、癌症、非典型肺炎、埃博拉病毒等不断出现,并且都在考验着人类治疗的模式和方法。而在医学中出现的试管婴儿、器官移植、安乐死等医学伦理问题也考验着人类的道德和文化。诸多问题仅仅依靠医学是解决不了的,必须要靠人类文化、思想来触及人类的灵魂,从人的心理和精神层面来解决人类的发展、生存困境与危局。所以,科学解决不了的,有时候文学可以解决,医学与文学互通也就成为一件顺理成章的事情。我们就不难理解为何有那么多的作家具有医学背景。有的经历过长期的医学生涯之后,选择从事文学创作;有的则在从事医学工作之余进行文学创作。其间有个人爱好因素,但是为了解决人类身心困局而使人们获取身体安康、心灵宁静也是医学与文学互通的一个重要社会原因。

文学和医学都以"人"作为研究对象,共同致力于提升人类所面临的生理和心理上的问题,实现由此岸到彼岸的跨越,以此达到对人类身心的塑造和提升,改变人类的主观和客观世界。日本著名作家渡边淳一曾在提及医学与其文学创作时谈到,当医学在身体层面无法解决人的问题时,那就要考虑从精神和心理层面采用文学的手法来解决人类的终极问题。文学史上诸多弃医从文的作家概莫能外,如鲁迅在谈及他决定东渡日本学医的目的时说:"我的学籍列在日本一个乡间的医学专门学校里了。我的梦很美满,预备卒业回来,救治像我父亲似的被误的患者的疾苦,战争时候便去当军医,一面又促进了国人对于维新的信仰。"但是当时中国人愚弱麻木的思想现状和积重难返的社会现实击破了鲁迅的梦想,使他深深悟得医学不能解决人类思想灵魂的根本问题,于是痛下决心弃医从文。

二、西方文化中促进医文互通的影响因素

文学是文化的重要表现形式,同时受到文化的影响和制约,作家的创作思维、创作环境和创作模式均受到文化的预制和规范。文学创作受到当地传统、惯例等成规影响是一个普遍的现象。在影响文学创作的成规方面,本土文化和文学历史的因素十分重要。为此,我们分析在欧美地区医文互通的现象时,不得不分析西方文化对文学创作根深蒂固的预制和影响。

西方文化有两个源头,一个是古希腊文化,另一个是古希伯来文化。罗素在《中西文化之比较》一书中指出:"西欧和美洲有着同样的精神生活,那种生活的渊源有三,希腊文化、犹太宗教及伦理、现代工业主义,而工业主义的本身是现代科学的产物。"由此可见,与中国文化相比较,西方文化是多种经济形态下的多源文化,西方文化在价值观上形成了重视天人相分、群己分异、多种价值并重等特点,在与文化价值观相关联的民族性格方面,具有更为进取的一面,其重视人格独立,提倡个性发展进取,在此基础上产生的西方的"日神精神"和"酒神精神",呈现出一种昂扬奋进、激情迷狂的特点。从思维方式上看,西方文化相对较为注重理性分析,科学理性较强,具有理性求真的思维习惯。

受此影响,在文学艺术方面,中国的文学以诗歌艺术为正统,而西方则是以戏剧艺术为正统,这是基于西方的公众生活传统和中国非公众生活传统的不同。在审美活动中西方尚理性分析,其美学理论从客观分析入手甚多。因此,在艺术创作领域也重视引入科学因素对艺术进行分析和评判。法国最早引入科学要素来发展文学艺术。在19世纪50~60年代,法国人已经把科学引入到文学之中,面对日新月异的科技发展,重视科学成为一种时尚,"让科学进入文学领域"成为时人公认的口号。1857年,法国杰出的文学批评家泰纳在其《批评和历史论文集》中,科学地界定了文学上的自然主义的定义,提出用科学描述生活,认为科学与文学结缘是文学创作新的发展趋向。法国著名的文学家左拉接受了泰纳的文学理论,在学习同时代生物学和遗传学理论的基础上逐渐形成了自己的自然主义文学观,成为法国著名的自然主义文学家和理论家。左拉以科学的哲学观点去阐释人生,从纯物质的视角去解释人类的行为与表现,把科学的精确与规范性纳入文学作品中,是科学与文学、医

学与文学相结合的完美范例。

西方文化强调多方面的价值功能,如亚里士多德对于音乐这种艺术形式的功用发表了自己的看法和见解,他主张"音乐应该兼顾几种利益,不该偏重任何单独的利益。音乐的3种利益为:其一,教育;其二,被除情感——现在姑且先引用'被除'这一名词,等我们讲授《诗学》的时候再行详解;其三,操修心灵,操修心灵又与憩息和消释疲倦相关联"。音乐作为艺术的一种类型,具有多方面的作用,而作为艺术的文学也具有多方面的作用。其中重要的一项即亚里士多德认为的"被除情感"也就是"净化"功能,认为艺术可以像医学一样起到对人类的治疗作用,可以调适人类身心,使其恢复到正常状态。由此我们可以理解医学与文学结缘的一个重要原因。

西方审美观念重在"写实",存在"模仿说"的传统。该学说认为,艺术创作源于对现实世界的模仿和再现,艺术的本质和生命力重在再现。该学说强调艺术要以现实生活作为样本,重视追求艺术的真实性,用生活的本真面貌反映生活的内涵与特质。在此学说影响下,文学创作在叙写故事、塑造人物时必须要真实描摹社会和人生现实,要逼真再现人的生理和心理状态,这就对作家提出要了解社会和人们真实形态的要求,也为医学元素进入文学创作、医文互通提供了动力和可能,促使一部分具有医学素养和知识的医护人员进入到文学创作领域。文学与医学均以研究"人"作为主要工作目标,医学重在研究人的生理与自然属性,而文学重在研究人的社会属性。"写实"的审美观念,要求文学创作既要再现人的社会属性,也要再现人的自然和生理属性,医文互通也就显得十分必要。没有人能够比从事医学工作的人更了解一个"人"的生物属性了,他们熟悉人的解剖结构、生理功能和病理状态,洞悉人的心理活动和流程。人们的每一个动作、每一个细微的表情变化,他们都能够由表知里,推知人物内心的心理状态和变化,以此揭示人物的精神、心理和病理变化。俄国作家契诃夫在其短短的44年人生历程中,虽然因为文学而名满天下,但他从来没有忘记自己是个医生,他在从事文学创作的同时也深爱着自己的医学事业,从来没有间断过。当人们盛赞他的文学成就时,他总是谦虚地说自己是个医生。而这种特殊的人生经历,为他的文学创作奠定了坚实的基础,长期从事医学的经历使其对人的肉体生命和精神灵魂有着深入的关照和研究。因此,他才能对《套中人》《变色龙》等小说中人物的精神、心理病态进行精细而独到的剖析和描绘。也正是由于医生职业所养成的科学严谨的人生态度和敏锐犀利的医学思维,使其认可并坚持客观、真实的现实主义创作原则,以医生诊察疾病的专业、尖锐和冷静的眼光,诊察社会和人物百态,像外科医生紧握手术刀式似的直面人生、直面社会、精研病根、剖析病态,以引起读者和社会的警醒。

三、医文互通背后对传统文化以及文人身份的回归与认同

由于中西方文化与审美价值的不同,在中国文学史上医文互通现象背后有其不同的社会文化内涵。在中国古代,中国文化中"有限实用"的观念,决定着医文互通成为一种必须。因为中医是建立在中国传统文化基础之上的,与中国的自然科学技术和人文学说同步发展,受到中国农学、气象学、地理学以及文学、哲学的深刻影响。它的发展与《易经》紧密关联,所以有医易一体的说法。人们学习医学必须要具备深厚的文学和哲学素养,凡是卓有成就的大医,无不是文学与哲学功底深厚的文学大家,二者是互相促动和影响的。因此,在"有限实用"观念的影响下,中国古人为了发展医学,不得不提升文学、文化的发展层次和内容。这样我们就不难理解为何古代有着如此众多医文互通的大家和学者,如苏轼、韩愈、李时珍、曹雪芹等。

从东汉汉武帝以来,其他各家学说渐趋式微,儒家学说逐渐处于独尊的地位,其思想占据了社会主导地位。儒家思想与文化对医学形成了全方位、多层次的影响和制约,既有正面的促进和提升,也有反面的阻滞与制约。正面影响主要体现在儒家哲学是促动中医药学发展的思想动力,儒学促进了中医药学的社会化发展,儒家思想丰满完善了中医学的医学伦理和医学家自我素质提高等方面。在梳理儒家思想对医学发展的正面促进和影响时,我们不难发现儒家思想和文化对医学发展的负面制约,以儒家思想和学说为主导的封建科举制度是唯一选人用人的有效机制,科举制度只是以儒家思想、学说等人文科学为主要考察标准,而未能包括医学在内的自然科学标准,自然科学被认为是"小道"而不被重视。这种文化导向决定了众多的医生不专心致志地从事医学工作,而是经常在文学与医学之间游走,甚至有的名医不愿以名医自居,而希望成为一名被社会认可的儒生,以获取社会名望和地位。清

代文坛领袖袁枚《与薛寿鱼书》中非常沉痛地指出这种重视儒学而不重视医学的社会不良思潮和倾向,他在文中提及:"子之大夫一瓢先生,医之不朽者也,高年不禄。仆方思辑其梗概以永其人,而不意寄来墓志,无一字及医;反托于与陈文恭公讲学云云。呜呼,自是而一瓢先生不传矣,朽矣!"薛雪本来是一世名医,但他的儿子在墓志铭中宁愿提及他是一个儒学大师,却羞于提及名医,当时的社会积弊可见一斑。医学成为人们的副业,文学则成为主流,医文互通成为人们的共识。因此,在儒家思想和文化影响下,像陶弘景、李时珍等医学大师都曾经有过入朝为官的经历,都曾在文学方面有过较多的努力和追求,并且取得了突出的成就。

而在现代社会中,弃医从文、医文互通现象则更多地带有传统文化回归与文人身份回归等社会文化现象和意蕴。五四新文化运动和新文学运动的重要参与者和代表人物,大多都有舍弃以医学为代表的实用科学而回归以文学为代表的文化启蒙的经历,如胡适放弃农学专业从事文学,周作人放弃工科专业从事文学,而鲁迅、郭沫若、郁达夫、冰心则是弃医从文的典范代表。为何会有这么普遍集中的医文互通现象?对于这样的问题,这种转向背后的文化内涵是什么?人们需要认真分析"弃医从文"的具体内涵。此处的"医"指的是西医,而西医在当时代表的是西方现代文明,如鲁迅在《呐喊·自序》中提及:"而且从译出的历史上,又知道了日本维新是大半发端于西方医学的事实。"由此可见,西医作为西方现代科学的重要组成部分已经被先进知识分子所认可、接受。而"文"则指的是"文章",它往往与道德并举。宋代著名词人辛弃疾在《渔家傲·为余伯熙察院寿》中写道:"道德文章传几世,到君合上三台位。"因此,文章已经成为中国文人表达思想情感、传递精神文化的重要载体,是中国文化的一种取向和表征。因此,我们可以说从表象上看,五四时期的知识分子纷纷出现弃医从文,在以"科学"与"民主"为核心观念的五四新文化运动大旗的指引下,在文学创作和实绩方面成效卓著,彰显了五四新文化运动的成就和功绩,他们也因此被附丽上了一种现代精神和意识。但如果从文化原理等深层次方面加以探析,这种由医学向文学转身、医文互通的现象,实现了由医学的救死扶伤向道德说教的华丽转身,是在思想深处向中国传统文化的回归和移置,而作家本人也由一名激进的社会变革者向一名传统的文人转变和回归。鲁迅在论及弃医从文时谈道："所以我们的第一要著,是在改变他们的精神,而善于改变精神的是,我那时以为当然要推文艺,于是想提倡文艺运动了。"他的观念可以说是在五四时期弃医从文的作家中间极具代表性的。而这些观点和中国古典文论中所提及的"文章合为时而著,歌诗合为事而作"等教化人伦、启蒙民智等思想有异曲同工之妙,是中国传统文论中提及的以文章实施教化民众思想的延续与发展。由此可见,中国20世纪文学所出现的医文互通现象与传统文化以及文人身份的回归这种深层文化内涵关联是十分紧密的。

第五节　医学化的文学作品

文学作品是人类文化的重要组成部分,是对人类社会生活的艺术性认知与描述,是对生命的审美反映与物化。由于"人"自身的复杂性和难以感知性,决定着以反映人类生活变迁和思想变化的文学在本质上具有多样性和复杂性,文学因之需要借助哲学、历史、经济、宗教、军事、医学等人类文化加强艺术创造的张力和深度,而善于认知、感知人类身心变化的医学与文学交集最为密切也最为充分。文学作品借助医学的科学严谨生成了形象自觉与逻辑抽象的一双翅膀,在艺术现象的躯体上披上了一件科学求实的外衣,医学化的文学作品因之具有了思想的深度、文化的厚重、艺术的形象、情感的充沛等多元丰富的特点。

1.医学化文学作品彰显人类对生命、人性的敬畏和尊重。尊重生命、彰显人性,求真、求善、求美,是文学作品所追求的人类终极价值。文学作品中描写了疾病与治疗、死亡与生存等诸多主题,凸显人类在灾难和疾病面前的脆弱无助与救赎突围,昭示人们珍爱生命、善待人生。"自杀"与"死亡"成为医学化作品中常见的主题内容与审美意象,表露作者的人性理念与价值追求。或是在身处疾病等困厄之时,宁为玉碎不为瓦全,在猥琐的生命与人格的尊严之间毅然选择后者,如毕淑敏《红处方》中的戒毒医生简方宁,以生命的代价为自己坎坷而唯美的一生画上了圆满句号。或是为了圆满情感的体验与追求,在爱情等人间挚情与生命存续之间选择了前者,如渡边淳一作品中的"死亡""自杀"等审美意象,作家渲染描述在雪山、幽林、镜湖等壮美环境中静美的自杀场景,以极致变形的方式诠释了对真爱的渴望。或是描绘种种残杀、虐杀与群杀等血腥画面,用无以复加的方式撰写人性潜意识中的恶之花,挑战着读者的阅读极限,如余华作品中的种种杀戮与非正常死亡以及莫言《檀香刑》中的残忍与惊怵,尽显人性的动物本性和原始冲动。学者评述说:"余华抛弃了人的日常生活伦理,直逼生命中最为原始的动物状态,呈现了为理性掩藏下的人性原貌。"或是描绘了在疾病与灾难面前的抗争与突围,凸显了人类原初的生命意识,彰显了人类具有蓬勃生机、悲壮强悍的生命活力与审美意象。如莫言在《红高粱》中对血腥死亡意识的描绘,让读者感知为了人类原始欲求而死亡的某些合理因素,感受到为了国家民族大义而死亡的慷慨与悲壮,以此体悟与认知人类现实生存的意义和价值。

2.医学化文学作品诠释涉医领域人际关系与纠葛。文学是人学,文学以反映人类的社会生活为己任,以描叙典型环境下的典型人物关系来刻画人物心理、揭示人物性格、塑造人物形象、凸显人生真谛、反映社会现实。医学场所可以提供绝佳的典型环境,医学文学可以用艺术概括提炼升华的手法,生动形象地描摹在疾病与困苦特定背景下人们之间的交往与纷争,上演一出充满真情与虚伪、同情与厌恶、亲情与自私、友爱与背叛、无私与贪婪的生活大剧。作品可以描写医护人员之间的关系,充分展示了医护人员社会角色的多样性和利益冲突,如契诃夫小说《第六病室》中医师安德叶菲梅奇因为同情患者被关进疯人院。而徐萌编剧的《医者仁心》则全景式地反映了医护人员之间的生活与工作场景,医护人员在摩擦与碰撞中重新找到了价值和理想追求,重归到"医者仁心"的价值理念之中。有的作品描写医患之间的关联与冲突,这也是当下文学作品中的热点话题。作家紧扣社会热点,分析了医患纠纷背后的文化与社会因素,心怀浓重的社会责任意识,理性地评述了双方的利益诉求与心理苦衷,期许医患之间能够理解互信,在人情、亲情、友情、爱情等交流中增进医患之间的谅解。六六的《仁术》是一部典型的医患关系题材小说,作者呼唤医生能以仁心、仁术对患者施加仁爱,也渴盼社会能够理解认可医生的付出与追求,双方之间在尊重与互谅的基础上构建完美的医疗合作模式。

3.医学化文学作品扮演"文化大医"的社会角色。文学与医学作为人类文化的重要支撑在价值取向上是相同的。在微观方面,他们都为提升人类的生存质量而提供物质、心理以及思想文化的支持,可以称为人类医学;在宏观方面,文学可以发挥"文化大医"的职责和功用,为矫治人类思想痼疾、文化缺陷与社会病态提供理论与文化涵养,可以称为社会医学。在人类医学方面,医学与文学既有区别与分工,又有联系与交集。医学是人类修养身心、濡养精神、克制疾病的一种物质与文化手段;而文学提供美学意象、获取审美感受以扩展眼界、纯净思想、净化心灵,使人类找到理想的归宿,回归精神家园。医学重在自然科学方面,以有形的手段疗治疾病,恢复身心健康;而文学重在从人文社会科学方面,以无形的手段疗治人们的心理、精神、思想与文化的疾患,从某种意义上说,文学是文化的治疗学。二者在"疾病"诊断疗治方面实现了互通、交流、互补与融合。而在社会医学方面,作家着眼于社会的痼疾与文化的病态,希望能够"从交往障碍方面寻找文化病态的根源,并把疗治的希望寄托于社会性的系统工程"。尼采相继提出了"文化医生""治疗哲学"的概念;舍勒尔提出"文化病理学"术语,更是把医学原理引入文化与文学领域,文学成为现代性社会问题治疗系统工程中的重要环节和组成部分。范仲淹提出的"不为良相,便为良医"的理念诠释了医人与医国的内在逻辑与外在表现。鲁迅则提出中国要屹立于世界强国行列,"其首在立人,人立而后凡事举",旗帜鲜明地指出要在国人身上构建现代文化理念,以"拿来主义"构建中国现代性文化与思想。起先鲁迅东渡日本学习西方医学,是基于"日本维新是大半发端于西方医学的事实",寄希望于通过西方医学实现中国人的文化现代化;之后鲁迅弃医从文,缘于鲁迅深刻认识到医学可以救人,可以强身,但这只是治标,而思想文化的治疗方是治本。他认为"第一要著是在改变他们的精神,而善于改变精神的是,我那时以为当然要推文艺,于是想提倡文艺运动了"。其后,鲁迅创作了《阿Q正传》《孔乙己》等为代表的剖析国民思想与灵魂、开出医治文化痼疾的药方的文学作品,开启了"改造国民性"的系统工程,其文学传统被一代代作家传承,时至今日,仍然有其现实指导意义。

第五章　文学与医学的互通

在人们一般意识中,认为医学应分属于自然科学学科,文学应分属于社会人文学科。但由于文学与医学的工作与服务对象都是人,都是为了提升人的身心健康水平和生存质量而存在与发展,从这个意义上来说,二者在"人学"方面有了共同的交集,二者的出发点和落脚点有着诸多相似之处。

按照世界卫生组织关于健康的提法,认为健康不仅是躯体没有疾病,还要具备心理健康、社会适应良好和有道德。因此,现代人的健康内涵与外延涵盖躯体健康、心理健康、心灵健康、社会健康、智力健康、道德健康、环境健康等。为了实现这一目标,仅依靠医学从生理和病理角度很难解决人类的所有健康问题,还需要文学来发挥人文关怀以及疏导、移情、升华的效能和作用。为此,文学与医学都成为当下人们选取的促进人类在社会和家庭中获得健康和谐生活的有效途径和手段。苏联文学批评家鲁宁曾认为,科学和艺术都是出自于认识生活并以此来改造生活,把生活安排得更完美、更和谐的愿望。由此可见,文学与医学都在探讨人如何实现灵与肉的完美融合与境界升华,我们可以构建"由文学来理解阐释医学,由医学来阐释丰满文学"的认识模式与原则,促进二者相互影响、交融与完善。医学与文学作为人类文化的产物,因其对人类福祉所作的努力而走向彼此,二者有异曲同工之妙。

第一节　文学与医学交汇融通于"人"上

从人类文明发展的视野来审视,以人为本的价值追求和精神气质是人类发展的终极目标与诉求,人类进入文明时代以来,就致力于身心协调发展以求肉体与灵魂的完美结合,甚至有时灵魂上的完美、和谐比肉体的健全、强壮更加重要。德国哲学家费希特认为,当明白了肉体的药不灵验时,人类才寻找出灵魂之药。从这一视角出发,文学与医学在研究旨归、研究对象、研究过程、研究结果方面都有了共同的交集点与切入点,即汇流融通到"人"的身上,由相同的出发点,历经艺术与科学的不同行程与历练,进行医学的治疗和文化的完善,落脚到提升"人"的生存状态与改善生命质量之上,以彰显人性价值与终极人文关怀。

一、文学与医学拥有共同的研究对象"人"

从哲学上对"人"来下一个定义,即人是人的人格意识和人格意志的自我行为实现,在身心、社会、自然等维度的全方位实现。人是一个复杂的存在,了解一个人需要涉及生理、心理、社会和文化等诸多因素和环节。人只有在众多因素维系之下,才能在自然和社会环境中获取身心全方位健康持续的发展与提升。这就涉及促进人类发展的手段和方式问题,人类的自然行为可获取经济利益,使人在物质方面维持并成长,人类的社会行为可获取思想与文化素养,使人心灵与精神层面获得濡养。在这一全面、系统的过程中,文学与医学分别发挥了重要的作用,二者在研究旨归方面共同指向了一处,即人类的特性、存在与发展。

医学侧重于从物质层面入手,重在研究人的自然属性,通过科学观察与实验方法对人体的生理结构与机体功能进行认知与概述,总结出具有普遍指导意义的理论,然后应用到医学临床,在病理状态中了解人体结构与功能的现状与变化,细致深入地观察治疗的过程与结果,并通过实证与还原的方式总结出科学规范的医疗模式与诊治方案,再通过观察、总结、概括、提升、再观察、再概括与提升的系列过程,完成救死扶伤、扶危济困的人道主义历程。

与医学不同的是,文学侧重于从精神层面入手,重在研究人的社会属性。文学作为文化的重要形式,以语言文字生动形象地实现对客观现实、作家心灵世界的反映和物化,是对于人类生命的审美化反映,核心内容是人类的思想情感及与之相应的社会生活。人类是社会的核心与主体,人的思想就是社会思想的直接体现,文学反映社会现实归根结底还是反映人类的思想与情感;同时,人在文学作品中既是审美的客体,又是审美的主体,人本身就是社会审美活动中最具欣赏价值的审美对象。因此,文学创作与研究要从社会生活出发,以人为观察体悟的核心和要素,深入细致地观察研究以人为联结的社会关系与社会现象,以人类的思想和情感活动为描绘对象与中心,创作出典型环境下的典型人物,充分书写人类的思想、文化与精神生活,以达到张扬人性、完善情感、美化生活、造福社会的效用,最终实现促进人类生存与发展质量的终极目标。

为此,文学与医学二者均从不同侧面对"人"这一复杂的个体加以研究,二者共同达到了人类身心完美结合、完善发展的目标。在这一复杂过程中,双方都需要系统深入地研究人与自然、人与社会、人与他人、人与自身的关系,才能既达到医学诊治的目的,又达到文学反映社会生活的目的。

二、文学与医学交集的切入点是治疗与提升

在人类思想和文化发展历史中,文学与医学从不同的维度对人类的进步和福祉发挥着不可或缺的作用,二者在保证人类身心健康方面有着太多的交集,那就是从物质和心灵两个层面发挥着身体与意识的治疗作用,以提升人类的生存质量,在价值目标上彰显人类价值,实现终极人文关怀。并且这两方面的作用又不是截然分开的,而是互相交融、互相影响,在促动中提升,在交融中完善。

从学科的科学功能和职责定位来考察,作为自然科学的医学往往在医院有形的空间里,以科学的态度审视疾病,以人道主义精神关爱患者,医者以相对直接的形式从生理和病理的角度为患者诊察疗治疾病,消除生理病患,恢复机体健康,解除身心痛苦,使其恢复到正常的生理状态之中。而作为社会科学的文学同样具备医学疗治的功能,不过作为文化大医的作家通过语言文字构建了一个与读者在思想和文化空间中自由交流的无形的诊室,为患者、为社会疗伤除疾。与医学治疗不同的是,文学治疗的对象往往是心理、精神的个体患者或者浸染思想文化顽疾的病态的社会,文学医者不再需要有形的手术刀、银针、药剂等治疗器具和物品。作家与医生一样,以人道主义的关爱悲悯情怀,借助文学形象、思想内涵、情感氛围、艺术审美来感动人、教化人,起到纯净思想、感受文化、提升认识、完善人格、改良人性、宁静心灵的作用,切实提升并塑造美好的人性和完善的人格,恢复健康的心理,构建和谐的情感状态。并以人的思想文化的改变与提升,影响到整个社会和民族的启蒙与改良,解决系统性、普遍性的社会问题,以达到人类由"立人"到"立国"的渐进性发展。文学的这种社会功能在社会动荡、民生凋敝的历史转型期表现得尤其突出,如20世纪五四新文化运动时期,新文化与新文学运动的主将鲁迅面临如何改变国民愚昧落后的精神面貌,如何改观社会黑暗沉沦的现实,实现救国救民的宏愿,呼唤"新的生命"诞生,他怀着"哀其不幸,怒其不争"的复杂心态塑造了阿Q、孔乙己、祥林嫂等形象,剖析了在他们身上存在的劣根性,并将矛头指向封建制度与思想对他们造成的毒害钳制,寄希望于"改变他们的精神",以产生"毁坏这铁屋的希望"。俄国作家契诃夫同时从事文学与医学工作,他以医学救人,以文学树人,他用自己杰出的文学创作深入而全面地思考了俄罗斯民族精神与文化中存在的问题。他在《变色龙》《小公务员之死》《苦恼》等作品中,以批判现实主义精神,对小人物的命运进行了细腻、深重而沉痛的描述,深刻而冷峻地揭示了在沙俄残酷统治之下,人们在精神变异、心理变态、性格怪异之下的荒诞行径,由此揭示出人们性格麻木与冷漠特性,人们自我封闭于"套子"中以规避现实的刺激,表现出当时下层人们安于现状、奴性十足、不知抗争的群体性的国民性弱化。作家以冷峻的笔触真实摹写了社会现实,在愤激的情绪中发出呐喊,为不幸的人们发出抗争,希望人们像科瓦连科一样起来彻底埋葬"套中人",改变整个社会。

从现象学的角度审视,古今中外文学史上,还有拉伯雷、济慈、福楼拜、弗洛伊德、森鸥外、渡边淳一、苏轼、汤显祖、关汉卿、蒲松龄、鲁迅、郭沫若、郁达夫、陶晶孙、余华、毕淑敏、池莉等文学家有过医学学习或者医学实践的经历,有的弃医从文,有的亦医亦文,他们以医生救死扶伤的人道主义精神,以悲天悯人的人文主义情怀,以高超的医术驱除人们的疾病与困厄;同时他们又关注人们的精神家园,以自己蕴蓄深远的医学体验,为社会和个体开出一剂改造思想、唤醒灵魂的药方,给处于思想泥沼中的人们送去了精神的清泉,让人们在迷茫中获得思想提升和文化的新生,并促进社会的改良和国家的进步,最终实现人类的诗意生存,这与科学发展的终极目标——以人为本、以生态为本的价值取向是一致的。

第二节 文学的医学治疗效用

文学与医学融合既是医学的文学艺术化,也为文学艺术附丽上浓厚的医学色彩,二者不仅在外延上有相似之处,而且在内涵上也有相通之处,文学艺术在某些领域和方面与医学一样具有相应的治疗功能。文学作品之所以具有治疗的功效,在于文学艺术的审美性和情感性能够触发读者的内心反应和情绪变化,像具有不同药效的药物一样,不同体裁和内容的文学作品会引发不同的效应与影响,对人类的心理和生理具有良性的反馈和影响机制。例如,喜剧引发人们喜乐欢欣的情感反应,悲剧引发人们悲哀愤怒的情感反应,言情小说引发人们对情感的痴迷和执着,科幻小说引发人们的幻想与惊奇等。

文学的保健和治疗作用源远流长,自古就有。尽管"文学治疗"这一专业术语在20世纪初才由加拿大著名文学理论家弗莱提出,但是文学治疗却是与文学的产生相伴而生的。有学者甚至提出,文学的产生是人类精神需要治疗的结果与产物。早在古希腊时期,诗人赫西俄德在《神谱》中满怀自信地表示:"如果有人因心灵刚受创伤而痛苦,或因受打击而恐惧时,只要缪斯的学生——一个歌手唱起古代人的光荣业绩和居住在奥林波斯的快乐神灵,他就会立刻忘了一切忧伤,忘了一切苦恼。缪斯女神的礼物就会把他的痛苦抹去。"这无疑开启了文学具有医学功能的先河。中国古人早就得出诗文所独具的感化特性能促进社会与人和谐健康发展的结论,认为诗文的本质功能具有医药的功效。《毛诗大序》认为,诗文可以"厚人伦,美教化,移风俗"。《周易》说:"鼓天下之动者存乎辞。"孔子言诗之"兴""观""群""怨",不仅表明了诗具备认识功能,也明确指出诗具有治疗作用的心理暗示。孔颖达《毛诗正义》云:"《尚书》之三风十愆,疾病也。诗人之四始六义,救药也。"更直接说明了诗所具有的医学功能。《文心雕龙·知音》提及:"夫缀文者情动而辞发,观文者披文以入情,沿波讨源,虽幽必显。"由此可见,文学的根本目的就在于调动人们积极向上、健康乐观的情感和情绪,鼓舞人们克服困难,心态阳光,快乐生活。

苏联著名作家高尔基认为,文学的目的就是要帮助人了解他自己,就是要提高人的信心,激发他追求真理的需求;就是要和人们中间的鄙俗作斗争,并善于在人与人之间找到美好的东西;就是要在人们心中唤起羞耻、愤怒和英勇,并想尽办法使人变得高尚有力,使他们能够以神圣的美感、高尚的精神鼓舞自己的生活。因此,文学创作的目的与精神分析、行为治疗等医学手段并无区别,都是为了帮助人们实现身心健康的一种重要手段和方式。无论文学创作的主体还是文学接受的个体,都可以在文学生产和鉴赏的过程之中,获取心灵的宁静和休憩,在身心的疏泄和放松中感受到文学作品的医学治疗效果和益处。下面是文学最主要的几种医学治疗方式。

一、歌谣作为文学艺术的一种形式是具有医疗治愈效应的典型的文学体例

歌谣作为人类早期的咒术之词常常用于医治疾病,并在情感的疏泄和心理暗示方面起到了积极的作用,安抚治疗效果是极其明显的。例如,在中国北方农村民间广泛流传着下面一首童谣。

> 天皇皇,地皇皇,
>
> 我家有个夜哭郎,
>
> 过路君子念三遍,
>
> 一觉睡到大天亮。

在农村长大的孩子大多在这首耳熟能详的童谣中蹒跚长大。虽然诗词中带有浓郁的封建迷信色彩,字里行间却洋溢着父母对于自己子女身心健康的真诚期盼与祝福,在当时医学技术和医疗条件不发达的社会背景下,父母已经倾尽自己的全力。这首童谣是处理小孩夜间发出惊恐啼哭时所使用的,往往诵念或者张贴这种"谣咒",希望借助于未知世界神奇的力量或话语达到疗治孩子症状的目的。著名教育家魏建功先生将此类童谣称为"医事用的歌谣",在文学创作中具有功利性和神秘独特的色彩。虽然当下社会经济和科学文化高度发达,但在我国某些农村这种情况仍有存在,而且往往会产生令人意想不到的效果。

歌谣因何被人们用作治疗的方法和工具?要了解歌谣的医用功能,人们应该上溯源头进行一番理性的探析与考察,由此可以推知缘由:民间所采用的作为医疗功能的歌谣语言,其性质和功能与上古巫术仪式或是宗教仪式中的咒语有异曲同工之妙。上古时期的人们出于对宗教仪式的敬畏与崇拜,相信歌谣中的言语具有神奇的力量,可以借此驱除身体内的污秽与疾患。这种利用歌谣的力量进行医学疗治的现象不仅遍布于偏远的原始部落、少数民族聚居的地区,甚至在经济和文化高度发达的文明社会,一部分人仍然笃信且心甘情愿地认可它的功能并愿意受纳它们的存在与传播。

综上所述,在漫长的历史发展过程中,歌谣在不同地区和民族都取得充满神秘色彩、令人敬畏且充满诗情画意的治疗效果,对于现代科学技术和文化引领下的现代人的工具理性思维形成了不小的冲击和挑战。人们不禁会问:歌谣、咒语在其神秘的灵验背后的缘由是什么? 为何它们能够起到一定的医疗救治效果呢? 何植三先生是五四新文化运动时期著名的新诗诗人,后来致力于民间歌谣的收集与研究工作。他经过深入研析之后,认为歌谣的医疗作用主要基于两个方面。一方面,医用的歌谣为什么能治病? 因铿锵的歌韵可使孩子产生极大的信仰心而把病忘记。另一方面,为什么韵能使孩子产生极大的信仰心? 因孩子正和野蛮人一样,对韵往往是无理由的神秘的信仰。大概一个人身上有病,可以影响到心理。然而心理健旺也能减却生理上的疾病。

由此可见,歌谣有类似催眠曲的特点和功能。一方面,由于语句精短,旋律柔和优美,节奏铿锵有力且富有朗朗上口的美感,还能够细腻入微地描述人类情绪波动变化,所以能够迅捷、灵动地作用于幼儿的情绪活动,为幼儿的情绪找到一个疏泄口,使之有效释放内心的烦闷与不平,使之从浮躁、压抑的氛围中平息宁静下来,从而进入一种平静似水、心旷神怡的境界之中,使其心情在放松之后获得身心的和谐平稳,起到一种治疗的效果。另一方面,歌谣和咒语所具有治疗效果与其心理和精神的暗示作用是分不开的。正如法国著名的社会人类学家、哲学家列维·斯特劳斯在论及巫师及其在各种仪式活动中施加的巫术时指出:巫医(萨满)治病的诀窍在很大程度上依赖心理治疗作用。巫医在治疗过程中是否取得成效,关键要素是施治方巫医和接受方患者以及维系二者之间的社会文化习俗之间相互作用影响的力量的强弱程度。在这三方之间,社会文化习俗起到了关键性、主导性的作用,当一个社会由于经济、文化、思想仍然处于一种落后蒙昧的状态之中,人们会相信在虔诚的信仰之下,能够得到神秘的未知力量的施治与帮扶,从而在心态放松情况之下看到希望而影响到心绪和情感,由此获得意想不到的疗效。人们的这种意识和信仰的风气及氛围越浓厚,巫医的治疗效果越突出有效。此外,巫医对于自己法术坚定的信心也会强化患者信仰的程度,而患者及家属在危急无奈情况之下的急切得治疗的焦虑心态也会强化巫医治疗过程中心理暗示的效力发挥。歌谣对于儿童的影响也就相当于巫医对于患者的影响,他们都是通过心理暗示,依靠一种单纯的精神而非生物的手段,在患者仰慕、信服的心态之下,服从对方的安排和处置,使患者压抑、积存的负性情绪得以疏泄和挥洒,在心态放松、宁静、平和的状态之下使患者由内到外受到影响,取得一定的治疗效果。

二、阅读者可以通过翻阅欣赏(或者收听品评)文学作品获得某种移情反应

人类对于文学艺术有一种必然的心理需求,人类除了在生理层面满足基本的生存需要之外,还有更高层次的心理与精神需求,其中,文学艺术是一个重要的方面。这是基于人类从诞生之初生命就有对艺术的必然需要,人们也愈来愈多地参与到各种形式的文学艺术之中。另外,文学艺术作为一种物化的精神衍生品,或者作为接受者参与到创作与再创作的过程中,能够促使接受者出现一定程度和形式的审美反映和心理变化,这种良性的反馈和影响有益于人们的身心保健。

人类对于文学艺术的需求,作为一种普遍的人类文化现象,可以追溯到远古时期原始穴居人时代;随着社会的不断进步与发展,文学艺术也就愈加多姿多彩,以不断满足人们对文学艺术的需求。通过文学与社会同步发展的现实,我们可以明晰,人类对于文学艺术的需求并不是在百无聊赖时的孤芳自赏、无病呻吟,而是人类追求健全情感形态的自我调适和实现的必然需要,是人类维持生存与发展的生理和心理的双层次需求的必备因素。因为在现实社会和生活中,人的不同层次的需要和自由发展的潜能并不能全部实现和发挥。有时是因为个体的能力和素质不足,有时是因为个体的需求与环境的供给不配套、不协调等各方面的原因,导致了人们自我心理需求的实现受到压制甚至完全无法实现。但人类又具有调适自我、实现自我的强大心理动能和素质，在现实中无法实现的事实不会受到外界的压抑而消隐，总是会凝聚成一股强大的正面能量，通过其他的途径和渠道疏泄出去。有时在现实世界中无法实现的事物和愿望总是在虚幻的艺术形式中得以实现，使人们获得心灵的慰藉和宁静；否则，人类将会因为强大的心理压力导致崩溃或患各种疾患。所以我们不难理解为何有这么多的充溢着丰富的想象、幻想、夸张、美好的童话、传奇和神话存在，其中一个原因就是人类把自己在现实生活中无法实现的愿望投射到作品中，使其得以虚幻地实现，以获取情感的满足和人生的成就感。例如，金庸的武侠小说之所以得到众多读者的认可与共鸣，其原因之一就在于金庸所构建的快意恩仇、豪迈洒脱的江湖世界中多数读者可以实现自己在现实中无法实现的行侠仗义、任性恣情，由此获取虚幻的成功与情感的移置。

弗洛伊德认为，人们被压抑的情感和内心情绪的宣泄方式有梦、意象和移置3种。梦是一种主体经验，是人在睡眠时产生想象的影像、声音、思考或感觉，通常是非自愿的。这是一种无法由个人控制的、本能地满足愿望的方式。意象则是文学创作的一个环节和重要内容，是客观物象经过创作主体独特的情感活动而创造出来的一种艺术形象。它是主体可以把握的满足个人愿望的方式。"意象"一词是中国古代文论中的一个重要概念。古人以为，"意"是内在的、抽象的心意，"象"是外在的、具体的物象；"意"源于内心并借助于"象"来表达，"象"其实是"意"的寄托物。中国传统诗论实指寓情于景、以景托情、情景交融的艺术处理技巧。诗歌创作过程是一个观察、感受、酝酿、表达的过程，是对生活的再现过程。诗人对外界环境中的事物和情景有所感触，便把自己的情感依附寄托于一个选定的具体事物之上，并且附丽交融入自己当下的某种意绪和情感，营造出一个涂抹上自己独特情感色彩和内涵的艺术园地，而读者在诵读欣赏诗歌时又会根据自己的人生阅历、情感体验和当下情绪来根据诗人所提供的诗歌艺术平台在鉴赏过程中进行艺术的二次加工与处置，在还原诗人创作实际的基础上自然渗入自己的思想感受与情绪色彩。意象是指构成一种意境的各个事物，这种事物往往带有作者的主观情感，这些意象组合起来就构成了意境，如马致远的《秋思》中"枯藤老树昏鸦,小桥流水人家"句中,枯藤、老树、昏鸦、小桥、流水、人家这些事物就是诗中的意象,这些意象组合在一起就成就了一个凄清、伤感、苍凉的意境。意象是具体事物的,意境是具体的事物组成的整体环境和感情的结合,情寄托在景中,景中有情,情景交融。读者往往借助于体悟意象,来抒发特定情境下自己的特定情感,在艺术的世界里获得某种心境的超脱与升华。移置是无意识地将指向某一对象的情绪、意图或幻想转移到另一个对象或替代的象征物上,从而减轻精神负担,取得心理安宁,以此来转移自己被压抑的情感或者意绪,获取心理上的满足和平静。移置较为常见的形式是人们在日常生活中比较简单的一种疏泄情绪、发泄不满的替代性的行为意识。如一个小孩被母亲打骂后,满腔怒火但又无可奈何,于是便踢倒身边的小凳子,把对母亲的怒火转移到其他的物体上,该物体就成了"替罪羊"。这样一种心理、意识以及行为就是一种较为简单的移置行为。而文学艺术则是一种高级的、自主意识较强的移置形式。它可以把内心中的情绪与意绪化为一种外界可感可知的意象,让意象在艺术的空间里纵横驰骋,并由不同的意象营构成意境,使读者的感情和愿望借助文字、意象与意境得以转移和升华,完成了心灵从压抑、郁闷到轻松、愉悦的过程。我们可以从中了解文学艺术起到的心理熨帖和治疗的效果,明晰其中的运行构成机制,掌握其中的缘由和内容。

此外,从文学创作心理学和读者接受心理学的视角加以关照,文学艺术创作和读者对文学艺术的欣赏所要达到的目标并无太大差异,最终都是为了人类自身心理层次的较高需求得到满足。亚里士多德在论及悲剧时提到,人们看悲剧就是让情绪去自行其是,自由发泄,然后达到无害的消失。所以,鲁迅先生的《祝福》中,当祥林嫂诉说自己孩子阿毛的悲剧时,作者冷静地叙写道:"有些老女人没有在街头听到她的话,便特意寻来,要听她这一段悲惨的故事。直到她说到呜咽,她们也就一齐流下那停在眼角上的眼泪,叹息一番,满足的去了,一面还纷纷的评论着。"

鲁镇上的这些女人把感动升华为一种廉价的情感,以消费别人的痛苦来实现自己感情的升华;通过对别人痛苦的比照来获取对自己处境满意的情感愉悦,这便是一种情感宣泄和疏导的方式。而对于另外一些有异于悲剧的文学作品的欣赏而言,则是读者在欣赏解读的过程中往往与自身相关联,获得自身发现,唤起对自身情感的比对和分析,唤起荣辱、英勇或怯懦、愤怒或喜悦以及鼓舞士气、提升意志力等审美感受和价值,从而使心灵受到外在情感的熏染和预制,实现转变和蜕变。例如,法国电影《虎口脱险》中英国飞行员与当地法国志士互相帮助结成生死同盟,与德军展开了斗智斗勇的生死游戏。但作品没有渲染战斗的血雨腥风的残酷,而是在险象迭生中夹杂滑稽搞笑,闹出了不少温情的笑话,令人在捧腹大笑中获取了人生的正能量,了解到正义的不可抗拒性,在对丑陋事物的鄙视嬉笑中获取了内心美好愉悦的情感,观后感觉身心舒畅、精神振奋。因此,参与、赏鉴、悦纳和共情文学艺术是驱除自身不良情绪和心态、养成健康人格的必不可少的社会化历练过程。

三、作者或者患者自身通过参与文学创作活动表达内心情感、疏泄自己的情绪从而达到愉悦身心或者情感解脱的目的

《扬子法言·问神》中说:"故言,心声也;书,心画也。""故书者,舒也。"不过,这种抒发是通过艺术形象曲折委婉地表露疏泄出来。例如,南唐后主李煜那句经典的"问君能有几多愁,恰似一江春水向东流"就借助意象与氛围营造把自己满腔忧愤哀怨之情寄托移置在滚滚东去的大江之上,"满灌疗法""想象疗法"等起到了与之相似的疗效。《文心雕龙》中提及的"文果载心,余心有寄"以及"为情而造文"等论述即是对于文学的这种身心疗治行为的总结与概述。弗洛伊德也表述了相同的观点和看法,他认为:"一篇作品就像一场白日梦一样,是我们幼年时代曾做过的游戏的继续,也是它的替代物。"他认为作家是通过艺术形象的塑造来实现自己在现实生活中无法实现的愿望和事实,借助作品中的人物说出自己平素不敢说的话,做出平素不敢做的事情,来获得心灵的寄托和宁静。例如,岳飞《满江红》中的"怒发冲冠,凭栏处"的壮怀激烈、慷慨激昂;杜甫在《自京赴奉先县咏怀五百字》中"朱门酒肉臭,路有冻死骨"的愤慨与悲悯;关汉卿《窦娥冤》中"地也,你不分好歹何为地?天也,你错勘贤愚枉做天"的愤激与呼吁。作家凭借作品中人物的言行和情感流变,实现了自己内心情感的疏泄与升华。

人生不易,漫漫人生旅程上总是平坦中时见坎坷,鲜花中伴随荆棘。如何对待苦难与挫折就成为了人生的必修课。有的人在苦难中奋起,有的人在苦难中沉沦,而优秀的文学作品则能在叙写人生苦难的历程中实现人生意义

和价值的升华,影响了一代代青年人获得心灵与思想的新生。苏联作家尼古拉·奥斯特洛夫斯基的《钢铁是怎样炼成的》影响教育了中国的几代人,作品中体现出来的人生观、价值观成为几代人信奉的经典,"人最宝贵的是生命。生命对每个人只有一次。人的一生应当这样度过:当回忆往事的时候,他不会因为虚度年华而悔恨,也不会因为碌碌无为而羞愧;在临死的时候,他能够说我的生命和全部精力,都已经献给了世界上最壮丽的事业——为人类的解放而斗争。"朴实的话语、平易的道理、深蕴的哲思,鼓舞了多少年轻人像保尔·柯察金一样在人生逆境之中迎难而上、永远向前。

对于人生的困难,著名作家路遥也有过深刻的感悟和精彩的阐析。他认为只有在苦难中才能诞生灵魂的歌声。人生苦难经历的升华是艺术生命力的升华,通过艺术形式,最终实现了自己心灵的洗礼与涅槃。以路遥为例,苦难的经历和对苦难人生的特别体味思考,这是路遥创作人生文学的源泉和资本,也使他人生文学中的人生故事和人物形象具有了触动情怀、引发思考的特别力量。这些都集中体现在其创作的中篇小说《人生》和长篇巨著《平凡的世界》中,可以说苦难造就了路遥的人生,苦难的人生也成就了路遥的人生与励志文学。孙少平、孙少安兄弟俩在贫困的处境中不坠青云之志,以积极向上的心态勇于追求自己心中的梦想,实现了自我人生的最大价值,感动了万千读者。《平凡的世界》一时间成为农村青年励志宝典,为暂时处于种种困境之中的有为青年开启了一个更为广阔的人生大舞台,在多年来影响了无数的青年朋友,使其在黑暗沉迷中看到了人生的前景与光明,改变了自身的行为与处境。一部优秀的文学作品的社会意义由此可见一斑!因此,在当下医学界,文学治疗也具有特定的价值和作用。部分读者为了解除内心的烦扰、思想的困惑,经常会有意识地去阅读相关作品。有的读者甚至是在医生的指导下去专业阅读,其为了"治疗"的目的即更为明显。因此,文学阅读与欣赏就形成了一种特殊的治疗机制,即文学治疗。

同时,文学创作不仅为读者带来心灵鸡汤,治疗了读者的痼疾,升华了读者的思想与精神境界,而且还为作者本人提供身心调治。古代不乏这样的经典案例:"屈原放逐,著《离骚》;左丘失明,厥有《国语》;孙子膑脚,《兵法》修列;不韦迁蜀,世传《吕览》;韩非囚秦,《说难》《孤愤》;《诗》三百篇,大抵贤圣发愤之所为作也。此人皆意有所郁结,不得通其道也,故述往事,思来者。"这是文学对于苦难、坎坷的人生的一种移置升华的生动写照。梁代文学评论家刘勰讲:"知器写人生。""志感丝簧,气变金石。""言以散郁陶。""诗言志,歌永言。""诗者,持也,持人情性。"其核心内容所讲的正是文学艺术的意象和移置这两项功能对调适作者和读者身心健康的效用。

正是出于作者反思升华自己思想行为的需要,中国古人独创一种叫"箴"的文体,用文字记录心声,表达反思、规劝与忏悔之意。如刘勰所说:"箴者,针也,所以攻疾防患,喻针石也,斯文之兴,盛于三代。"由此显示古人十分重视文学艺术对心灵的洗礼和净化作用。"箴"这种文体与基督教徒向神父忏悔以获取上帝的宽恕,借以净化灵魂,宣泄压抑的情感,获取心灵的轻松安详,有异曲同工之妙。

综观古今中外文坛,从文学对于创作者的疗治效能中受益的作家数不胜数,如中国的孔子、屈原、司马迁、陶渊明、阮籍、嵇康、李白、李贺、蒲松龄、曹雪芹、鲁迅、海子,西方如荷马、亚里士多德、奥古斯丁、歌德、雨果、陀思妥耶夫斯基、尼采、卡夫卡,还有莫扎特、贝多芬、舒伯特、梵·高、高更、蒙克、劳特雷特等音乐家或画家,无不是文学治疗的受益者。如日本诺贝尔文学奖获得者川端康成,面临亲人早早亡故的悲凉现实,一生在孤独、感伤、凄凉的情绪氛围中度过,只有文学创作成为他的心灵寄托和情绪宣泄的精神园地。他在创作中多描写孤儿生活,借此抒发他的孤独情感;多描写社会下层人士尤其是妇女的悲惨遭遇,在同情悲悯弱者之中获得情感和道德的升华。他的作品因此也被打上浓厚的悲戚、感伤、痛苦的底色。如果没有了作品中情感的抒发,而是将其郁积于内,自然会成为难以承受的灾害。

由此可见,作家内心的抑郁、压抑、彷徨成为创作的心理动机,创作更多是出于自我治疗的需要。当然,个别以卖文为生或是为了达到某种名利目的的文人除外。作家的作品创作过程一方面是自我思想的述说;另一方面则是为了调节思想、情感、意绪和社会现实与理性理智之间的冲突和压力,消除思想精神、内心世界的障碍与杂乱,维持身与心、个人与社会之间的健康均衡关系,培育和濡养健康、阳光、和谐的完美人格。而后者才是最为关键的,也是创作者最终的目的。罗曼·罗兰在《贝多芬传》序言中描述了贝多芬带给作家的思想与情感冲击："在给贝多芬画像时，我描绘的是在他身上沉积的一切——我们这个世纪，我们的梦想，我们自己，还有和我们相伴相生的淌血的兴奋劲儿。……这样兴奋，是经过苦难和痛苦、顽强挣扎、战胜痛苦之后的兴奋，是战胜自我的兴奋，是征服命运，掌握命运，并使它硕果累累而产生的一种兴奋……"

第三节　医学与文学的构建基础

人类进入21世纪以来，新的健康观念已经由没有生理疾患延展为躯体健康、心理健康、社会适应良好和道德健康，并且希冀不断提升人们的生命质量、生存质量、情感质量、精神质量和健康质量。人们不仅需要维持生活和生存的基本条件和要素，而且进一步追求提升相应的生活生存的质量，以符合审美的需求和诗意的生活，提升生存的幸福感指数。这就给现代医学提出了更高的要求，医生不仅能够治病，使人得以生存，而且还要从生存的舒适度和美誉度方面进行考虑，提升人们的生活质量，美化人们的生活。

医生有时能够治愈患者的疾患，但是在治疗过程中对患者的肢体或者因其他因素而造成不可逆的美容方面的影响，对患者身心都会形成致命的伤害，因此需要完善医学治疗方案，采取适当的举措，以提升患者的生存质量为目的。当代著名作家毕淑敏在《拯救乳房》中就以沉重的笔触和悲悯情感基调，探析了医学治疗中因影响人类肢体的完整、美观所给患者带来的难以言喻的痛楚，深入探讨如何围绕生理审美和躯体完整来实现对患者的身心救赎。对于女性来说，乳房既是生理学意义上的人体器官，更是社会学意义上的美学象征，女性的乳房不仅与生命相关，更是女性美丽和生存的价值所系，是女性性别意识和审美骄傲。但是日益猖獗的乳腺癌却在无情地摧残着无数现代女性的身体，更是摧垮了女性的思想和心灵。对乳腺癌的治疗方式基本就是切除乳房，对于某些女性来说失去乳房就意味着失去了一切。这是乳腺癌患者异于其他癌症患者的最关键核心的痛楚和伤害，她们比其他癌症患者承受了更多心灵上的悲戚与折磨。为此，在小说中心理学博士程远青面向社会招募乳腺癌患者组成心理治疗小组,小组成员面对死亡也面对生命的超越,实现在生理治疗基础上的心理治疗和救赎。作者饱含人文关怀精神,不懈地探讨癌症患者的精神尊严、人性完美等终极话题,深入描写了癌症患者独特的心理路程,该小说是国内第一部以心理治疗为内容的长篇小说。

康复治疗和医学美容治疗成为当今健康事业中非常重要的一个环节和领域。社会呼吁医生在确立治疗方案时应为患者的康复、以尽力恢复患者原有生理功能而努力,尽可能采取无创或少创的方式使患者少受伤害,努力采用整形外科或者其他医学美容技术为人类塑造完美形体。时代和社会的医疗和审美需要,要求医务工作者强化人文关爱情怀,提升个体的审美能力与艺术素养,增强审美评判、处置能力,在医疗过程中尽可能考虑到治疗手段和方式的美化和完善,不断满足人们追求完美的心理需求。这一过程是与文学的艺术追求一脉相承的,文学艺术的目的是提升人们的人文素质,陶冶人们的健康情操,丰富人们的精神文化生活,实践文学的价值原则,即真、善、美,构建文学创作活动中"三位一体"的价值结构。由此可见,医学与文学在艺术审美方面有相融互通之处。

一、医学事业需构建真、善、美"三位一体"的价值结构与内涵

真、善、美是文艺批评中检验文学作品的社会意义和艺术价值的重要美学标准。真即艺术的真实性,指作品是否正确地反映了生活的本质,以及作者对所反映的生活有无正确的感受和认识。善即艺术的倾向性,也就是作品所描绘的形象对于社会具有什么意义和影响。美即艺术的完美性,指作品的形式与内容是否和谐统一、是否有艺术个性、是否有创新和发展。

医学既具备自然科学属性也具有社会科学属性。作为同样具备人学特性的医学,也应具备真、善、美的特点,医护人员应该达到求真、向善、求美的有机统一。求真即指医学工作是严谨规范的自然科学,它来不得半点虚假和马虎,需要医护人员具备严谨的科学作风,实事求是的工作态度,需要医护人员学习和掌握科学的诊疗手段,认真实施有效的治疗,实事求是地评判治疗效果。向善指的是医务工作者要不断提升医学伦理,应时刻为患者着想,千方百计为患者解除病痛;救死扶伤,实行社会主义的人道主义;要尊重患者的人格与权利,对待患者不分民族、性别、职业、地位、财产状况,都应一视同仁;

要严守医者的职业道德和职业操守,注重职业行为和言行举止。求美是指医护人员应该内外兼修,具备内在心灵美和外在形象美。内在心灵美即指医护人员具备正确的人生观和价值观,对生活充满激情,充满感恩,热爱医生这一职业,以人文关爱、同情之心对待患者和患者家属,对待自己的服务对象时具有坚定的责任意识和工作热情。内在心灵美是外在形象美的思想基础和情感动力。外在形象美是内在心灵美的具象化和物象化,主要表现在仪表、礼仪、语言和行为美等诸多方面,医生的语言、表情、姿态在医患沟通中起着关键的作用。这是因为每例患者的消费心理受地域文化、传统习俗、思维方式等的制约,对市场的领悟不同,但专业文化的氛围以及规范的服务体系能延伸对方的满意度。古希腊希波克拉底曾说:"医生有两种手段能治病,一是用药(包括手术),二是语言。"医生的语言、表情、姿态对于医患沟通起着关键的作用。医护人员的仪表美表现在容貌、形体和修饰等方面,即指注重容貌修整、着装整齐洁净、形体挺拔干练,使人自然产生一种亲近感。礼仪美即指医护人员良好的礼仪与礼节,在仪容、举止、表情、服饰、谈吐、待人接物等方面符合医护人员的良好规范,做到尊重患者及家属。语言美即指医护人员要重视语言在临床工作中的意义,不但要善于使用得体的语言,避免伤害性语言,还要讲究与患者的沟通技巧与艺术。行为美即指医护人员的行为既要符合科学性又要符合人文性;诊治行为要遵循两个原则,即科学原则和人文原则;诊治方式的选择要兼顾医患双方,医生要用最有把握的方式,患者要用最情愿的方式,既要保证治疗的有效性,又要保证诊治的安全性。

二、以符合人类所认可审美标准为核心的医学美学业已成为当下医学发展的价值追求和努力方向

医学美学随着医学的诞生而出现,并随着医学科学的发展和人类健康水平的提高,与文学美学一样日益显示出其重要性。与文学艺术的"文约为美"相类,医学科学也以简洁明快为发展的美学标准。现代医学中基因学说、免疫学说、分子遗传学说均为这种美学理论和实践的典范。无损害诊查和治疗技术的发明与设计已成为当下医学的关注热点和发展方向。医学理论和技术设计的美学是医学美学的一个重要组成部分。

医学美学是使医学美成为一种特定领域的美,这种美会对保障和增进人体形态美产生积极影响。医学美是客观存在的,它受科技、生产水平及相应的社会经济文化发展水平的制约与影响,有时在特定时代和社会环境下甚至受到剥夺。例如,在经济极其低下的社会,劳动人民衣食无着、地位低下,医疗保健都是问题,更不用提及医学美学的发展了。而在社会政治经济取得快速发展的今天,随着人们生活条件、健康保障的改善,医学美学具备了发展的条件与前提。于是,注重医学科学理论和医学技术的无创伤性、注重康复保健、注重医学美容就成为当下人们十分关注的就医问题。当下,医学美学已经发展成为一种能在医学防护、保健康复中发挥重要作用的美,满足了人们维护健美的需求,是社会不能或缺的专业与技能。

随着医学美学研究和实践的不断深入,医学美学已经涵盖了众多领域,包括人体美、医学技艺美、医学环境美、医学服务美、医防保健措施美及医防保健人员的外在美、内在美和审美内涵修养等范畴。人体美包括机体健全、形体美和容貌美,是医学美学的核心,其他范畴均以人体美为出发点和落脚点。医学技艺美指的是广博的医学知识、熟练的医疗技术以及高超的艺术修养等。医学环境美主要包括自然界、人类社会的环境美以及医疗卫生机构的环境美。医学服务美实质上是一种医学职业道德美。医学保健措施美泛指有助于维护、改善人体健美的措施和辅助措施,如体育疗法、艺术疗法、营养疗法、文学疗法等。医疗保健人员的外在美、内在美和审美修养等范畴也是一种重要的医学美,它们通过服务对象的心理感受,也将对其健美状况产生不同程度的影响。

三、营造功能完善、舒适整洁、环境优雅、温馨和谐、充满爱心的审美就医环境是当下医疗机构努力的方向和内容

各地医疗机构都十分重视医院文化建设,以文化、艺术、审美的视角营造一个整洁优美的就医环境被视作提升医院软实力的一个重要途径和手段。医院文化有广义和狭义之分。广义的医院文化泛指医院主体和客体在长期的医学实践中创造的特定的物质财富和精神财富的总和,包括医院硬文化和医院软文化两大方面。医院硬文化主要是指医院内的物质状态,如医疗设备、医院建筑、医院环境、医疗技术水平和医院效益等有形的东西,其主体是物。医院软文化是指医院在历史发展过程中形成的具有本医院特色的思想、

意识、观念等意识形态和行为模式以及与之相适应的制度和组织结构,其主体是人。医院硬文化是医院软文化形成和发展的基础,而医院软文化一旦形成则对医院硬文化具有促动作用。当下医院文化建设中两者是有机整体,彼此既相互制约又互相转换、相互促动。狭义的医院文化是指医院在长期医疗活动中逐渐形成的以人为核心的文化理论、价值观念、生活方式和行为准则,等等,即医院软文化体现一个医院的历史底蕴、医院精神、核心价值观、发展愿景、人才理念以及医务人员的思想风貌等。

在医院的建筑、设备、灯光、色彩、雕塑、图文、园林等硬件方面,文学艺术、美学观点等已经深深融入具体设计和实践中。在医院发展理念、办院理念、医院精神等软实力发展中,文学艺术更是发挥了关键性的作用,尤其是在医院文化构建、提升医护人员人文素质、养成良好的医学伦理和职业道德以及协调医患关系方面发挥了决定性作用。由此可见,文学艺术对于当下就医环境的建设起到了突出而决定性的效用。

总之,在当下和未来的医学发展中,无论是从医学生培养、医疗具体实践,还是在诊疗场所和环境构建、诊疗手段的选择和完善、诊疗过程的人文关爱和审美需求等方面,文学艺术和美学都将全程介入,成为医学与文学、医学与美学有机结合的一个范例。

第六章　文学阅读与心理治疗

人类是世界上唯一会创作、运用和阅读符号的高级动物,阅读是人类独特的文化行为,而文学阅读则是世界上人数最多的阅读类型。阅读文学作品的读者很容易受到作品的思想情感、书中人物的言行、故事情节及书中传达的世界观、人生观、价值观的多种复调的影响,而且这种影响常常是润物细无声、潜移默化的,读者在同情同感、共鸣共泣中不知不觉地发生了态度、认知、人格、情绪情感和行为取向的变化,于是,阅读在历史上早已成为一种心理健康教育和心理治疗的方式。《韩非子·解老》说:书之所谓治人者,适动静之节,省思虑之费也。本章从接受美学和阅读心理学的角度来阐述文学阅读的心理治疗机制、文学阅读治疗的各种方式、文学作品的心理社会效应的两面性等问题。

第一节　阅读的历史与意义

一、阅读的历史

书写文字是人类的伟大发明,书籍是人类储存知识的伟大宝库,阅读因此成为人类独特的精神活动和文化行为,而印刷术则是普及阅读的巨大力量。加拿大学者阿尔维托·曼古埃尔的专著《阅读史》一书介绍了西方世界的阅读发展历史,阐述了读者对推动文化发展的作用。什么是阅读? 他认为:"阅读是思考与言说的一种形式。"阅读先于书写,一个社会可以没有书写而存在,但是没有社会可以缺乏阅读而存在,因为对文字的崇拜是文字社会的基本信念之一,阅读几乎就如同呼吸一般,是人类文明发展的基本需要。

　　阅读需要书本,但在人类文明的早期,即使有了语言,但在相当长的时间内口语传承几乎是文化发展的主流。例如,原始的神话、寓言故事和传统宗教的创始人摩西、佛陀、耶稣都只是用口语相授。即使在哲学家苏格拉底时代,书写的文本也非普遍的工具,私人阅读的风气一直到一个世纪之后的亚里士多德时期才渐成熟,到了5世纪,图书交易市场才开始发展起来。书籍延伸了人类知识的记忆与积累,造就了图书馆这种人类知识宝库的天堂,有了各种各样的书籍,而且书籍的思想对人的影响又如此之深远,因此,该选择什么样的书籍来阅读就成为父母、教育者和统治者都关注的一个问题。例如,孔子整理三代文献典籍,编订了《诗》《书》《礼》《乐》《易》《春秋》六经,对他之后的中国文化发展的取向影响深远。因为文学最贴近民众的生活与情感世界,所以将《诗经》这部文学作品作为六经之首是很有道理的,孔子认为《诗经》古朴纯真,"思无邪",既"可以兴,可以观,可以群,可以怨",又可以施于仁义,作为教育子民的第一书是最合适的。在西方,在印度、西亚和中东等世界各地,各民族文化中都有被自己的统治阶级推荐的书籍,当这些书籍的思想观点逐渐被该民族所认同和接受时,这些书籍就成为所谓的文化经典。从这种意义上说,经典就成为本民族精神的代表作。

　　既然文字是人类区别于所有动物的最伟大的独特发明,那么阅读就成为一个人从自然人进化到文明人的第一步。无论是在中国还是在西方古代,儿童学习文字与阅读都是一种集体的神圣仪式。在中国自孔子以降,民间流行的"开笔礼"或"破蒙"就是在儿童识字习礼之初的启蒙教育仪式。在中世纪犹太社会的五旬节时对准备受教的男孩子披上有穗饰的长方巾,由教师带领小孩朗读写在石板上的《圣经》的一段文字,然后让小孩去舔涂在石板上的蜂蜜,同时还将《圣经》中的诗歌写在煮熟的鸡蛋壳上和蜂蜜蛋糕上,小孩跟随教师大声朗读之后将其吃下,这些以吃食物的仪式性的行为隐喻着小孩子已经将圣言同化吸收到身体中去了。阅读不仅需要文化信仰的支撑,还需要一种如饥似渴的精神坚持,如在中国历史上就有"萤入疏囊""雪映窗纱"和"凿壁偷光"等关于克服贫困而努力阅读的感人故事。

　　阅读可以分为默读、耳语式阅读(即小声阅读)、大声朗读和聆听朗读几种方式。允许默读和对默读意义的认识有一个历史的发展过程。据说在9世纪之前,在欧洲修道院的缮写房,抄写文本通常是以口述方式来进行的,在中国古代似乎越是历史久远的时代,越是只允许大声朗读的。默读或好或不好一直有所争议。有人认为,默读有容易使人做白日梦,导致懒惰的危险,因默读不必受到聆听者(如教师或家长)当场的指导、非难或审查;也有人认为,默读有助于让书本与读者之间建立起一种未有他人在场的沟通,并让读者单独得到心灵的震撼,如阿尔维托·曼古埃尔这样评论道:"借着默读,读者终于能够与书本及文字建立一种不受拘束的关系。文字不再需要占用发出声音的时间,它们可以存在于内心的空间,汹涌而出或欲言又止,完整解读或有所保留,而读者可以用其思想从容地检视它们,从中汲取新观念,也可以从记忆或其他摊开一旁准备同时细读的书来做比较。"千万别小看几个世纪前关于默读的论争,因为当时涉及宗教改革运动的一个核心问题,即"教会的建立所根据的书本需要维持的神秘,只有通过教宗的权威与权力才可加以诠释",还是"人有权利来替自己解读上帝的话,无须见证人或中介者"。承认"阅读乃属于个人、孤独的行为"是一种历史的进步。只有这样,广大民众才可以通过广泛的阅读来解放自己和成就自己。

在古代相当长的一段时间内,印刷术发明之前,书本只是贵族和士族才有的财产,读写能力并不普及,因此,聆听别人朗读、说书就成为许多地方一种普及的阅读方式。在欧洲的许多王国都有吟游诗人,在中国则有说书艺人。父母给幼年孩子朗读童话也是世界上最普及的寓教于乐的早期教育方式。读书会、朗诵会都是逐渐发展出来的阅读和聆听相混合的方式,甚至听教宗训诫或各种演讲也都是聆听式的学习方式。18世纪,法国启蒙思想家狄德罗就曾经提到过自己用朗读文学作品来治疗他冥顽的妻子的故事,并且推荐给医生一个包括《堂吉诃德》等小说在内的具有舒解郁闷情绪的文学朗读作品的组合处方,而且提议要像更换药草一样经常更换作品。

如何阅读,或者说如何理解文本是贯穿阅读发展历史上的核心问题。对于读者来说,任何被阅读的文本都是过去了的历史,如何通过文本的表面文字来正确阐释蕴含在文本后面的原创作者的思想一直是西方阐释学和中国古文学孜孜不倦探索的问题。之所以有这种研究的需要,是因为同一个文本事实上常常有多种多样的理解和意义解释。例如,据说在世界上对奥地利小说家弗兰兹·卡夫卡的小说就有无数种解读:有的读者认为是宗教和伦理的寓言,有的读者认为是颓废的或青春期的忧惧之作,还有的读者认为是对古希腊哲学家芝诺悖论哲学的重新表述。这些因人而异的解读也许是因为卡夫卡所遇到的困境就是读者的困境,他的孤独和痛苦、人性异化的感受正是当今许多人心态的反映,那些没有结局的小说结构为各种有心理需求的人预留了自己希望的结局解释。同一部小说的主题,同一个文学人物的精神,同一个故事的过程与结局都会因读者的不同价值观、人格倾向而有不同的理解和喜好厌恶。例如,道家经典《列子·汤问》中的"愚公移山"这个寓言,晋代张湛认为是讲不同人的时空观,即愚公是一个"以天地为一朝,亿代为瞬息,忘怀以造事,无心而为功"的合乎道的人,在愚公看来,以无穷匮的子子孙孙来移走两座大山也不过只是一瞬息的事,而智叟则是一个"期功于旦夕"的俗士,只能看到人的一生这样一个无比微小的时间尺度。清代黄宗羲则从这个寓言中读出了人的意志行为,他说:"愚公移山,精卫填海,常人貌为说铃,贤圣指为血路也。"在现代社会,甚至还有读者认为这是讲"人定胜天"的愚昧或破坏环境的恶行,各种异化的理解真可谓无奇不有。由此可见,阅读如果没有正确的动机与合理的方法也可能导致异化的结果。

二、阅读的意义与作用

阅读具有丰富人生体验、促进自我发现、移情宣泄和消遣娱乐等多种促进心理健康的功能。

首先,从书本中可以获得更多的人生经验,或者说相当于一次人生境遇的预演与模拟,相当于一种没有危险的心理训练。传说建立北魏的道武帝问群臣:"天下何物最益人智?"臣子回答:"惟有书也!"所以帝昭告求书于天下。因为读书可以使人"如与古人相见,如与古人相语",如亲游天下诸国,如聆听伟人见解高论。读书的确是一件广人之智,开人眼界,使人幸福的事情。白居易有诗云:"书中见往事,历历知福祸。多取终厚亡,疾驱必先堕。劝君少干名,名为锢身锁。劝君少求利,利是焚身火。"可见,所谓前车之覆,后车之鉴,读书可以使人知人论世,起到促进人们认知改变的作用。宋代朱熹有《观书有感》一诗,描绘了读书给他带来的那种精神澄澈如镜的感受:"半亩方塘一鉴开,天光云影共徘徊。问渠那得清如许?为有源头活水来。"形象地表达了读书使人思想清澄明澈,心胸如镜,提高生命活力的作用。正如小溪需要泉眼提供源源不断的水的来源一样,人的心理健康也需要通过不断地刺激而获得丰富和发展,也需要通过了解和观察其他社会成员的生活而获得眼界的扩大。心理学实验证明,如果一个实验动物或儿童没有适量的外界刺激时智力就会退化,情绪就会麻木,心灵就会迟钝。然而,人不可能在有限的生命时间内拥有那么多机会去完成更多的人生体验,于是,文学阅读为民众了解和体验人世间千姿百态的生活提供了方便和丰富的资源。阿尔维托·曼古埃尔就有这样的体会,他说:"每当我在生活中偶然碰到类似读过的书中的事件、状况或人物时,通常会有稍稍吃惊但又失望的似曾相识之感,因为我想象,现在正在发生之事已经在文字中发生于我身上,已经有了名称。"有了名称即意味着被标识,易识别,好警惕,不再感到陌生与无名的焦虑与恐惧。"我的阅读生活给我相同的逆流而行的体验,我先阅读了一些东西,然后才在生活中经历它们"。例如,那些古老的历史典籍不仅使我们知道了久远的过去,也为读者应对现实与未来提供了一个参考模型。阅读给我们提供了一个独处的机会,或者说尽管是独处却不曾孤独,因为读者可以在阅读中与作者及其书中的各色人物照面,了解他们的心理活动和社会行为,通过阅读时脑海中假设的与书中人物的设身处地的共情和聆听人物对白,实现一种虚拟的人际交流。阅读是学习,尤其是默读方式,其为一种可以十分隐私的行为,如你可以随意阅读任何觉得不想让别人知道你想了解的东西。事实上,也许世界上大多数识字的人都是通过阅读完成自己的性教育,而不是通过学校老师或医院医生的指点实现的。

其次,阅读还给读者带来生活经验的示范和模仿启动的作用。有心理学家通过观察发现:"那些在童年时代读了许多故事书或者听说过许多故事的人比起那些没有接触过故事的人来会有较好的外表及前景……及早接触故事,它们就会对生活产生观照。"法国哲学家萨特曾写了一本名为WORD的自传,他本身性格内向,不善与人交往,只好躲在装满书籍的阁楼里广泛阅读,在文字的世界里度过了他的少年和青年时光,借助于阅读了解这个世界和他人,学习了大量的知识和间接的社会经验。

阅读可以增进读者对人间痛苦的共情理解,增强自己对待痛苦的韧性。

伊丽莎白一世女王曾这样描述自己阅读的体会:"许多次我走入《圣经》令人愉快的领域,在那里我摘采了句子中的优质绿色草药,借着阅读吃下它们,沉思咀嚼,而最后将它们放置在记忆中……由此我可以减少对不幸生命的心酸的感受。"文学阅读有助于读者对人性和心理学的了解,而且这是一种心理学教育不能替代的学习方式。与心理科学相比,文学作品所描写的心理现象是具体的、个性的、历史的和生活情境的,简而言之,几乎是情绪现象的全部,因此,阅读文学作品所学习的心理学是生动的和形象的。威廉·席勒格就曾这样评论莎士比亚的作品,如果说莎士比亚由于他所创造的人物而博得了我们的敬爱,那么,他同样由于他所表现的情欲而博得我们的敬爱,就情爱这个词的最广泛的意义来说,它包括了各种内心的活动,从冷淡或者一般的喜悦直到强烈的愤怒与绝望。他为我们创造了一部精神史,一句话,他向我们揭示了上述各种情欲的全部系统。

再次,阅读还有助于读者加深对自我的认识,让灵魂安居。一本看起来非常共情的文学作品就如同一面镜子,可以让人们看到自己的内心,可以在主人公身上发现或寻找到与自己一样的想法、情感与性格。中国古人认为,人心惟危,道心惟微。所谓危者,嗜欲之心如堤之束水,其溃甚易;微者,理义之心如帏之映灯,若隐若现。而阅读可使人明白事理,维系易溃散之心,使身心有所栖泊,而不致被声色货利所迷惑。按照海德格尔的哲学观,语言既是人类精神的出发点,也是精神的归宿和家园,这就是说读书可以使居无定所的灵魂安居下来,使那些迷惘和困惑的灵魂找到家园。如阿尔维托·曼古埃尔所说的那样:"因为我们似乎在一本一本的书中发现了自身生命的种种痕迹。"即使你在旅行途中,或一个临时的、艰苦的环境中,阅读都可以给心灵带来一种港湾一般的安宁,而那本书仿佛就是你曾经住过的家,即使过了许多年,当你见到他的时候仍会感到一股熟悉的亲切感。犹如一位读者说的:"只是一旦我念过了一本书,我就无法承受与它分离之苦。"阿尔维托·曼古埃尔自己承认:"有几次,我偷了一本诱人的书,把它藏在外套口袋带回家,因为我不只是必须读它,还必须拥有它,宣称它归我所有。"当读者拿起亲手翻阅过的或批阅圈画过的书籍时,就像遇到曾相恋的恋人一样,永远难以忘怀,书将它的历史连同它的故事一道带进了读者的心灵。一个人虽然一生中阅读的书籍很多,但理解、记忆和影响程度并不相等,有些作品只是囫囵吞枣,翻阅而过,而有些作品则刻骨铭心,被咀嚼消化,甚至有些书籍的封面、自己当时阅读的情绪和当时阅读的场景一道被深深地印在脑海里。

最后,阅读具有促进心身健康的作用。诗文小说有诙诡之趣,闲适之趣,故文学阅读可以舒郁解愠,导闲舒适之怀。文学作品是一种引发欣赏者的情感共鸣的触发剂或媒介。词曲诗歌动荡人心,小说更可撩人心境。清代毛宗岗读《三国演义》后很有感慨地说:"读书之乐,不大惊则不大喜,不大疑则不大快,不大急则不大慰。"可见精彩的小说对人情绪的调动作用。清代文人认为,小说将天地间的众说纷纭的人物与事件呈现在你面前,小说可谓是"取之不费,用之不匮"的娱乐资源。文学阅读所带来的愉悦与作者创作过程是类似的,只是一个主动和被动的区别而已。作者主动创作,积极想象,建构故事情节,而读者被动接受这些作品呈现出的意象,情绪跟随情节而起伏跌宕。

阅读的意义因人而异,因为阅读是读者对作品意义的一种重建和独特诠释的过程。苏格拉底曾说过:"文本充其量就是文字,里面的符号与意义交叠之精确令人眩惑,诠释、评注、注释、评论、联想、驳斥、象征性与寓意性的意义,所有这些都非起自文本自身,而是来自读者所附添。文本就像一幅绘画,只说出'雅典的月亮',而读者则给它添加了完整的象牙色面貌、一片黑邃的天空、一处苏格拉底曾漫步其中的古代废墟景致。"因此,阿尔维托·曼古埃尔说:"阅读不是一种捕获文本的自动过程,像是感光纸捕获光线那般,而是一种令人眼花缭乱、迷宫般、平常,但又是具有个人色彩的重新建构过程。"从接受美学和阅读心理学的角度来看,作品的意义并非主要依赖于作者和作品中人物的发声,而是读者所感受到的和他的理解;是读者的感知和想象还原才让作品文字描写的东西或缺席的东西变得具体可见。阿尔维托·曼古埃尔下列一段话是对读者理解多样性的最生动的总结:"不管是出于无知、信心、智慧、诡计与欺诈,或阐述,读者使用了原文相同的文字,但是将其放在不同的标题之下,由此而改写了正文,仿佛就在赋予它生命的行动中重新创造了它。"

广义上,阅读不只限于书籍,阅读还是一种隐喻的工具,阅读的文本还可以是大自然、社会这本大书和人的心身与人的生活这本自己写的书。本杰明·富兰克林曾为自己写过一篇碑文:"印刷工富兰克林的身体,就像一本旧书的封面,它的内容被撕走,剥落字母与烫金,躺在这里给虫当食物。但是这些作品将不会失去;因为它,正如他所笃信的,将再次出现于一个更优美的新版本中,获得作者的更正和改善。"高尔基将社会生活比作自己上的大学,而沈从文先生也在自传中坦诚:在读一本小书同时又读一本大书,这本大书就是社会生活的观察与体验。

第二节　文学阅读治疗的机制

阅读文学作品为什么具有心理治疗的功效? 人类学家、哲学家、心理学家、美学家和文学家从各自的视角提出了自己的观点。

一、第二信号刺激

文字只是一种符号,阅读为何具有影响人心理的力量? 为何能实现心理治疗的作用?《诗品序》中说:"动天地,感鬼神,莫近于诗。"文学如何具有如此动天地、感鬼神的巨大作用? 这可以用语言心理学和巴甫洛夫的高级神经活动学说进行解释。心理学认为,人周围环境的一切刺激都必须借助感知觉和观念才能到达人的大脑,而承载和传输这些刺激的器官和途径要么是各种声音、形象、味道、气味等现实的、直接的理化刺激,要么就是语词等符号。而对于文学阅读的读者来说,作品描述的各种景物和人物言行对读者的刺激就只能通过文本的语言来实现了,而作品的文字符号只是现实刺激信号的信号,当然,文字符号之所以能引发人的相应的生理心理反应必须经过一个现实与符号相联结的学习或训练过程。文学作品为什么能引发读者身临其境的感觉,引发读者的情绪反应,甚至是内脏的生理反应,就在于它是一种读者曾经感受过的刺激的替代物。从这种意义上说,没有语言这种表达世界信号的信号(即第二信号)就没有我们对世界的认识,前人的情感世界就不可能间接地影响远隔了几个世纪的后人,一个人的体验就不可能跨越大洋高山感动另一个世界的人们。老子曰:"有名,万物之母。"海德格尔说:"语词破碎处,万物不复存在。"这说明语言负荷了引发人的认识世界的信息,是一种从古至今的认识经验。

文学是用语言文字来描述世界的,如果没有语言文字,就没有文学的文本世界,进而就没有我们阅读文学作品时的感动与伤感等心灵体验。17世纪的思想家威廉·冯·洪堡特认为,人的感知和行为受制于他自己的表象,而语言始终参与了表象的转化,没有语言就不会有任何概念,就不可能有真正意义的思维。因此,"语言是构成思想的器官"。人是按照语言的引导在生活。而好的文学作品正是给我们提供了一个精神所渴求的表象世界和高尚的生活方式的感性图景。19世纪,生理学家巴甫洛夫用动物实验证明了语言之所以可以引发条件反射,正是因为语言是现实刺激物的一种信号的信号。在认识论意义上,海德格尔说:"唯当表示物的词语已被发现之际,物才是一物。"我们是否也可以这样说:唯有当文学家将人的某种心灵状况刻画出来时,这种个人内心世界的瞬息万变的精神状态才成为一种文本世界的存在,才成为一种可能被众多读者知道的东西。人的情感世界只有依赖文学才得以揭示、记录和保留。从人的敏锐性来说,文学家是社会情感气候变化的晴雨表。我们在社会和人的情感世界中所看到和表达的东西在某种程度上正是文学先发现的东西。毛泽东曾经指出:"人类的社会生活虽是文学艺术的唯一源泉……虽然两者都是美,但是文艺作品中反映出来的生活却可以而且应该比普通的实际生活更高、更强烈、更有集中性、更典型、更理想,因此就更带普遍性。"因此,阅读文学作品是一种间接增加社会实践和体验的途径,是一种虚拟的社会训练。

阅读为何可以缓解人的情欲对人的约束力量,黑格尔认为这是因为艺术通过其塑造的表象将这些情欲和苦痛的东西转化为一种观念的关系或替换成一种文字游戏或表达为一种形象而被意识观照,于是,埋没在内心深处的情绪的强度缓和了。所谓观念的关系可以理解为一种文本的游戏。黑格尔认为,人性原本是神性和自然兽性的结合体,而艺术就是"用慈祥的手"替人解去自然兽性束缚的一种方法。换言之,文学阅读可以涵养各种情绪和冲动,消解粗野性的自然情欲的破坏性。

二、示范与模仿

亚里士多德认为艺术的目的就在于模仿,由于模仿得逼真而获得一种理智和情感上的快感。格罗塞通过人类学的考察,认为原始民族沉溺于模拟舞,在儿童中也可以看到同样的模仿欲望,模仿的冲动实在是人类一种普遍的特性。他认为,能给予快感的最高价值,无疑是那些代表人类感情作用的模拟舞蹈,如战争舞和爱情舞蹈在活泼地律动和满足模拟的欲望时,还贡献一种从舞蹈里流露出的热烈的感情来洗涤和排解心神,这种陶冶、净化、宣泄就是亚里士多德所说的悲剧的最高和最大的效果。

从心理治疗的角度来看,文学故事中的人物对读者来说具有示范的效应,读者与书中人物在人生经历、生活境遇、性格、气质、兴趣、价值观、人生观等方面越是相似,作品的示范性就越强,被模仿的可能性也越大。示范模仿也可能通过作家在创作中渗透的人格力量而发挥作用。文学心理学的研究表明,作家的人格类型与其作品的风格具有密切的关系,进而对阅读者的影响力不同,即不同的读者喜欢不同的作品,对同样的作品将产生程度不一的反应。哲学家尼采认为,面对自然界,每一个艺术家都是"模仿者",但具有"日神精神"的一些人更乐于沉浸在由美的幻觉提供的内在的快乐中,而具有"酒神精神"的人则更迷恋情绪放纵、浑然忘我的境界。此外,不少精神病学家和心理学家,如克莱施马尔、雅斯贝尔斯也对艺术家们的人格进行过分类分析。简而言之,作家们都在作品中注入了自己人格的力量,但一些人在创造作品时也使自己获得了成长,而另一些人却毁灭了自己;一些作品引起读者对生存的疑问,使其精神分裂加剧,更加颓废和沮丧,而另一些作品则使人升华,帮助其超越现实中无法克服的挫折和困难;一些作品引发激烈的外向性情感反应或社会化,而另一些作品却使人更为理性、内倾性。从某种意义上说,一个读者之所以喜爱那部文学作品,是因为该作品作者的人格与读者之间相似;一部文学作品之所以能打动一个读者,是因为该作品映照出了读者的人格;一部作品之所以能对一个读者产生影响,是因为他的确在实际模仿作者的人格。

然而,黑格尔完全不赞同艺术是模仿的观点,他认为,如果说艺术是模仿的话,那么这是一种多余的复制,是生活的冒充,靠单纯的模仿,艺术总不能和自然竞争,他和自然竞争,那就像一只小虫爬着去追大象。由模仿所生的快乐总是有限的,对于人这种高级动物来说,快乐与其创造的程度成正比。

从认知心理学的角度来看,文学阅读对读者的影响是一种内隐的学习过程。相对于外显的、有意识的、需要意志努力的、可以内省监控的外显学习形式而言,所谓内隐学习就是指在无目的状态下,自动无意识地或不知不觉地学会或吸收某种知识和经验的过程。研究表明,内隐学习与外显学习在获得的知识和经验方面存在差异。内隐学习是稳定的,所获得的是刺激内部的潜在的深层结构,而外显学习是易变的,所获得的是特定的刺激或是刺激间某些表浅的规则。这也就是说,即使读者并没有故意选择模仿,但文学阅读还是可能会对读者的认知方式、意志行为和性格产生持久的、潜移默化的深刻影响。许多研究表明,内隐和外显学习有着各自相互独立的神经生理机制。有关神经影像学的研究发现,海马或间脑损伤只影响外显学习,而内隐学习不受影响;基底神经节新纹状体习惯学习系统损伤则只影响内隐学习,而不影响外显学习。外显学习更多地激活右半球区域,而内隐学习更多地激活与抽象过程联系的左半球区域。

文学阅读也可能产生某种内隐正强化效应,例如,读者在阅读作品时想象自己如书中人物一样做出某种行为后获得了某种奖励,即使这只是在阅读时内心的想象活动,但也可在读者内心世界产生隐蔽的正性强化,这种强化不知不觉地在读者心中等于内化了一种认知和行为反应模式,至少等于提高了某种行为发生的可能性。观察表明,励志类及猎奇、武打、猎艳类作品常会对读者产生内隐的正强化效应。例如,《鹿鼎记》中的韦小宝拥有多个老婆,令不少年轻的男性读者羡慕,互联网上可见有"韦小宝现代游之艳福齐天""韦小宝现代猎艳记"等网络文学流行。一些读者坦言,高大上的英雄做不来,但官爵不大、武功不强的韦小宝似乎离自己距离不远,是可以模仿的对象。这种内隐强化效应的存在一再提醒作者的社会责任意识尤其重要。文学阅读也可能产生某种内隐负强化效应,例如,读者在阅读作品时想象自己如书中人物一样做出了某种行为后受到了惩罚,就可能会自觉减少或终止这些行为发生的可能。言情类、职场类、家庭伦理类等反映复杂社会现象的小说易产生负强化效应。

三、移情与共情

在文学阅读过程中,在作者、作品(人物、对话和场景)和读者三者之间会发生多种多样的情感转移和相互作用的现象,其中移情与共情就是最为基本的阅读心理机制。

移情本是一种文学的修辞手法,即作者将主观的感情投射或转移到某些有生命或无生命的事物上,赋予这些事物具有与自己相一致的情绪情感和性格,而事实上,这些事物不一定存在人的情感特性。例如,杜甫的《月夜忆舍弟》中有:"露从今夜白,月是故乡明。"《春望》中写道:"感时花溅泪,恨别鸟惊心。"白居易《长恨歌》中有:"行宫见月伤心色,夜雨闻铃肠断声。"移情和拟人的区别是:前者是"移人情及事物",后者是"将物当作人来写"。

(一)移情

移情一词也是弗洛伊德精神分析学说的一个专业术语,是指来访者在精神分析过程中将自己童年时期和过去对生活中某些重要人物的强烈情感转移到心理医生身上所产生的一种现象。而这些情感的发展不能用治疗的情境来说明,而是早已先在患者的内心形成,然后借治疗的机会转移到医生身上。移情可以分为正转移和负转移。正转移又称阳性转移,如爱恋的情感;负转移又称阴性转移,如厌恶感和敌意等。在文学阅读中,读者可能对作品中的人物产生移情,例如,特别喜欢或讨厌作品中的某些人物,并对这些人物抱有某些幻想和情感。例如,一个童年期缺乏父母之爱的读者可能会对作品中的父亲或母亲角色产生依恋的感情;一个缺乏异性爱的读者可能会喜欢书中的异性主角,甚至会按书中人物的相貌和性格去寻觅现实中的配偶,模仿书中人物给自己的孩子取名;一个多疑性格的读者容易出现对作品中的故事可能同时产生爱与憎、想接近又想回避、相信又不相信等相反的感情转移。因此,读者对文学作品中人物的喜好与厌恶要从移情机制中得到解释。博览群书的毛泽东一生对《西游记》百读不厌,据说在他的书房里一直放着5种不同版本的《西游记》。他在其著作、讲话、谈话和诗词当中用于比喻最多的文学人物就要数孙悟空了。如1945年10月与陈立夫的谈话时,他借用孙悟空的造反精神通俗地向党外人士解释了中国共产党被迫造反的缘由:"我们上山打游击,是国民党'剿共'逼出来的,是逼上梁山。就像孙悟空大闹天宫,玉皇大帝封他为弼马温,孙悟空不服气,自己鉴定是齐天大圣。可是你们连弼马温也不让我们做,我们只好扛枪上山了。"1961年11月,针对当时日益恶化的国际局势,毛泽东在《七律·和郭沫若同志》中用孙悟空解释选择中国式发展道路的理由："金猴奋起千钧棒,玉宇澄清万里埃。今日欢呼孙大圣,只缘妖雾又重来。"毛泽东讲道："从那时起,我们就像孙悟空大闹天宫一样。我们丢掉了天条! 记住,永远不要把天条看得太重了,我们必须走自己的革命道路。"然而,在另外一些地方,毛泽东又将孙悟空比作翘尾巴的知识分子,称法西斯侵略主义者是新式的孙悟空,某些国民党人是钻进铁扇公主肚子里兴妖作怪的孙行者,等等。由此可见,孙悟空不过是一个可以投射和移情读者各种情绪或情结的文学人物而已。

文学阅读时移情通常发生在作品中的人物做了或说了些什么正好触动了读者心中未曾得到解决的心理问题或潜意识中的情结之时。弗洛伊德认为,移情是来访者过去未被满足的愿望的重新浮现,移情在心理治疗中具有许多积极的意义。他认为,移情作用可被看作一棵树的木材层和皮层之间的新生层,只有通过它才会有新组织的形成及树干半径的扩大。当出现移情后,患者所有的症状都已经抛开了其原初的意义,并且适应于新近的意义,这个意义存在于与移情作用的关系之中,心理医生就可以借移情现象追溯到神经症这种旧症的新版的起点,观察到它的起源和成长,我们就能够找到解决问题的出路。或者说通过解决移情问题,来访者会对自己的过去有更加深刻的认识和领悟。移情再现了读者在儿童时期生活中长期被压抑的某种情感,这种情感无处释放,甚至成为一个心理问题的"情结",他借助阅读而将这些情感置换给书中的人物而实现宣泄积压的心理能量的治疗目的。

(二)共情

共情又称神入、同理心、投情等,是指一种在人际交往中能深入他人主观世界,设身处地为他人着想或理解其感受的能力。通俗地讲,共情就是我如同就是他,能用他的眼光去观察世界和用他的心境去感知世界,所谓善解人意,但"如同"并不等于"就是",共情只是理解别人或作品的特殊的意义世界。英国艺术评论家和诗人里德认为："共情意即感人。当我们对受难者表示同情时,我们重演着他人的感受;当我们凝神观照一件艺术品时,我们把自己外射到艺术品的形式中去了,我们的感受取决于我们在对象中发现了什么东西,占据有多大的范围。"共情能力是一个人的积极品质,或者说本是人的天性,如孟子就认为,恻隐之心就是仁,本来就是固有的人性。孔子那句"己所不欲,勿施于人"的教海甚至成为中国式的一种共情准则。共情是文学作品产生治疗作用的充分必要条件之一。因为阅读就是读者与作者或作品中人物内隐式对话的一个过程,一个共情能力较强的读者在文学阅读时较为容易进入作品中人物的内心世界,感受到对方的情感与行为反应,能将心比心地体验对方的感受,并可体验到一种共情的心身反应。共情要与情绪感染相区别,因为共情是可进可出,拿得起也放得下的,而情绪感染却可能导致读者采取与文学作品中人物同样不理智的行为或因诱发某种负性的情绪而导致抑郁或自杀行为,如唐琬读到陆游那首具有同感的《钗头凤》时诱发了她压抑的情绪的爆发,潸然泪下,在回了一首同病相怜的诗之后就抑郁病逝。代入感太强,入书太深,甚至分不清作品文本与现实生活、作者与作品人物的关系,都容易使得读者走火入魔。

四、借景物发现自我和存在之思

人能随意观察宇宙万物,却并不容易认识自己的内心世界,于是人类就发明了文字和艺术等方法尝试将内心世界的感受和图景描述出来。尽管这只是近似的,但也只有如此途径与方法才能让自己看到藏于头颅黑暗中的意识之光。在诸种艺术中,黑格尔和海德格尔都认为只有诗等文学艺术是最接近思考的本质属性。黑格尔甚至认为"诗的原则一般是精神生活的原则",也就是说,诗用观念的形象来表达思的认识和体验的做法其实就是一切精神活动的共性。黑格尔和海德格尔都认为作诗是一种与思非常相近的活动。在黑格尔看来,当人意识到自己的内心活动时,这种内心活动就变成了自己的对象,这时,心灵既是认识主体,又是认识对象,这样它才是自觉的。这也就是说,创作诗的过程就是一个自我认识和自我觉察的过程。与思相比,作诗还必须寻找合适的字眼来贴切地表达自己的观念和情绪体验。海德格尔对诗与思两者的关系进行最具有诗意的简述,他说:"思服从(存)在的声音,就须寻觅言词,以便使(存)在的真理得以表出……诗与思在照看语言这一点上极其相似,但它们同时又各有所思。说'类似',意味着有'差别'。思者道说存在,诗人命名神圣。""在思中,存在成为语言,语言是存在的家。在其家中住着人,那些思者以及那些用词创作的人,是这个家的看家人。"海德格尔并不看好思(考)对认识存在的作用,他认为存在之思既是一种高级的漫游,也是一种非常困窘的事情,虽然是一条无法回避的幽僻的小径,但至多不过是一条不会带来什么簇新的智慧,也迟早会放弃的田间小道。海德格尔为何对千百年的存在之思(科学与哲学)不寄予厚望呢? 这是因为他认为建立在概念基础之上的思对于存在来说是非常贫乏的、有成见的、狭隘的。相比而言,诗对心灵的表达是自由开放的,因为在诗的创作过程中心灵本身已经得到自由,诗的表现不受外在感性材料的束缚,而只在思想和情感的内在空间与内在时间里逍遥游荡。

黑格尔认为,使用艺术来表达思的必要性就在于通过把心灵的生气灌注于外在的现象,让眼睛看得见的现象成为灵魂的住所,让人从有时间性的环境和有限的事物行列及浪游的迷途中解脱出来。艺术的理想本质就在于使外在的事物还原到具有心灵性的事物,使外在的现象符合心灵,成为心灵的表现。艺术借用形象要比思用概念更容易让人看到自己的内心世界。因为思的抽象的普遍性和特殊性并不是真实的和现实的,理念的现实性只有在具体个别事物里才能得到。显然,哲学和科学都是抽象的,而艺术是具体的、个别的和现实的。黑格尔还认为,在人类历史上有一个泛神主义的阶段,诗人要在一切事物中见出神性,并同时体会到神性内在于自己,通过舍弃自我,意识便得以伸展得最广阔,通过摆脱尘世有限的事物,而获得完全的自由,结果就达到了自己消融在一切高尚优美事物中的福慧境界。在不少诗人那里,作诗如参禅,诗境如禅境,个人的内心世界与宇宙万物和谐地在诗境里融通,以致物我两忘,获得精神重负的解脱和自由后的无比愉悦轻松。袁枚在《续诗品·神悟》中曰:"鸟啼花落,皆与神通。人不能悟,付之飘风。惟我诗人,众妙扶智。但见性情,不著文字。宣尼偶过,童歌沧浪。闻之欣然,示我周行。"苏轼在《庐山诗偈》中写道:"溪声尽是广长舌,山色无非清净身。夜来八万四千偈,他日如何举似人。"诗人从溪声、山色看到法身和佛性,佛法何须再人言明示? 就如李之仪所说:"得句如得仙,悟笔如悟禅。"诗人正是在作诗过程中得到精神境界的提升。例如,常建有诗:"山光悦鸟性,潭影空人心。"王安石有诗:"芳草知谁种? 缘阶已数丛。无心与时竞,何苦绿葱葱。"这些都表达了诗人从自然山水中发现自己内心世界奥秘的禅悦。

作为读者,在欣赏这些意境幽深、渗透禅理禅趣的诗歌时也能身受启迪和感染,而且诗这种言说方式尤具有"含不尽之意,见于言外""亦在妙悟"的特长。如胡应麟说:"太白五言绝,自是天仙口语……读之身世两忘,万念俱寂,不谓声律之中,有些妙诠。"朱熹曾在《诗集传》开篇中说:"学诗之本"为"玩其理以养心"。

第三节　阅读治疗的方式与心理历程

一、阅读的不同方式与特点

广义上,文学阅读包括阅读各类纸质版和电子版的文学作品、现场听评书和聆听发声的电子作品、广播等多种形式。不同的阅读形式适合不同的对象,例如,能识字且又喜欢安静的读者当然选择自己默读;对于年轻的学生可以选择发声的朗读方式,有助于记忆和减少分心的作用;对于文化程度较低、视力不好的老年人、盲人等可以选择聆听评书、发声的电子作品和广播等。

吟诗朗诵是一种心身俱调的最佳"有氧运动",所谓气从意畅,神与境合。明代哲学家王守仁就很有体验,他说:"凡歌涛,须要整容定气,清朗其声音,均审其节调,毋躁而急,毋荡而嚣,毋馁而慑。久则精神宣畅,心气和平矣。"诗文幽微,涵盖无穷,意境高妙。熟读吟咏之,可令人渐浸染,形象思维大增,自然灵气不思而至。朗朗颂之,可振荡血气,舌底回甘,益智柔情。

默读的优点在于沉思和移情。文学阅读既要学会移情,也要学会促进自我反思。清代词评家况周颐很好地介绍了自己文学阅读的体会,他说:"读词之法,取前人名句意境绝佳者,将此意境缔构于吾想望中。然后澄思渺虑,以吾身入乎其中而涵泳之。吾性灵与之相浃而俱化,乃真实为吾有而外物不能夺。"

现场聆听评书或听人讲故事的优点在于说书人绘声绘色的叙述表情、抑扬顿挫的语调与现场众人烘托出的气氛更有利于对人情绪的感染。

二、阅读治疗的准备及阅读治疗的心理历程

在现实生活中,文学阅读可能有多种阅读方式和多种阅读角度,从文学阅读治疗的角度来看,文学阅读有自己特定的要求、程序和方法,以及需要注意的事项。

(一)阅读治疗的准备

首先,帮助读者了解文学阅读的目的与意义。鼓励坚持阅读,鼓励比较阅读、迁移阅读和批判式阅读;鼓励与引导读者从文化史、文学史、精神史或心理学等不同的角度阅读作品;鼓励与心理医生和团体阅读小组的其他成员交流阅读体会;鼓励主动了解和熟悉作品创作的背景和作者生平;鼓励写读书心得体会和阅读眉批。

其次,要选择合适的阅读题材与阅读文章或书籍。鼓励阅读古今中外的经典名著;鼓励和引导阅读主题和内容积极正面的作品;鼓励阅读有助于解决自己心理问题的文章与书籍,而不是人云亦云,机械地模仿和从众别人阅读的书籍,流行的或时髦的作品未必是最合适自己的。基于有些语言和心理暗示对疑病素质型读者的不良影响,尤其要避免读者接触思想倾向不良的作品。

最后,文学阅读治疗还应与认知疗法、意义疗法、精神分析、以当事人为中心疗法、存在主义治疗、完形治疗等心理咨询与心理治疗方法相结合,例如,将文学阅读作为认知疗法的家庭作业布置给来访者,借用文学阅读材料和文学故事作为帮助来访者纠正非理性认识,树立新的可以替代原来非理性信念的训练素材或虚拟的场景。

(二)阅读治疗的心理历程

研究表明,一次文学阅读,一般将历经如下心理过程而实现治疗的效应。

1.认同阶段。文学阅读者首先必须对所阅读的文学作品产生喜欢、亲切和认同的感觉才有可能继续以下的心理历程。这个阶段吸引读者的目光或听评书者的兴趣的因素可能是书的题目,或者是作者的声誉,或者是关于作品的某些评论,等等。读者或听评书者对作品中的某个角色、故事情节或人物对话或自白产生有选择性的注意和喜欢的好感,并对作品人物的人生经历、生活遭遇、遇到的问题、表现的思想、情感和行为产生某种程度的认同、移情和共鸣。根据精神分析理论,读者或听评书者的这类心理反应是一种来自潜意识的自动性反应,除受过训练的心理医生之外,一般的读者是很难察觉自己的这类自动反应与童年、生活中的爱与恨、亲密关系等因素有关。认同意味着读者对作品中的人物产生移情或共情的开始。精神分析学派认为,移情和反移情是经常发生在来访者与心理咨询师之间的一种现象。当出现来访者对心理咨询师的移情时,大多意味着心理咨询起效的开始,这时的心理咨询师无意成为来访者过去生活中某一个重要人物的替代者,给深陷于情绪纠结的来访者提供了一个可供投射的试验目标,无须顾忌可以发泄情感的安全场所。在阅读过程中,文学作品中的人物与咨询过程中的被移情的心理咨询师类似,也可以充当这种被无数读者无数次移情投射的安全的替代品。移情可以更好地帮助心理咨询师认识来访者的心理问题,并运用移情来宣泄来访者压抑的情绪,引导其发生有助于进步的领悟。阅读治疗时读者要不断地向自己设问,如在认同阶段可以提问:"我喜欢书中的某某吗?"

2.比较与省察阶段。文学作品的人物或情景为读者或听评书者提供了一个可以随时方便比较的样本,以及促进自我反省和察觉的机会。在存在主义心理学看来,自我察觉能力的强弱对于个体的应对能力、自由的可能性、充分体验生活的能力有很大的影响。"察觉能力越强,自由的可能性也就越大。"换言之,文学作品人物的行动及其各种行为抉择为读者极大地拓展了曾经熟悉或不熟悉的社会生活和意识领域。作品中人物之所想、所做、所烦也许就是读者曾经的所想、所欲和所烦,人物的命运和行动结果也许就是读者预料过或未曾预见的。也可能因作品中人物之间的某些对话或内心自白而触发了读者对过去习以为常或未曾意识到的态度和情感的察觉。读者或听评书者在阅读和欣赏作品时自然会将自己与故事中的人物角色相比较,将自己经历的挫折与作品中的人物所遇到的困难相比较,或产生同病相怜的移情反应,或对主人公的命运产生"为什么"的自问自答,触发对自己曾经忽视的责任和失误的省察,促使对自己迷惘的某些情感产生顿悟或澄清。在此阶段读者可以自问:主人公(或作者)当时的心境如何? 如果是我,我会怎样想? 怎样做? 等等。为了防止读者对作品的囫囵吞枣,心理咨询师应要求阅读者将作品的主要内容复述一遍,复述一定要保持具体的故事情节,避免抽象和笼统式的概述。要注意察觉和回馈阅读者复述故事时的表情体验,促进当事人更多地了解自己。指导性的阅读治疗的治疗效果与心理咨询师对阅读材料的分析与治疗方案的设计密切相关。一般来说,心理咨询师要依据阅读治疗的心路历程对阅读材料中具有治疗意义的语句进行寻找和标识,然后对各阶段拟提出的问题进行设计。

3.投射阶段。所谓投射作用是指个体不自觉地将自己身上所存在的动机、欲望、态度、情绪等心理行为特征加诸他人,推测在他人身上也同样存在的心理现象。在阅读或听评书的过程中,读者和听众会不经意地用自己的心理和生活经验来解释书中人物的想法、情感和行为,并可能设身处地尝试为书中的人物提供解决的策略,常见的自动思维模式就是"假如是我,我会……"这是一种同化投射。

4.净化阶段。物理学上的"净化"是指清除物品中不需要的杂质,使物品达到更加纯净的过程;宗教领域的净化是指除去心灵上的烦恼、杂念的修行过程;而由亚里士多德引入文艺领域的净化则是指读者在接受文学作品的高潮阶段,继共鸣之后不由自主地达到的精神调节过程。换言之,阅读文学作品过程中的净化就是一种借助作品蕴含的道德力量清除精神上负性东西的过程。实际上,祷告、忏悔、咒语等准文学形式早已经是许多宗教和传统文化的净化手段。文学作品的净化力量大多来自作品对大自然景色美的惊人发现,来自对人物美好心灵世界的揭示,来自对人生哲理的顿悟等,净化是一种在阅读过程中自然而然、感同身受或身临其境的洗礼。

5.领悟阶段。读者或听评书者从与作品角色的对照与反思中,不仅澄清了自己的认识、态度和情绪问题,去除了某些负性的东西,而且洞悉了人生之道的奥秘,体悟了人生的真谛,发展出解决问题的新方法,获得了面对自己问题的勇气以及准备实践的力量,这是更高层次的领悟阶段。因为每个读者的人生遭遇和命运不同,所以领悟到的人生之理也不尽相同。

6.模拟与应用阶段。这是读者或听评书者将自己从阅读和听评书中领悟到的观念和行为方式自觉或不自觉地推广应用到自己的日常生活中,读者仿佛扮演了作品中认同的某个人物角色,从而潜移默化地改变了原来某些非理性的或不适应环境的信念、态度、情绪反应和行为习惯。如《阿Q正传》中塑造的阿Q的"精神胜利法"无形中成为许多国人应对挫折时效仿的一种方法。

概而言之,在第1~2阶段,读者入作品而化入其中,暂时忘却了自我,仿佛成为书中一个角色或与角色成为同一;在第3~4阶段,读者从作品中跳出而玩味书中余趣，身归现实，理性复兴，反观自我；在第5～6阶段，读者的心理世界可能因为吸收了阅读中获得的新的精神活力而发生自我结构的调整与重建。

三、阅读的双重效应

阿根廷文学家豪尔赫·路易斯·博尔赫斯引用爱默生的话说："图书馆是一座奇妙的珍藏室，在这座珍藏室里，人类最好的精灵都像着了魔似的在昏睡，但都期待着我们用语言来打破其沉睡，我们必须把书打开，这样，精灵们就会觉醒。这样，我们就能同人类产生的最优秀的分子结为伙伴，但我们不去寻找他们，却宁愿去阅读各种评论、批评而不去听他们自己说些什么。"他觉得，书是人类的记忆库，是记忆和想象的延伸，家里存放着一些自己喜欢阅读的书籍是一种幸福，阅读自己爱读的书也是一种幸福，而且拥有书和阅读书籍是人人都能够享受到的一种幸福。他提倡读书要读原著，因为一本书的最重要之处是作者能打动我们的声音和语调，相比于读报和听唱片的遗忘而言，读书能使人永志不忘。他认为每读一本书或重读一次书，书的意义对于阅读者来说仿佛就变化了一次，读者对书的理解和体验就不同，因此，阅读的意义是常青的。如果我们阅读一本古书，那么，就仿佛在阅读一段逝去的时光，因此，我们应该保持对书的崇敬。即使书里充满错误，或者我们不同意作者的观点，但书里仍然保持着某种神圣和奇妙的东西，这不是提倡迷信，而是出于寻求幸福和智慧的愿望。

因为文学家的价值观、艺术观的不同，因此，每位文学家所创作的作品的价值取向和所产生的效果和作用也是有差异的。在宣扬文学的积极作用的同时，也注意到文学可能带来的负面效应，这是人类理智的表现。事实上，的确有的文学作品使人振奋、受到鼓舞和教育，但有些作品却使人愤怒、悲观、痴迷、崇拜暴力和金钱，甚至诱发堕落与犯罪，因此，文学阅读也是一把"双刃剑"。柏拉图甚至将诗看成是哲学的对手，认为诗的性质是非理性的，只有神的点拨和启示才是诗的源泉。因此诗也是不真实的，诗还搅乱人的心境，使理性屈从于冲动和激情。德国艺术理论学家格罗塞说："诗歌，它善的方面有感人的力量，同样也能影响于恶的方面。诗歌在一方面，固然助长高超尊贵的感情的种子，在其他方面，也同样可以发展潜伏在各人内心的低下和卑鄙的本能。"他毫不忌讳地说："有一个振作读者的诗人,还有一打引诱读者堕落到他们所喜爱的泥潭里去的诗人。"这就是说,事实上,只是为了自己的宣泄或快乐的诗人远远多于有社会责任的诗人。

据说,伏尔泰就在一本《关于阅读的可怕危害》的小册子中写道:"书本驱除蒙昧,而蒙昧向来是完美控制之国家的监管与保护的工具。"一切绝对专制的君主和统治者"极度迷信书写文字的力量,他们明白阅读是一种力量,不消几个字就可以造成风吹草偃之效"。因此,在人类文明发展史上,能阅读什么和不能阅读什么从来就不是完全开放自由的,阅读成为一种特权或被剥夺的权利。所谓禁书就是官方禁止刊行、收藏或阅读的书籍。从文学治疗的角度来看,为何会产生禁书? 为何要禁书? 这是值得探讨的一个社会心理问题。以中国古代明清的几大禁书为例,都是涉及不符合主流文化价值观的两性关系的"淫秽之书",如《醋葫芦》讲婚外恋,《剪灯新话》讲人鬼相恋,《品花宝鉴》讲男风盛行的梨园酒楼戏馆生活,《隔帘花影》写女同性恋,《国色天香》写世俗男女之事,《飞花艳想》写姐偷郎之风,《空空幻》写各种性幻想,《九尾龟》写花样翻新的各种性行为,等等。

禁书的理由在于其认为一些文学作品中的角色言行对读者有不良的示范性、暗示性和诱发性。因为"艺术的目的在于唤醒各种本来睡着的情绪、愿望和情欲,使它们再活跃起来,把心填满,使一切有教养和无教养的人都能深切感受到凡是人在内心最深处和最隐秘处所能体验和创造的东西,凡是可以感动和激发人心的最深处无数潜在力量的东西,凡是心灵中可以满足情感观照的那些重要的高尚的思想和观念……使人深刻地认识到邪恶、罪过以及快乐幸福的内在本质;最后还要使想象在制造形象的悠闲自得的游戏中来去自如,在赏心悦目的观照和情绪中尽情欢乐"。人性中有善也有恶,因此,不同主题和内容的文学艺术可能引发人性中积极的或消极的、向上的或不善的东西,例如,宣扬暴力和色情的文学可能带来消极的情绪,甚至诱发犯罪行为这类负面影响。黑格尔说,"艺术拿来感动心灵的东西可好可坏,既可以强化心灵,把人引到最高尚的方向,也可以弱化心灵,把人引到最淫荡最自私的情欲""把人弄得如醉如癫,晕头转向"。萨特也认为:"尤其在诱惑中,语言不追求使人认识,而追求使人体验。"他特别强调,爱情与诱惑的事业就是一回事。

显然,这种诱惑经常存在于言情小说之中,由此可以明白,为何爱情小说经常诱发读者的许多眼泪和某些敢于冒险的爱情体验行为。作家刘绍棠坦言在他年轻的时候读肖洛霍夫的《静静的顿河》,就总是为书中的那死去活来的爱情所震撼,令他泪如雨下。

文学作品的负面效应并不完全取决于作品本身,同时也在很大程度上受读者自己的理解和阐释的影响。例如,某些幼稚的读者竟将《西游记》中孙悟空能飞翔的本领和武侠小说中幻想和塑造出来的各式各样的特异功能与盖世奇功当成真是可以练成的功夫。据报道,有一名少年因在家中阳台上练习"轻功"而摔成重伤,就是因为轻信武侠小说而导致的悲剧。有些读者也有意或无意将文学作品解读为某种教义、信仰、观念或私人利益的证据或范例。回顾历史,即使是《红楼梦》《水浒传》《三国演义》《西游记》几部古代经典小说也有许多种不同意义的解读。从阐释学的观点来看,对文本或作品的任何解释都会因解释者先行的观念、兴趣和方法,以及阅读的心境而发生变化,阅读从来就不是单纯简单的朗读或默读,而是一种解释。鲁迅先生对不同的读者阅读《红楼梦》时会得出不同结论的总结可以看作是阅读意义因人而异的规律,他说:"一部《红楼梦》单是命意,就因读者的眼光而有种种,经学家看见《易》,道学家看见淫,才子看见缠绵,革命家看见排满,流言家看见宫闱秘事。"由此可见,就文学治疗来说,评价作品、选择作品尤为重要,几乎相当于医学对药物研究的重视一样不能缺少。阅读是一种孤寂的享受,是思想和情感的跑马场,在这个孤寂的跑马场中,读者的思想和情感将跑去何方全倚仗骑手把握缰绳的意向如何。

第七章　中国古典文学中的医学现象

中医学是建立在博大精深、源远流长的中国文化基础之上,其理论体系形成于春秋战国时期,蕴含了东方的自然观、方法论和生命哲学。中医学在其产生和发展过程中不断汲取文学、哲学、地理、算学、气象学等各类相关学科的知识和理论,在兼容并蓄的基础上逐渐发展壮大。

从中医学诞生的过程、理论发展与实践模式来探析,可以明确中医学不仅是自然科学,而且更多地具备了社会人文科学的特性。作为以人的生理和心理为研究对象的一门学科,中医学与文学有着密切不可分的渊源和联系,医学以文学作为表达医学理念和传授医学知识、技能的物质载体,而文学为了更好地表现人的心理和真实的生活状态,在作品中引入了相应的医学元素,使作品具有鲜明的医学色彩。为此,"医儒不分家"是中国古代学术中的常见模式和现象,也是中国古代社会特有的一种文化与社会现象。饱读诗书、才华出众的文学巨子,一般都掌握医学常识;而坐堂问诊、救死扶伤的中医大家也会吟诗颂赋,尽显文学才华。在古代,文人往往游走、涉猎于文学和医学的两端。在他们世界观、人生观和价值观中,宋代著名文学家、政治家范仲淹"不为良相,便为良医"的理念已经深入人心,济世救民成为读书人的两大抱负,成就他们人生最大的价值和追求。为此,医学和文学交融互动,医生与儒生成为最佳契合点,形成了中国古代著名的"儒医"现象。朱肱、许叔微、李时珍等医学大家曾用心研读诗书,文学素养深厚;而王安石、苏轼、沈括、刘禹锡等一大批当时文学界的巨匠,医学素养和技能也令人赞叹不已。因此,一些具备浓厚书卷气息的古代医学大家在日常工作和生活之中时常将中医学的知识与术语用一种浪漫写意的方式表达勾勒出来,如采用隐名、谜语、对联、诗歌、戏剧、小说等艺术表现形式来表达医学理论和现象。而在文学创作中,医疗活动也成为文学艺术表现的主题。这些涉及医学的作品,其奇特的构思、精巧的用词造句往往使人感佩医学的博大精深和文学的形象生动,令读者赞叹不已。在此类文学作品中,作家采用医学理念来完善文学观点,选用医学术语丰满作品内容,采用医学素材增强作品的特色。医学与文学的完美结合,有利于构建作品结构、推进故事情节、深化作品主题、强化作品的文学审美和艺术感染力。

第一节　医学术语丰富了文学作品的内涵与张力

文学语言应该贴近社会生活,真实模拟生活中人物语言的本真状态,富于生活气息,像早晨薄雾笼罩下滚动着露珠的花朵一样清新、鲜活、富于生命活力。人生一世,人们总是在顺境和逆境中度过,生命在健康中张扬着活力,也会在病苦中消磨着活力。疾病、痛苦、死亡、悲凉总是与人类相伴而行,是人类社会生活必不可少的内容和要素。因此,文学要表现社会与人生,要塑造典型环境中的典型个人,可以充分运用医学术语来真实反映人生困厄的境地,用医学语言来丰富自己的文学语言。在尽情状写人类病苦窘境中书写人性和人格,以此丰富作品的文化和精神内涵。

一、利用中医药术语生动形象地表现作家思想和作品的内涵

作品中的文学语言是指作家按照艺术世界的形象逻辑而创造的介于书面语言和口头语言之间的特殊话语形式。作家使用文学话语的目的不是为了告知读者在社会和生活中确凿发生的事情,不会苛求所描绘的事件和现实生活完全吻合。他采用文学话语的目的是把自己对社会生活的理性思考、感性认识用审美欣赏的方式创造性地表现出来,使读者获取情感的认同和审美的鉴赏。因此,文学语言应该在一般语言的传达功能的基础上重视提升审美功能,应该蕴含作家本人对客观世界的直觉、知觉、现象与情感投射等,以此协助并引导读者进入具体的感性世界中。文学创作应该力求运用新鲜的或者奇异的语言,给读者带来新奇的、陌生化的感受。为了达到这一目的,作家有时会引入医学术语和医学语言,以此丰富文学用词,蕴含作家本人的思想

认同和情感体验。

例如,中国古典文学名著《西游记》中就有大量的以中医药术语构成的药名诗,第三十六回"心猿正处诸缘伏,劈破旁门见月明"中,唐僧师徒进入一座环境险恶、气氛阴郁的大山之后,心中惊恐焦虑不安,由衷地感叹道:

> 自从益智登山盟,王不留行送出城。
>
> 路上相逢三棱子,途中催趱马兜铃。
>
> 寻坡转涧求荆芥,迈岭登山拜茯苓。
>
> 防己一身如竹沥,茴香何日拜朝廷?

这是一首唐僧抒发感慨情怀的诗,最富有特色的是这首诗歌选用了"益智、王不留行、三棱子、马兜铃、荆芥、茯苓、防己、竹沥、茴香"9味中药。虽然药的功能与诗的内容、表达的情绪无甚关联,但这些药名却推进了《西游记》的情节,增强了文章的趣味和变化。"益智"指的是唐僧受唐王之命赴大西天即天竺的大雷音寺取"大乘经"的矢志不渝的信念;"王不留行"指的是唐太宗亲自为御弟三藏饯行,并与众官送出长安城外;"三棱子"指的是孙悟空、猪八戒、沙和尚这三个徒弟;"马兜铃"正是唐三藏师徒与小白龙马一起在艰难险阻中匆匆赶路的形象和声音;"茯苓"是指西天如来佛祖;"防己""竹沥"指唐僧心地清净、一尘不染,像新采的竹茎,经火炙后沥出的澄清汁液;"茴香"谐音回乡,指代期盼取经成功返回唐朝。作家吴承恩从数千味中药药名中撷取了几种能够确切表达作品内容的药物,使中药名称和全诗浑然一体,巧妙地紧扣小说的主要情节,真实地状写描绘了唐僧此时的心境和感受,令人击掌叫绝。

又如,《西游记》第二十八回"花果山群妖聚义,黑松林三藏逢魔"中,作家采用药名写作了一首《西江月》,描写了孙悟空对进攻花果山残杀众猴儿的猎户进行还击的场景:他吹起一阵狂风,卷起碎石,在空中飞舞,一时间击杀了千余人马。

> 石打乌头粉碎,沙飞海马俱伤。
>
> 人参官桂岭前忙,血染朱砂地上。
>
> 附子难归故里,槟榔怎得还乡?
>
> 尸骸轻粉卧山场,红娘子家中盼望。

在悟空的作法之下，猎户们死伤惨重、尸横遍野、鲜血淋淋，令人目不忍睹。但是作家没有直接用白描的手法来描述战斗的惨状，而是采用乌头、海马、人参、官桂、朱砂、附子、槟榔、轻粉、红娘子9个中药名，回避了死亡和血腥带来的凄惨和暴烈，既生动地描写了当时激烈拼杀和猎户伤亡的战斗场面，又回避了死伤惨重的画面，而不至于带来阅读的困难和不适。

南宋著名词人辛弃疾曾经用药名连缀写成一首《满庭芳·静夜思》，写给他久别的妻子，表达相思之情：云母屏开，珍珠帘闭，防风吹散沉香。离情抑郁，金缕织硫黄，柏影桂枝交映，从容起，弄水银塘。连翘首掠过半夏，凉透薄荷裳。一钩藤上月，寻常山夜，梦宿沙场。早已轻粉黛，独活空房。欲续断弦未得，乌头白，最苦参商。当归也，茱萸熟，地老菊花黄。

辛弃疾在词中用了云母、珍珠、防风、沉香、郁金、硫黄、黄柏、桂枝、苁蓉、水银、连翘、半夏、薄荷、钩藤、常山、缩砂仁、轻粉、独活、续断、乌头、苦参、当归、茱萸、熟地、菊花25味中药的药名，巧妙地运用了药名字面上的意义，营造了一种月光轻笼、月影婆娑、景色秀美的意境和氛围，愈加表达出词人思念妻子的心情和意绪。在一番诗情画意中，尽情抒发自己对妻子的思念之情，在情意绵绵的意绪之中活画出词作情趣盎然之意与优美深远的文学意境。

二、利用中医药术语增加文学语言的趣味性和文化意蕴

在文学作品的创作过程中，作家往往采引入中医药术语，利用其特定文化内涵来婉转、曲折地表达作家的思想观念，避免了平铺直叙的不足，且富有智慧情趣，让读者在用心思考体悟之后有恍然大悟之感，强化了作品的思想内涵和审美意蕴。

（一）隐名中的中医术语

隐名是指在作品创作时充分利用双关、借代、析字、藏字等手段和方法，不直接叙写，而是将要表达的意思显示在语言之外，需经理性或感性分析领悟判断方才能明白。中医、中药的隐名，实际上是一种意藏于言外、曲折隐秘地传递中医、中药信息的方法，其意思表达隐晦含蓄。中医中药隐名的用法起源很早。唐代元和年间，西蜀有位叫梅彪的文人，撰《石药尔雅》，"所集诸药隐名，以粟、黍、荞、麦、豆为五牙"。梅彪以隐名的方式收集药物，或许是为了保密的需要，也许是文人常见的故弄玄虚。而明清时代一些江湖医生采用中药隐名,"不过是市语暗号,欺侮生人"。虽然如此,他们所作的隐名,也是挖空心思,颇下了一番功夫,具有浓厚的文化气息,如恋绵袍(陈皮)、苦相思(黄边)、洗肠居士(大黄)、川破腹(泽泻)、觅封侯(远志)、兵变黄袍(牡丹皮)、药百嗜(甘草)、醉渊明(甘菊)、草曾子(人参)等。

而有些中药隐名,是医生为防止病家对有不雅意味的药物随意联想而命名,此外,作家采用中药隐名也是为了在文学作品中使语言具有生动和形象的特点,使作品内容增加了新奇的特色,增加文章的美感和文学色彩,如金汁、人中白、人中黄、五灵脂、蚕沙、血余炭等。这些药物,要么是从人或动物的尿液、粪便中提取的,要么就是毛发、指甲的制成品。这些不雅药物如果不用隐名,那患者知道药物的来源,恐怕就没有人愿意使用了。为了规避人们的相关联想,具有才学的文人或者医者发挥想象加以变通,以文学色彩附丽说明,使得药物得以在世间流传,久而久之,这些具有文学色彩的药名进化为药物的正名。由此可见,"美其名曰"有时候也是可取的。而在文学创作中,采用隐名的方式来叙述医学现象比较普遍,且取得了较为理想的效果。

(二)谜语中的中医

谜语是用某一事物或某一诗句、成语或文字为谜底,用隐喻、形似、暗示或描写其特征的方法作谜面,供人们猜测娱乐。谜语原是民间口头文学,后来成为文人的游戏,并被引述到文学创作中。尤其是作家在作品中经常穿插中医药谜语,强化了作品的文学情趣和生活乐趣。以中药来设置谜面,有很多精彩的杰作。例如,用下面的一些谜面,分别打一中药名:故乡、异国、牧童、九死一生、三九时节、包龙图、昭君出塞、天女散花、长生不老、病入膏肓、他乡遇故知、一江春水向东流、春眠不觉晓、春常在、断肢再植、老实忠厚、黑色丸子、偷梁换柱、莫用小人。

对于这些谜面,猜谜的如果不用心思索,不具备相应的中医药知识,要想猜到谜底是有些难度的。但是如果对此稍加点拨引导,人们即会恍然大悟。这些谜面所对应的谜底是:故乡——熟地,异国——生地,牧童——牵牛子,九死一生——独活,三九时节——天冬,包龙图——首乌,昭君出塞——王不留行,天女散花——降香,长生不老——万年青,病入膏肓——没药,他乡遇故知——一见喜,一江春水向东流——通大海,春眠不觉晓——安息香,春常在——四季青,断肢再植——骨碎补,老实忠厚——厚朴,黑色丸子——乌药,偷梁换柱——木贼,莫用小人——使君子。

这种娱乐情性、裨益智力的形式人们喜闻乐见、积极参与,推动了中医药知识的普及,更是文学创作中一个重要的环节和元素。

(三)对联中的中医

对联是中国传统文化的重要组成部分,是写在纸上、布上或刻在竹子、木头、柱子上的对偶语句,具有较强的理论概括和深远的文学意象和意境。医家很乐于花费一番功夫来精心设计对联,凝练医家治疗方式和特色,以达到广而告之的宣传效果。来来往往经过的人们,一望对联便能明确知晓这家主人是悬壶济世的,那家主人是设堂卖药的。从对联所反映的中医药内容来看,对联的类型各式各样。例如,点明是经营中医药的对联。某镇"万春堂"药店,已有50多年历史,一直沿用原先门联,年年如样书写,不曾做过改变:"万里晴光闲采药,春风夜月静烧丹。"此联用鹤顶格,造句自然,虚实结合,点出"万春堂",恰到好处。这则对联尽显诗情画意,令人产生如沐春风之感。

又如显示高明医术的对联。有一医学世家,儿子一边从事其他的工作,一边作为父亲的助手行医20多年,也继承掌握了父亲的相关医术,具有了一定的医学技巧和医术。他的父亲去世之后,家族产业和父亲的医学经验需要专人进行整理和传承。有当地的饱学之士为了劝勉儿子放弃其他的非医学业务,集中精力从事医学治疗工作,为他写了一副对联:"庆生全凭三指脉,寿延不属五阎王。"这一副对联构思精巧、别具匠心,文意前后呼应,上下相扣承接,蕴含哲理又气势磅礴,意境浪漫又情理高雅。显示了敢于从鬼门关治病救人,敢于同阎王争夺高下的阔达气概,表达了对联作者对学医者的期盼与厚望。作者话语惊人,不是精通医学和文学的人士是不能够做出这种对联的。

此外,从对联的艺术形式看,构成对联的手法也是多种多样。

有拆开词语使用镶嵌格的对联。例如,闻名中外的"草席之乡"鄞州古林镇的"仙壶堂"药店,店内精选川广等处的地道药材,聘请名医坐堂诊疗,药店来往患者众多,景象热闹非凡。该店的楹联是:"仙曰乾坤大,壶中日月长。"对联使用了镶嵌的修辞格,文化气息浓郁。作者将店名"仙壶堂"中的"仙壶"

二字拆开,分别嵌入上下联的升头,使意思"暗入无路山",然而明眼人却能"心知有花处"。被隐藏的店名一经点破,令人茅塞顿开,拍掌称绝。

有使用双关手法来修辞药名的对联。例如,四川内江"仁和堂"老铺门旁悬挂一副隶书木刻金字楹联:"熟地迎白头益母红娘一见喜,怀山送牵牛国老使君千年健。"对联铺排10味中药,巧用双关。对联表面上是表达迎、送人和物的意思,而深层里却是10味中药的简称,点明了店面经营的业务和特色。作者以此目的来巧妙设联,情趣盎然。这10味中药是熟地、白头翁、益母草、红娘子、一见喜、淮山(怀山)、牵牛子、甘草(国老)、使君子、千年健。

第二节 中医文化是文学创作的重要内容与素材

中医学与中国文学都建立在中国传统文化的基础之上,都是中国传统文化的精华。中医学属于自然科学,文学属于人文科学,但由于中医学的理论和实践与中国传统文化的关联,中医学也具备鲜明的人文科学的特性。因此,虽然二者分属不同的学科体系,在社会生活中由于分工和自身发展规律不同导致社会作用各异,都在遵循自身特有的规律不断发展、变化,但是在中国传统文化背景影响预制之下,两者在发展过程中一直处于互通、互动影响的状态之中,彼此之间出现了有利于对方发展的因素和作用。

文学作为人类社会生活的反映,人类的疾病、困苦和死亡是文学记录和研讨的一个重要环节和内容,因此,医学元素对文学影响尤其深远,无论从内容到形式都可以找到中医学和中医文化渗透预制的印记。而在这些众多的影响要素中,中医学和中医文化为中国文学提供了丰富的创作内容和素材,拓展了中国文学的创作领域,强化了作品的艺术特质与韵味,丰厚了作品的文化内涵。而文学活动本身也在中医文化宣传和扩大中医药学的影响力方面发挥了建设性的作用,文学的艺术审美和思想引导作用则起到了文化引领和艺术治疗的独到效果。

如果我们进一步从微观方面来探析中医学和我国人民生存发展的关系,更可以明晰文学与医学二者之间的渊源和关联。中医学在保障我国古代人民生命健康和推动社会发展的过程中起到了举足轻重的作用。为此,它也受到了劳动人民的重视,在一代代医学工作者的努力下,中医学在变革中不断发展壮大,成为一个比较发达的学科体系,同时又是一门实用性强的技术,社会影响极大,因此,成为作家所关注的对象。中医学不仅在人们防病治病、养生保健中发挥着重要作用,为中华民族的繁荣昌盛做出了突出贡献,而且广泛地渗透到人们日常生活的各个领域,深刻地影响着中华民族的思想、心理、行为和习俗。人们即使不生病,不求医问药,平时的衣食住行也免不了要同中医药发生千丝万缕的联系。

在人们日常生活中,维持人们正常生活需要衣食住行,以人们一日三餐所不可缺少的饮食为例证,中医主张的"药食同源"学说,认为食物也具有药用功能。因此,人们享受美味食物时有时会自觉不自觉地考虑到它们的药用价值,区分它们寒凉温热的习性。人们有时会在饮食中添加适当的药物,以药膳的形式滋补身体,达到祛病强体的目的。一个略通医学的中国人,多少会懂得根据季节变化和自己的体质来选择性味适宜的食物,增进身体健康。

由此可见,中医学已经与中国人的日常生活高度交融,它的学理和特性已经融入中国人民的文化血脉之中,成为中国人传统习俗和文化的主要元素,因此构成了社会生活的重要内容。而文学又是反映社会生活的,每个时代的文学必然要以当时的社会生活为叙写对象。中医中药既然是社会生活的重要组成部分,又是从生理和心理角度来研究人的重要内容,自然被纳入文学家的审美视野,成为作品书写和创造的重要素材和内容。中医药学的内容丰富多彩,如医学家的医学活动、疾病卫生的状况、人们在疾病状态下的生理和心理反应、医方药剂的神奇功效、养生保健的相关方法,都为中国文学提供了数量繁多、弥足珍贵的文学创作素材。

一、医家医学活动成为作品中的重要内容

今天人们了解古代医学家的相关事迹和医学成就,除了借助医学典籍和史学名著之外,文学典籍也成为一个重要的途径。在我国明清四大古典小说中,作家以艺术加工和提炼的方式,叙写了历史存在的和虚构的众多医家,而其中描写的大量医学活动,其行方用药的经验至今仍有使用和借鉴价值。这些文学典籍既具有文学的审美欣赏价值,也具有了医疗学习的价值和用途。

罗贯中的《三国演义》塑造了我国古代著名的医学大家华佗的光辉形象。作为我国的"外科始祖",他为我国的医学发展做出了卓越的贡献。华佗医技精湛、医德高尚,其事迹和故事至今仍在民间广为流传。在《三国演义》中涉及大量关于华佗的故事,如为周泰治金疮、为关羽疗箭毒、为曹操医头风等。他已经成为不同故事情节之间重要的纽带。

例如,第七十五回"关云长刮骨疗毒,吕子明白衣渡江"中,描写华佗为关羽治疗箭伤,写得绘声绘色、十分传神:公饮数杯酒毕,一面仍与马良弈棋,伸臂令佗割之。佗取尖刀在手,令一小校捧一大盆于臂下接血。佗曰:"某便下手,君侯勿惊。"公曰:"任汝医治,吾岂比世间俗子,惧痛者耶!"佗乃下刀,割开皮肉,直至于骨,骨上已青;佗用刀刮骨,悉悉有声。帐上帐下见者,皆掩面失色。公饮酒食肉,谈笑弈棋,全无痛苦之色。须臾,血流盈盆。佗刮尽其毒,敷上药,以线缝之。公大笑而起,谓众将曰:"此臂伸舒如故,并无痛矣。先生真神医也!"佗曰:"某为医一生,未尝见此。君侯真天神也!"这一情节的描写,既表现了华佗高超的外科手术治疗技术和过人的胆识,又突出关羽在剧痛面前神情自若的表现,状写其意志坚忍非同常人的英雄气概,令人叹服不已,进一步把关羽推向神圣的地步。

又如,第七十八回"治风疾神医身死,传遗命奸雄数终"中,华歆说:"华佗字元化,沛国谯人也。其医术之妙,世所罕有;但有患者,或用药,或用针,或用灸,随手而愈。若患五脏六腑之疾,药不能效者,以麻肺(沸)汤饮之,令病者如醉死,却用尖刀剖开其腹,以药汤洗其脏腑,患者略无疼痛。洗毕,然后以药线缝口,用药敷之;或一月,或二十日,即平复矣;其神妙如此!"此处借华歆之口,运用白描手法,为后世留下了一个擅长外科手术且独创麻醉剂的医术高明的医生形象。当时,曹操罹患风疾,头痛难忍。在华歆推荐下,曹操召请华佗前来救治,华佗提出运用外科手术根除的方法,即"先饮麻肺汤,然后用利斧砍开脑袋,取出风涎,方可根除"。在当时这种石破天惊的治疗方法自然不被人们接受,加之曹操历来多疑,以为华佗要加害于他,盛怒之下不顾属下劝谏,在狱中杀死了华佗。一代名医就这样陨落了,封建统治阶级的暴行既伤害了众多无辜的人员,最终也害了曹操本人。不久曹操重病因无人救治而身亡,同时也揭开了曹丕继位为魏王、三国鼎立渐成的大幕。

文学作品中点缀医学家相应的活动,增添了作品的生活情趣,使文章富于变化,揭示了作品的主题,真实地再现了人物的生理和心理活动,使人物形象更加丰满而生动。

二、中药成为文学活动吟咏的对象

古典文学中有大量的咏药诗赋,以中药作为吟咏的对象。这些诗歌可以称为"药名诗",即以中药名称或者是以中药名称的谐音写入诗中,构成诗歌的主要成分。在这类诗歌中,诗人采用优美动人的文笔,描绘各种药物的形态、颜色、性味、功用,赞许它们为人类的健康生活做出的贡献,或者是将药名写入诗中,诗人往往会把部分中药借喻为美好事物的象征或情感的寄托物,起到营构意象、烘托氛围、表达情感的作用。

药名诗创作一般认为是源于唐代诗人张籍,晁公武《郡斋读书志》卷十九著录《陈亚之集》时写道:"药名诗始于唐人张籍,有'江皋岁暮相逢地,黄叶霜前半下枝'之诗(引者按:此是离合格,有药名'地黄'及'半夏'谐音),人谓起于(陈)亚,实不然也。"而兴盛时期是在宋代。诗歌在唐代大发展之后,宋代具有了求变的学理和美学要求,诗人不再满足于传统题材和表达方式,于是药名诗就成为宋人涉足的一个重要领域。由于中药具有来自大自然的天然药物这种特殊性,决定着植物类的药物除了具有药物功用之外,还因其具有奇特的个性、美丽的姿态、艳丽的色泽和芬芳的气味而具有观赏把玩的价值,成为人们的审美对象,所以古人常有"花药"之称。唐代著名诗人孟浩然就有"曲岛寻花药"的佳句。自然界中存在的大量形态繁复、功能多样、美丽多姿的植物类药材,不仅丰富了中医治疗疾病的药物库,也拓展了文人墨客吟咏抒情的对象和素材。

沈约是南北朝时期的文坛领袖,他以中药为题材,写作了一首具有浓郁药学风味的诗作《怀旧事》:

> 喝马蓝关路,王孙欲断肠。
>
> 风扬桃蕊嫩,露郁李花香。
>
> 志远情难弃,心高意已伤。
>
> 春长山月寂,莫若早回乡。

诗人在诗作中巧妙地嵌入了马兰、王孙、羊桃、郁李、志远、薏苡、常山、茴香8个中药材名,药名与诗歌内容巧妙地融合在一起,诗人以"断肠草"这类富有特定情感色彩的药名,赋予了诗作浓郁的文化气息和氛围,全诗被笼罩在一股淡淡的哀戚和忧愁氛围之中,抒发了自己在当时混乱的时局之下,壮志难酬、心灰意冷、欲归隐田园的伤感和无奈之情。

宋代的陈亚是以中药为诗创作数量最多、社会影响力最大的诗人。《宋史·艺文志》上提及陈亚所著《药名诗》一卷,由此可见其创作数量之多、影响之大。陈诗不是机械地堆砌药名,而是采用谐音双关、营造意象等艺术方式,具有较高的艺术水准,受到时人瞩目。如在《登湖州消暑楼》一诗中,作者写道:

重楼肆登赏,岂羡石为廊。

风月前湖近,轩窗半夏凉。

曾青识渔浦,芝紫认仙乡。

却恐当归阙,灵台为别伤。

诗人在诗中引用了重楼、前胡(前湖)、半夏、紫芝、当归等中药名。这是一首令人倍感轻松愉悦的诗作,炎炎夏日,登上水波荡漾的湖州消暑楼,极目远眺湖面的景物,远处湖面上清风拂过,带来水面的凉意,令人神清气爽,好似在仙境中一样乐而忘返,表现出诗人醉情山水美景的愉悦情怀。诗人的药名诗创作具有不同的艺术风格。陈亚在祥符担任知县时,有亲戚朋友经常向他借牛用于拉车,陈亚心疼牛长途跋涉非常疲累,但是又不好回绝亲朋,于是做了一首药名诗,立即解决了这个困惑他的问题。他在诗中写道:

地居京界足亲知,倩借寻常无歇时。

但看车前牛领上,十家皮没五家皮。

诗中嵌有车前、五加皮(五家皮)等药名,诗人借助"五家皮"这一药名形象生动地告知众人,自己的牛头上的皮已经被磨破了,不能再行对外出借了。人们看到后,都被诗人诙谐幽默的话语逗乐,再也不去借用他家的牛了。

三、处于疾病困厄中人物的生理和心理状态

文学与医学都以人为研究对象,医学重在揭示人类的生理状态,而文学重在描述人类的心理状态,二者在人的问题上是一致的,都在探析如何使人类的身体和灵魂达到和谐统一的地步。为此,作为以塑造人物为己任的文学

作品,势必要描写人物在正常状态和病理状态下的生理和心理的变化,才能揭示人物的典型性格和形象,具有鲜明的艺术魅力和特点。

在文学作品中,作家要如实地摹写社会,在战乱、灾害、瘟疫、饥饿等不时出现的时代,大多数人都处于一种非正常状态之下。为此,文学作品中人物在疾病困厄情态下的生理和心理变化和状态就成为文学作品重要的书写内容和题材。例如,《红楼梦》中对处于疾病困厄状态中的人物描写就极为典型和突出,所描写的患者数量之多、病情类型之杂、病情之重都堪称典范。曹雪芹在小说中以病来叙写人、以病来写事、以病来抒情,凸显了文学与中医学紧密相连的关系。从医学视野来看,《红楼梦》中黛玉、宝玉等重要人物一出场就带有病态。而这种病态,往往喻指社会和道德意义上的病态,并且隐约地暗示人物的命运和结局。如《红楼梦》第三回"托内兄如海荐西宾,接外孙贾母惜孤女"中,黛玉辞别父亲前往贾府寄居,众人初次见到黛玉,第一印象就是黛玉身体有病弱不足之症。众人见黛玉年纪虽小,其举止言谈不俗,身体面貌虽弱不禁风,却有一段风流态度,便知她有不足之症。因问:"常服何药?为何不治好了?"黛玉道:"我自来如此,从会吃饭时便吃药,到如今了,经过多少名医,总未见效。"从中医学上来分析,先天不足应是指的"肺弱"。黛玉幼小失去母亲,不得不离家寄人篱下,自己身体又虚弱多病。黛玉一出场就处于一个病态的环境与状态中,既有内部自身的病态,又有外部环境的失衡,病弱的阴影始终笼罩在黛玉身上,为后文黛玉的悲剧结局做了铺垫。而宝玉初见黛玉,也重在描写他的狂症。王夫人提前为黛玉做介绍时说,宝玉"他嘴里一时甜言蜜语,一时有天没日,疯疯傻傻,只休信他"。当黛玉见到宝玉时,宝玉因为黛玉没有通灵宝玉而"登时发作起痴狂病来,摘下那玉,就狠命摔去"。作家形象地描写了宝玉的狂人形象,他的性格游离于疯与不疯之间,这是社会、家庭给他造成的巨大压力对其影响、使其撕裂而成。这就使得宝玉这一人物形象十分复杂而富有张力,有多元化、多维度解读的可能,使其成为文学画廊里一个极富个性的文学形象。《红楼梦》中的其他重要人物,如秦可卿、王熙凤、晴雯等一众美好的女子,最终都在疾病纠缠与心理纠结之中离开了人世,她们的疾病有着极其丰富的文化隐喻义,作家以悲悯情怀,以疾病与痛苦作为切入点状写了她们在封建家族和制度下无法把握自己命运的悲惨结局,叙写了她们的性格和命运悲剧,使读者与文中人物产生情感共鸣,强化了作品的美感和艺术感染力。

四、医方药剂的神奇功效

中医学是中国五千年历史与文化的重要组成部分,而中医药学从理论体系形成以来已有两千多年的历史。在中华民族漫长而悠久的发展史上,中医药发挥了治病保健的关键性作用,为保证人民的健康做出了突出的贡献。作为社会生活的一部分,医药学在文学作品中得到展示和融通。此外,医学由于其涉及人体生理和病理的神秘色彩,更容易引起读者的关注和兴趣,在中国文学作品中成为一个重要的题材和内容。

在《史记·扁鹊仓公列传》中,司马迁以现实主义和浪漫主义相结合的手法塑造了扁鹊、淳于意这两位既有传奇色彩又有生活与现实基础的医学家形象。司马迁善于讲述故事,通过叙写一个个富有传奇色彩的医方医案,让人们感知医生采用医方药剂以及其他治疗手段的神奇效果,使读者真切感受到两位医学家高尚的医德和传奇般的医技,强化了作品的故事性和趣味性,提升了作品的可读性和文学性。

文中司马迁主要记述了扁鹊为虢国太子治病的过程。他通过叙写一系列话语,突出扁鹊精准的判断能力和医学素养,给人以先声夺人的感觉。文中层次分明地记述了扁鹊超绝精妙的治疗方案:“扁鹊乃使弟子子阳厉针砥石,以取外三阳五会。有间,太子苏。乃使子豹为五分之熨,以八减之齐和煮之,以更熨两胁下。太子起坐。更适阴阳,但服汤二旬而复故。故天下尽以扁鹊为能生死人。”作家简明扼要的描写和记述,形象而传神地讲述了扁鹊运用精湛医术治愈疑难杂症的故事,扁鹊因此也名闻天下。

司马迁在记述淳于意时,则没有沿用描写扁鹊时重点突出的写作方式,而是选写了二十四条和医案类似的医学材料,以淳于意自我叙述的方式娓娓道来,很富于生活气息和文学情趣。如为齐国名叫循的郎中令治疗时,作家写道:“齐郎中令循病,众医皆以为蹙入中,而刺之。臣意诊之,曰:‘涌疝也,令人不得前后溲。’循曰:‘不得前后溲三日矣。’臣意饮以火齐汤,一饮得前后溲,再饮大溲,三饮而疾愈。”又如,淳于意为齐国名叫信的中御府长治疗疾病时,作者写道:“臣意即为之液汤火齐逐热,一饮汗尽,再饮热去,三饮病已。

即使服药,出入二十日,身无病者。"对于不同的疾病,都能明辨医理,辨证施治。淳于意诊察和治疗新奇而有特色,皆能手到病除,尽显中医药方剂和其他治疗手段的神奇,一位令人赞叹不已的古代名医的形象跃然纸上。

第三节　中医药学在文学创作中的独特作用

文学是人类文化的一种,是一种特殊的精神生产,其创作源头在于人类的经历和生活。如果没有来自现实生活的经历,没有丰富的人生阅历,文学创作犹如无源之水、无本之木一样,没有真情实感。即使作家堆砌大量华美的词句,也不会有打动人心的艺术魅力,不会引起读者的关注和喜爱。

此外,文学创作作为一种复杂而幽曲的人类心理活动,它需要有强烈的心理驱动力。这种文学创作的动力即在于因事所感、因心所悟,真情发自内心,才会外化于文字与作品这种客观载体。在强大心理动机的驱使下,作家方能创作激情涌动,以生花妙笔创作出文字优美、情感真挚的名篇佳作,引发读者情感共鸣和震撼,实现由形之于心到形之于手的创作过程。

诺贝尔文学奖评委之一、瑞典的汉学家马悦然在接受新华社记者专访时曾说,莫言是一位很好的作家,他的作品十分有想象力和幽默感,他很善于讲故事。作家的创作过程可谓是讲故事的过程。为此,优秀的作家创作文学作品时必须要有事件驱动引发创作心理动机,而在创作过程中故事情节的发展也需要一定的驱动力。自然和社会环境的变化、人物生理和心理状态的变化以及重大事件的发生就成为推动故事向前发展的动力和源泉。尤其是人物自身因为疾病与困厄所产生的身心由内到外的变化,有时对故事情节影响极大。因此,在文学创作过程中,中医药学在推动故事情节发展、营造作品情感氛围以及深化主题方面起到关键性的作用。

一、中医药元素在故事情节发展方面起到助推作用

在人的一生中,疾病与人的关系尤为密切,人都是在健康和不同病理状态制衡协调中前行发展的。疾病既可以使人认识到人生的无奈和伤痛,又可以使人感受到生命和健康的可贵。在疾病与医治的过程中,对每个人来说都

是痛彻心扉的生命体验,使人们的心理和情感发生较大变化,从而导致人们思想和行为发生转变,这就为文学表现社会以及描述人生体验提供了丰富的素材和动力。此外,从社会发展的宏观历史来分析,疾病对社会历史、政治和文化都会产生巨大的影响。大范围发生的传染性极强的瘟疫对一个国家和社会都会产生致命的影响,因此对历史起到不可忽略的推动作用。例如,179年,东汉王朝连续多年暴发春季瘟疫,人口大量死亡,生产和经济受到剧烈破坏,在社会上形成了大量的流民,最终导致了184年的黄巾军起义,汉王朝在农民起义和此后的军阀混战中国力衰微,天下混乱而产生三国鼎立,古典小说《三国演义》艺术化地再现了当时的社会场景。所以疾病所形成的痛苦与灾害可以影响国家的存亡、历史的进步,也可以推进科技与医学的发展。我们可以说,医学元素在文学作品展示社会、表现人生、揭示情感等诸多方面都具有积极的意义,尤其在作家讲述故事时更是起到提供材料、推进发展的作用。

《红楼梦》对疾病与医学的描写堪称典范,作品对医学的描写展现了双重文化内涵:一方面,展示了宝玉、黛玉、宝钗等文中主要人物的生理病变,以此揭示他们在病态社会中的复杂生存现状和情态;另一方面,揭示了社会和文化的病态,凸显了人物从肉体到灵魂两个层面的生存困境,折射出人物悲剧结局的原因和表现。小说以文中人物的疾病与困厄开始切入叙述,又从人物悲戚离开人世和进入疯癫状态而结束。就在疾病这一重要因素的作用和驱使下,作品展开了对于贾家荣宁二府兴衰成败的历史叙说和社会评判。

刘鹗的《老残游记》则塑造了一位游走江湖的走方郎中——老残,他自甘淡薄,不愿意进入仕途与当时污浊的官宦同流合污。小说以其行医路程作为主线来描述他沿途所见所闻。他关心国家和民族的命运,同情下层人民的疾苦,具有侠肝义胆,尽其所能为百姓解决一些实际问题。难能可贵的是,他表露了自己的政治观点,即清官误国、害民的观点,可见作家敏锐高远的政治理念和水平。在小说故事情节发展中,医学元素起到了牵引联结的作用,老残外出游历的原因及沿途所见所闻均与医学相关联。作者在介绍老残开始外出游历的原因时提到:"这老残既无祖业可守,又无行当可做,自然'饥寒'二字渐渐地相逼来了。正在无可如何,可巧天不绝人,来了一个摇串铃的道士,说是曾受异人传授,能治百病,街上人找他治病,百治百效。所以这老残就拜他为师,学了几个口诀。从此也就摇个串铃,替人治病糊口去了,奔走江湖近二十年。"由此揭开了老残前往由东行医游历的序幕。老残在山东济南因为抚院内文案差使高公的小妾治愈了喉蛾重疾,一时间在济南被誉为神医而成为当地名人,得到济南巡抚宫保的赏识,从此与上层人士接触,开始了真正的官场游历,才得以见识众多特异的事件与复杂的社会现实。

二、中医药元素加深了作品情感氛围的营造

一提及疾病,人们往往把它与相伴而生的肉体的痛苦、心灵的磨难相联系,而疾病与贫苦又是一对双生儿,不菲的治疗费用加之疾病导致的无法从事生产的自然结果,注定会给家庭的经济状况和生活情况带来严重影响,生活贫苦、事业不顺、情感困境等,给人生带来了无尽的困厄,笼罩上悲凉的意蕴。可以说,疾病、贫困、痛苦、残疾、死亡、失恋等都会与医学元素相伴而生,这是我们社会人生的常见形态,而人类生存困境和情感逆境的常见情况,也成为文学作品中经常反映的对象,用于描述人类真实的生活和情感。带有浓厚感情色彩的中医学元素嵌入文学作品中,自然会给文本涂抹上一层浓重的情感色彩,营造出一种凄凉、惶恐的意境和氛围。

在中国古代文学中,作家为了突出人物生存处境的艰难与困苦,多以疾病与医学元素加以点染。《水浒传》中武松豪气冲天、英雄气概十足,但也有潦倒落魄的境遇。第二十二回"阎婆大闹郓城县,朱仝义释宋公明"中,宋江初次见到武松的情景令人唏嘘感慨:"宋江已有八分酒,脚步趔了,只顾踏去。那廊下有一个大汉,因害疟疾,挡不住那寒冷,把一锨火在那里向。"由于武松性暴如火,在柴进庄园得罪了很多下人,他们在柴进面前说武松坏话,柴进也慢慢怠慢了武松。武松发病之后,无人过问照顾。这样一个打虎英雄沦落到衣衫褴褛、疾病缠身、在角落里用铁锨烤火的困境,令人不禁感慨虎落平川被犬欺的人生境遇。

在《红楼梦》中,曹雪芹刻意叙写了以肺结核为代表的肺部疾病。肺结核这种病症往往是由于心思过于缜密敏感、思虑过重导致的,症状表现多为剧烈的咳嗽、令人心悸的咯血等方面,患者形体的表现则为身材消瘦、面部白皙且经常因疾病泛起淡淡的红晕。肺结核在当时是无法治愈的疾病,发病时吐

出的鲜血常常带给人们深重的恐惧和悲凉,增强了人们内心中凄苦绝望的感受。作家在作品中多次渲染黛玉当爱情无望之时发病的情形,强化了作品的情感和艺术氛围。在第九十七回"林黛玉焚稿断痴情,薛宝钗出闺成大礼"中,当黛玉得知宝玉要和宝钗成亲的噩耗之后,多次吐血,令人伤痛。"话说黛玉到潇湘馆门口,紫鹃说了一句话,更动了心,一时吐出血来,几乎晕倒"。但贾母和王夫人等来探视的时候,黛玉病情愈加严重,"见黛玉颜色如雪,并无一点血色,神气昏沉,气息微细,半日又咳嗽了一阵,丫头递了痰盂,吐出都是痰中带血的,大家都慌了"。对黛玉病情的描写给人触目惊心的感觉,外在病症揭示出黛玉内心极度的悲伤与绝望,也预示了她不久于人世的悲剧性结局,令人感慨的美好事物被赋予了毁灭的悲剧意蕴,作品也被笼上一种无望悲戚且令人愤懑的色彩与氛围,引发人们对宝黛爱情发自内心的怜悯和哀戚的审美感受,在浓厚的艺术氛围中令人回味、感受作品带给人的情感冲击力与感染力。

三、中医药元素深化了作品主题的表达

主题是文学作品的灵魂,深刻的主题能够深化作品文化内涵和强化作品思想意蕴。文学作品不仅要给读者美学的感受,更要有情感的熏陶和思想的洗礼,这对于具有时代意义和历史厚度的作品主题就显得尤其重要。表现主题的方式和方法非常多,作品可以通过人物塑造、情节开展、自然和社会环境描写等方式加以揭示,而景物描写、语言描写及中医药等医学元素描写可以起到深化主题的作用。因为作品的主题是以人的情感、思想与社会的关系为依托产生的,而医学具有特定的便利条件,可以深入人物的内心深处,以细腻深入的方式揭示人类在疾病、困苦中的反映和表现,以此揭示疾病笼罩之下的文化因素和社会背景。

在中国文学作品中有大量的描写人物在疾病中苦苦挣扎的情节,以此揭示社会、人生对其形成强烈的压力和抑制,并分析政治、经济、宗教和文化等诸多因素对其形成的影响和制约。例如,《红楼梦》中通过疾病元素在人物命运悲剧中的描写,重在探析疾病背后的政治、经济、文化和情感的因素,通过对黛玉、晴雯等人物在心身疾病交加中悲愤离世的叙写,展现了封建统治、封建思想对于人物的摧残和伤害,揭示了当时上层家族中人们虚伪、自私、冷

漠、狠毒的性格和特质。

还有部分作品用医药与社会人生的关系来揭示当时社会的黑暗与无奈，以隐晦曲折的方式表达对当前政治的态度和看法。例如，唐代文学家柳宗元的《捕蛇者说》中，作者以村人宁愿去捕捉那些可以致命的毒蛇作为中药上缴，也不愿意去缴纳赋税，以此尖利而深刻地揭示了苛政猛于虎的社会政治现实。另一部分作品则通过医学元素来反射出社会和人生的哲理性思考。作者以中医学药理药性的特点以及治疗的原则和方法来喻指人生和社会的道理和学问。例如，在唐代文学家刘禹锡的《鉴药》中作者叙述了自己一次服药治病的经历，以人与药性、身体素质及自然界的关系，来说明人们提升自己的综合素质、政治家治理一个国家，都需要根据情况发展的不同采取相应的策略和方法，切忌因循守旧、不思进取。

第八章　中国现当代文学中的医学现象

　　综观中国现当代文学尤其是中国现代文学的起源与发展,人们不禁感叹一个有趣的现象,即中国现代文学的主将鲁迅以及重要成员郭沫若、郁达夫、冰心等作家起初皆从事医学职业,只是后来出于社会变化与自身发展的需要,纷纷弃医从文,在医学基础上走出了一条独具特色的文学之路,形成了医文互通的独特文学现象。此后中国当代文学重要作家毕淑敏、余华、池莉等也有弃医从文的经历,医学元素和现象因此也成为中国现当代文学中一个特色和标志。

　　文学是社会生活的形象反映,社会生活的多元性和丰富性驱使不同性别、年龄、性格和职业的人从事文学创作。但不难发现,具有医学背景的文学创作者最容易取得突出的成就,这与医学与文学二者的研究对象有相同之处不无关联。文学与医学都以人为研究对象,都在关注人类的肉体、灵魂、苦难和死亡等诸多问题。文学作品在叙述和描写中所涉及的人类的文化和精神最终来源于人的内心世界。真正的医学也是不仅关注人的躯体健康,更要关注人的心理健康。文学重在研究人的社会属性,关注人的思想、精神、情感,关爱人的心灵和心理;而医学则重在研究人的生理、心理的正常状态和病理状态的变化和处置,其侧重点在于外在疾病的诊察和医治。将二者融会在一起,则始于中国20世纪初期。国家和民族的危亡促使人们把精力倾注到关注人的身心发展方面,使文学与医学的互通进入了一个新的时期,开启了一个全新的发展阶段。

　　而在服务社会方面,二者也是相通的。宋代著名文学家范仲淹曾经提及:"不为良相,便为良医。"由此可见,在古代知识分子看来,二者都是实现自己社会价值的手段和方法。文学用以载道,医学用以济世,文学与医学在其学科目的上是一致的、相通的。医生通过探究肉体得到理性的结论,从医学的角度看到人类肉体等物质的东西;而作家则从精神上探究理论无法解决的问题,从文学的角度看到人最本质的东西。医学之道用于救人,文学之道也是用于救人,进而由救人上升为救治整个病态社会中的人。这在中国现代文学的起源与发展史上具有重要意义。20世纪初,中国政治黑暗、经济萧条、国家和民族危亡,迫使部分先进知识分子开始睁开眼睛看世界,在西学东渐的劲风吹拂之下,各种西方社会思潮如雨后春笋般地在中国兴起,中国先进知识分子以主动姿态学习西方先进的科学与文化以解决国内实际问题,"师夷长技以制夷",一系列运动风起云涌般地在国内兴起。其中,一个重要的领域就是在文学与医学融会的方面。起初,中国进步的文人把疗救疾病、强健民族体魄作为挽救民族危亡的手段和路径,但在探索前行的过程中,进步的知识分子却悲哀地发现仅靠医学解决生理的病态对疗治中国的社会问题作用不大,他们真切地发现"人"的问题,开始转变为从医学视野的角度来诊察对社会发展形成阻碍的个体和社会文化的病症问题,提出了"改造国民劣根性"的话题,开始了由疗救个体的生理疾患到疗救社会病症的重大转折。在这一过程中,以鲁迅为代表的一部分文人开始了弃医从文或亦医亦文的转变。鲁迅起先基于庸医误人以及西医可以促进维新的初衷,毅然决然地前往日本学习西医。但当他目睹了国人围观中国人被枪毙的场景之后,痛感只是救治国人身体疾病,不改变国人的灵魂和思想,也无法改变国家和民族的命运。为此,鲁迅做出人生重大抉择,断然地放弃了医学,选择了可以改变人们思想、精神和文化的文学作为自己毕生从事的事业,开始了以医学和文学双重视角探视社会、改变人生、健全人格的打造国民新的灵魂之旅。他所开创的"改造国民灵魂,做文化大医"的文学精神被此后的作家传承。

进入21世纪之后,余华继承了鲁迅的创作模式与风格,他曾经坦言鲁迅对其文学创作影响极大。在新时期,以余华、毕淑敏、池莉等为代表的作家都有过类似鲁迅弃医从文的经历,他们以医学的视野来透视大千世界,以浓厚的人文关爱情怀来关照人生,以医学家敏锐深刻的视野来剖析人性,以医学故事来推动作品情节发展,取得了极高的艺术水准和成就。为此,作家与医生联系在了一起,把医生的理性思维、丰厚的医学知识与作家的感性思维和细腻的文字表达能力有机地结合在一起,作家用医生的眼光来观察和描写纷繁复杂的人生。医学与中国现当代文学创作水乳交融在一起,在创作动机、创作手法、文化意象、内容表述等方面取得突出的文学成就和文化贡献。

第一节　中国现当代文学中独特的"医学文化"意象

意象是指客观物象经过创作主体独特的情感活动而创作出来的一种艺术形象。文学作品中运用营构意象的方式可以起到营造氛围、借景抒情、交代背景和环境、突出意境、奠定情感基调、丰满人物性格、厚重文化内涵与意蕴等作用。而作品中的意象一般分为自然景物、人或者事物意象。在中国古典诗词中,梅兰竹菊、流水斜阳、孤村昏鸦、清泉明月等自然景物为常见的文学意象,对美化诗词语言、突出作品氛围、营造感人意境、深厚文化内涵起到了极大作用。

综观中国现当代文学,由于现代文学诞生于中国半殖民地半封建社会时期,国家分裂、山河破碎、民族危亡,整个社会处于病态情形,国民也从封建社会中自闭、高傲、自负的思想状态急转到封闭、愚弱、自卑的思想状态,无论身体还是思想都处于孱弱病态,"东亚病夫"就是当时西方殖民者对中国人的称谓。这个称谓起先名为"东方病夫",来源于1896年10月17日英国人在其主办的《字西林报》上登载的一篇文章。1936年柏林奥运会上,中国140余人组成的代表团除了撑杆跳高选手进入复赛外,其他选手都在初赛中即遭淘汰。当中国代表刚回国途经新加坡时,当地报刊上发表了一幅讽刺中国人的外国漫画,并题为"东亚病夫"。这个称号令人心痛但又极其形象地展现出当时国运不昌、民生多艰的社会形势:国家疲软,任人欺凌;民族衰亡,萎靡不振;国民贫病,愚昧麻木。一个时代有一个时代的文学,它总是面向时代而产生并生存,思考、反映并记录一个时代的社会和人生,塑造一个时代的人物群像。在中国现代文学赖以生存、发展的土壤和环境中,"疾病"成为一个不容回避和忽视的现象和问题,"疾病"意象成了中国现代文学的主流意象,带有厚重的文化内涵与意蕴。

疾病与疗治是一对相伴而生的概念和意象，其不仅反映在社会生活领域，也反映在政治与思想领域，挽救国家和民族危亡一时间成为20世纪初的主流话语，也成为五四新文化运动发起的内在驱动力和文化动因。当时，起引领作用的作家以文学家和医学家的双重身份进行文学探析和创作，他们在极力探求救亡图存的真正出路的过程中实现了由医学救国到文化救国、思想救国的转变，由救治肉体的疾患到解除人们心灵的蒙蔽和愚昧，再到从文化和思想上探讨如何救治整个社会和国家，以期获取启蒙的成功和革命的胜利。为了实现这一目的，五四新文化运动大家发起了新文学运动，希冀以文艺的形式实现革命的启蒙，探析国民的病根所在，并为革除社会病根开出一剂药方。"疾病""疗治""药方"因此成为中国现当代文学中医学文化三个重要的代表性意象。

一、"疾病"意象

自从人类诞生以来，疾病就与之相伴而生，并被赋予各种文化上的内涵与隐喻意义。而医学作为人类社会生活的重要组成部分，也因此成为一个极其重要的文学题材，它丰富了文学创作领域，影响了文学思潮和流派。德国著名文学理论家维拉·波兰特曾说："艺术与医学自古以来就存在着基本的、本质上不无根据的联系。古典思想将医学和艺术合而为一奉为和谐的最高目标。希腊神话中的阿波罗同时是诗歌神和医药神，因为他是作为和谐之神祭祀的。"因此，医学与文学在功能和社会意义方面有了诸多的交集，医学丰富了文学的表现内容和手法，而文学又有了以艺术手段治疗人们疾病的功能。在文学作品中，疾病意象成为一种表现常态。美国文论家苏珊·桑塔格在《疾病的隐喻》中深刻反思与探讨了肺结核、癌症等病症由生理病理现象渐次隐喻化，由"仅仅是身体的一种病"而被赋予了道德批判色彩，并与政治压迫相联系。可见，文学作品中的疾病描写皆与相应的社会文化内涵相联系，带有一定的文化意蕴和价值意义，并可带来审美效应。

在中国现代文学史上，文学作品中的疾病与当时悲苦凄绝的时代背景有着紧密的关联，以反映时代的苦难、思想的愚弱、社会的解救为价值取向和审美意蕴。在大量的文学作品中，作家描写了动荡社会下人们贫病交加的生活状态，渲染了身后的悲凉意味，加深了作品的悲剧色彩。

在一系列病症中,肺结核等肺病作为一个重要的疾病意象被众多作家在作品中加以描述和演绎。在不同的时期,"肺结核"作为重要的文学意象具有不同的文化隐喻义。有的是为了凸显人生的苦难和悲凉,借外在疾病凸显内在心理的愚昧和麻木。例如,鲁迅在《狂人日记》《孤独者》《药》3篇小说中提及的"痨病"(肺结核)分别象征着贫苦、鲜血和死亡,带给人恐惧、压抑和窒息的感觉。而巴金《寒夜》中的汪文宣则以肺病强化了抗战时期普通百姓的人生悲剧。萧红《小城三月》中的翠姨、张爱玲《花凋》中的郑川嫦、丁玲《莎菲女士的日记》中的莎菲,则以写实的手法书写生活的艰难和痛苦,描述人们精神的困窘和压抑。但在现当代文学另外一些作家的创作中,肺结核则被涂抹上浪漫传奇色彩,疾病被披上了一件病态、衰颓的华美外衣。作家笔下的肺结核患者大多才华横溢、温文尔雅,有种林黛玉似的泪光充盈、弱柳扶风般的病态风韵。例如,郁达夫《茫茫夜》中的吴迟生、《迟桂花》中的翁则生、《蜃楼》中的叶秋心等,均为患肺结核且多愁善感的时代青年;巴金《灭亡》中的杜大心,是位对这个社会感到绝望的青年诗人;郭沫若《落叶》则叙写了肺结核患者洪师武与日本看护妇菊子的纯真爱情,疾病在美好温馨的爱情中被淡化处理。还有部分作品中,疾病非但没有任何痛苦和丑陋,甚至被美化处理,如王独清在《三年以后》中叙写了男主人公爱上了一个罹患肺病、纤弱白皙、颇富艺术气质的女孩。三年之后,当得知女孩肺病的症候已经过去,竟然感到非常失落,因为他由此失去了一个表白爱情的好机会,更失去了和她一起害肺病而浪漫情死的机会。

作家除了描写生理疾患的病症意象之外,还在文中描写人物心理上的疾患,"狂人"就成为作品中常见的意象。作家笔下的狂人、疯子并非纯粹意义上的患者,他们都是时代病症的患者,秉持鲜明而生动的性格特征,具有进步的社会文化意义和鲜明的时代烙印。狂人意象可以分为两类加以探析:一类是指在社会的压迫和生活重压之下的被侮辱与被损害者,是被某种环境逼疯的,如鲁迅《祝福》中的祥林嫂,在封建礼教和封建迷信的双重打击下,在人们的愚弄、歧视之中被吞噬毁灭了。张爱玲的系列小说中以曹七巧为代表的女性在生活和社会的重压下呈现出畸形变态的心理,成为一个个扼杀人性的"疯子"。而《狂人日记》中的狂人、《长明灯》中的疯子则展示出与当时社会、文化的巨大反差而显现出一种变异与不同,知识分子由于不见容于当时如铁板一样厚重压抑的环境与氛围,被当时的人们视作无法理解的疯子。另一类则指的是先知先觉的知识分子,由于识见与革命思想远远超出时代前列,他们身上的创新意识和革命精神,在固守旧有封建秩序和道德的人们看来,自然有几分惊世骇俗的狂人之气。尼采认为,任何新思想、新观念的产生几乎全由疯狂的意识来替这种新思想、新观念开路,方能冲出一条击破习惯与迷信的陈规的路径。例如,鲁迅小说《药》中的夏瑜在狱中还要劝说牢头造反,自然被茶客们视作"疯子"。而《孤独者》中的魏连殳因为思想超前,游离于群体的价值体系和威严之外,因此被落后村庄中的国民视作一个与"疯子"相似的异类。即便《狂人日记》中的狂人、《长明灯》中的疯子具有变革图新的意识和行为,希冀打破目前社会现状,获取社会进步与革命,但他们也是被当作疯子来对待的。众多"狂人"意象深化了读者对作品中当时社会环境的认知,对革命者所处的时代背景和历史使命有了更深入的认识,强化了作品悲凉的时代色彩。

文学进入新时代之后,疾病也成为作品中常见的意象。但是当代文学疾病意象在继承的基础上又有所突破,具有了新的哲理内涵和文化隐喻意义。当代作家在涉及疾病的意象时多重视凸显人性的善恶,通过与医学有关联的鲜血、死亡等意象来真实反映人物内心思想状态,描述了人类真实的生死哲学与善恶观念,从人性方面对人类进行怜悯与关爱。在当代文学医学写作中,余华与毕淑敏是极具代表性的两位作家。两位作家成功地把医学和文学两种不同的学科整合在一起,实现了两种美学风格的融合与提升。在两人的作品中,"死亡"和"鲜血"成为常见的文学意象,带有独特的文化与美学意蕴。死亡是医学无望之后的必然结局,但是文学可以实现人类从此岸到彼岸的升华,完成人类精神上的超脱与跃升。在毕淑敏的小说中有着太多的死亡景象。在其处女作《昆仑殇》中,作家真实地叙述了在一次高原拉练中悲壮死去的年轻战士的经历,以死亡意象来讴歌青年战士为了信念而奉献青春的悲壮情怀,也沉痛地直击战士死亡背后的社会和文化原因,体现出清醒的社会反思和浓厚的人道主义关怀精神。在作品中,面对雪域高原凶险的自然环境,人们不禁感慨生命在残酷的大自然面前的渺小和无奈。作品中的战士为了实现自己的理想与抱负,坦然地面对死亡,而直面死亡更是对生命的尊重与呵护,促使读者反思并真正领悟生命的价值和意义。而在《红处方》中,作家则叙写了主人翁简方宁为了维护生命的尊严和人生的意义毅然选择了自杀。自杀不是藐视生命,而是重视并体现生命的最大价值,是实现生命尊严的最大体现,即与其不能有尊严地活着,那就应该体面地离开这个世界,这是一种悲壮宏阔的生存与死亡美学。

作为当代先锋作家的代表,余华小说中的医学意象更加激进和暴烈,死亡意象充盈在他的各类作品中。戴锦华在评价余华的文学创作时说:"余华的世界是锁闭的,那是一个劫数难逃、死期已至的锁闭,是死亡不断播散、往返撞击的同心圆。其中唯一可以确认的被叙述事件是死亡与关于死亡的记忆;唯一的情节符码是逃遁——对死亡的逃遁,但这逃遁永远会成为对死亡的追逐,并以与死亡遭遇而告终结。"余华通过对死亡和鲜血情节的描述,反思人类对死和生关系的思考和认识,揭示人性之恶和生命之艰,从侧面展现作家对人类的人文关怀。在一些作品中,作家描写了人自然状态下的死亡。在《活着》一文中,福贵的爹倾尽毕生心血,倾家荡产为福贵还完赌债后,为了儿子他榨尽了自己最后的一点心血,可怜的老人在粪缸中选择了离世,他是笑着离开的,但愈发增加了作品的悲凉意蕴。而《在细雨中呼喊》中,母亲临终之前都不忍吐出鲜血,怕儿子打扫卫生麻烦,这种亲情令人心酸。平时朴实忍让的妇人在弥留之际,终于迸发出了对于丈夫孙广才的不满,令人感受到一个忍辱负重的生者的感伤和悲痛。在另外一些作品中,作家描写了各类稀奇古怪的死亡方式。如《在细雨中呼喊》中孙广才酒醉后淹死在肮脏的村口粪池中,这样一个猥琐的男人以最为难堪、最为滑稽的方式走向了他人生的末路,他不值得人们对他表达任何的同情和怜悯。文中还有个神秘婆婆,也是在一种寂寥的氛围和奇怪的动作中悄然离开人世,给文章笼上一层神秘的色彩。而《活着》则典型地体现着余华对于人类非正常死亡的荒诞的奇想,如福贵儿子被抽血而死,二喜被水泥板夹死,女儿大出血死亡,孙子吃豆子被撑死。余华放大了死亡的偶然因素,增添了太多的神秘色彩,让生者处于一种生存万难的人生困境之中。偶然中有必然,看似荒谬的事件背后实则有人为的因素在推动,引发人们深入思考死亡现象中深层次的政治、文化等诸多原因。在令人产生阅读障碍的《现实一种》中,余华对于死亡链条的描写给人以触目惊心之感,他用冷静到冷漠的笔调叙写皮皮摔死堂弟,山峰踢死皮皮,山岗残杀山峰,山峰的妻子报警送山岗走向刑场,山岗被枪决之后遗体被解剖得支离破碎。兄弟相残,亲人互虐,亲情荡然无存,显示出人性中文明的一面远远抵挡不住野蛮与愚蠢的一面,后者受诱惑就一触即发,而一旦引发了就像多米诺骨牌一样自动发展、扩大,直到双方都毁灭殆尽。

由此可见,令人很难直视的死亡意象贯穿作家全部的创作过程之中,其背后蕴蓄着太多的文化内涵和精神隐喻义。例如,余华《一九八六》《河边的错误》《现实一种》等小说中的"死亡"往往带有一种神秘色彩,作者试图以不动声色的冷漠,用死亡、血腥来表达他对世界的一种认识,用虚构的记忆来对抗现实中贪婪的人性。长篇小说《在细雨中呼喊》中,作者通过对死亡意象的建构表现他对生命意义的探索。小说《活着》中更是通过生与死的混合,表达出对苦难生活的隐忍和对生命意义的追问,是作者从终极意义上对人的生存悲剧和生存宿命的探寻与超越。

二、"疗治"与"药方"意象

五四新文学是在五四新文化运动思想的启蒙和文化引领下发起的,它带有浓厚的功利性色彩。文学救国与当时医学救国、科学救国、实业救国一样,都是先进的知识分子意图达到富国强民、改变社会现实、实现国家复兴的目的。当他们目睹国家民族面临生死存亡的危难时,积极探求一条改革变通之道。他们尝试以文学艺术启蒙思想、改变精神的方式来实现挽救国家民族危亡的崇高历史使命。他们是以文学的方式疗治社会,开出一剂疗效确切的"药方"。鲁迅在《呐喊·自序》中表露了自己从事文学创作的心声和目的:"凡是愚弱的国民,即使体格如何健全,如何茁壮,也只能做毫无意义的示众的材料和看客,病死多少是不必以为不幸的。所以我们的第一要著,是在改变他们的精神,而善于改变精神的是,我那时以为当然要推文艺,于是想提倡文艺运动了。"从鲁迅这段话可以看出,当时的文学先驱作为一名社会大医,借鉴中医辨证施治的诊疗原则,探查社会病症所在,开出一剂药方,并且以具体的实践行动加以疗治。为此,我们不难理解鲁迅为何写作一篇名为"药"的小说,这是一个贯穿于鲁迅创作生涯中所有作品的主线和意象。胡适也有过类似的思想和说法。他在题为《研究社会问题的方法》的演讲中指出,必须诊察问题所在,开出药方加以疗治,以此探析解决社会问题的方式和方法。他指出:要我们承认某种制度有了毛病,才能成为社会问题,才有研究的必要。我说研究社会问题,应当有四个目的。现在就用治病的方法来形容:第一,要知道病在什么地方;第二,病是怎样起的,它的原因在哪里;第三,已经知道病在那里,就得开方给他,还要知某种药材的性质,能治什么病;第四,怎样用药。若是那患者身体太弱,就要想个用药的方法,是打针呢,还是下补药呢?若是下药,是饭前呢,还是饭后呢?还是每天一次,还是每天两次呢?医生医治患者,短不了这四步。研究社会问题的人,也是这样。现在所用的比喻是医生治病,所以说的都是医术的名词。

由鲁迅所发现并发起壮大的以"改变国民性"为宗旨的文学疗治行为,体现了他深刻的反思和内省行为,这是与当时的社会现实和历史背景相适应吻合的,具有鲜明的时代文化内涵和历史意义,在急需启蒙和革命的时代得到了积极响应。继鲁迅之后,文学研究会的乡土作家,如徐钦文、王鲁彦、叶绍钧等,相继创作《鼻涕阿二》《阿长贼骨头》《潘先生在难中》等改造国民劣根性的系列作品。在20世纪30年代,以老舍、巴金为代表的一批民主主义、自由主义作家将这一题材和模式扩展到了市民阶层,如老舍的《赵子曰》《二马》等作品,状写出城市中小市民身上所展露的国民劣根性的某些表现与特点。巴金则在激流三部曲《家》《春》《秋》中侧重书写了现代知识分子身上的国民弱点和灰色印记。抗战时期姚雪垠的《差半车麦秸》则写出新一代觉醒农民身上存在的问题和传统文化对其形成的影响。以萧红为代表的东北作家群在流亡到国统区之后,以《呼兰河传》等作品为代表,仍以尖锐的文笔针砭故乡人民的民族文化传统和民族性格中的问题和不足。进入新时期之后,高晓生、韩少功等众多作家仍然继承了鲁迅的创作原则和风格,探析国民在实现现代化的过程中需要重视和改进的国民性格中的弱点和缺陷。余华等先锋作家则以尖锐深刻的文笔直视国民性格中的劣根性和人性之恶,他们在探析国民性的道路上传承与发展,继续这项现时看来仍然需要努力拓展的工作。

综观中国20世纪文学,在作品中不时隐现"药方"与"疗治"意象,体现出作家浓厚的社会责任感和历史使命感。

　　鲁迅小说《药》可谓是五四新文学中典范性的代表作品,营构了现代史上重大而发人深省的主题。小说记述的是城市贫民华老栓用被统治者杀害的革命者夏瑜的鲜血蘸成"人血馒头"为儿子治病的故事。一个革命者为民众解放而英勇牺牲,他的鲜血却被当作治病的良药,救赎者与被救赎者的对立与悲剧艺术化地展现了出来,有力地揭示出旧民主主义革命与民众的严重隔膜,揭露了封建统治给人民造成的麻木和愚昧;更在剖析失败原因基础上形象化地提示后来的革命者应该如何汲取革命失败的历史教训,如何唤起广大民众,把看似牢不可破的"铁皮屋子"掀翻,才能取得革命的胜利,实际是为革命开出了一剂良药。而如何唤起民众,鲁迅以自己改造国民性的创作实绩,为当时社会开出了一剂药方,即决心用文艺实现改变国民性的大业。正如作家所说:"我的取材多来自病态社会的不幸的人们中,意思是在揭出病苦,引起疗救的注意。"可见鲁迅文学创作具有明确的目的性和功利性。1918～1925年,鲁迅共创作了25篇小说。他以一名医者的身份对"国民劣根性"进行了深入的研究和批判,始终直面社会、人生、心理、道德的病态,以冷峻、辛辣的风格、手术刀般犀利的文笔,塑造了阿Q、祥林嫂、孔乙己等典型社会环境中的典型人物,希望国民能在痛彻心扉中自我反省、感到羞愧而产生积极自救的勇气。他从反封建、思想革命的角度,第一次用平等、真诚的态度和现代意识,以医学科学的研究方法对国民劣根性进行了探索,使用了解剖、实验、个案调查等医学研究方法,对处于社会底层的农民辛苦、愚昧、麻木的生活状态进行了现实主义描写,深刻揭示了封建社会中农民所遭受的精神奴役和创伤,以"哀其不幸,怒其不争"的情感态度去剖析农民深层心理结构中的劣根性。表现了中国思想革命的极端重要性和必要性。通过此举,完成了为当前社会改革和革命开具"药方"的深远目的。

　　关于文学对救国救民大业的特殊作用,郭沫若也有清晰的认识和体悟,他说:"医生至多不过是医治少数患者的肉体上的疾病,要使祖国早日觉醒站起来斗争,无论如何必须创立新文学。"他直接在作品中使用中医药术语,以磅礴的气势和难以抑制的激情发出了除旧布新、医国医民的时代呼声,郭沫若发表于《时事新报·学灯》上的新诗《解剖室中》道出了诗人爱国的心声。为了拯救、医治大中华,郭沫若发出了紧急呼吁,一心期待精于医术的新时代的黄帝和岐伯出世:解剖呀! 解剖呀! 快快解剖呀! 快把那陈腐了的皮毛分开! 快把那没中用的筋骨离解! 快把那污秽了的血液驱除! 快把那死了的心肝打坏! 快把那没感觉的神经宰离! 快把那腐败了的脑筋粉碎! 分开! 离解! 驱除! 打坏! 宰离! 粉碎! 快! 快! 快! 快唱新生命的欢迎歌! 医国医人的新黄岐快要诞生了!

在这首激情澎湃的新诗中,诗人通篇采用医学术语,以形象比喻的创作手法,寄希望于社会大医的诞生,以雷霆万钧的手段,像医治人们坏死的病体组织一样,能够革除社会的腐烂组织,迎接一个健康向上的新的国家和社会诞生。

冰心曾入读北京协和女子大学理预科,立志要成为一名救死扶伤的医生,但是残酷的社会现实促使其最终投入社会改良的工作,为此她也弃医从文,成为文学研究会的重要作家。她也是基于为社会开出一剂"药方"进行"疗治"的目的投入文学创作中。她在《我做小说,何曾悲观呢?》一文中提到:"我做小说的目的,是要想感化社会,所以极力描写那旧社会旧家庭的不良现状,好叫人看了有所警觉,方能想去改良,若不说得沉痛悲惨,就难引起阅者的注意,若不能引起阅者的注意,就难激动他们去改良。"冰心是文学研究会"为人生"小说创作群体的重要成员,提倡为人生的文学,反对游戏的、消遣的文学观念,且以关注社会人生问题为己任,集中表现"被侮辱与被损害的人们",并且尝试着开出一剂解决社会问题的"药方"。冰心创作了一系列"问题小说",如提出家庭改革问题的《两个家庭》,揭示封建家长与爱国青年之间父子冲突的《斯人独憔悴》,控诉童养媳制度残酷性的《最后的安息》等。在自己的创作历程中,冰心不仅重视诊察社会的病症,发人深省地提出问题,还注重阐释自己对于社会问题的理解,并提出解决方案,即在作品中满腔热忱地提出了解决社会问题的由母爱、童心、自然美组成的"爱的哲学",以此为"药方"完成自己对社会、人生救赎的构想与实践。

许地山是"人生派"作家中个性特色最为突出的一位。他的小说《缀网劳蛛》《商人妇》《命命鸟》等往往取材于异域生活,作品中的理性思考大多带有宗教意味,里面许多故事和情节暗含宗教教义。他以宗教的救世与度他精神的具体体现,来实现自己对于社会和人生的理想。对于社会问题,他采取了让人物沉浸在狂热的宗教信仰中逃避现实的方法来解决问题。王统照早期的问题小说，如短篇小说《沉思》《微笑》等，试图以爱与美的理想作为解决人生问题的答案，但是黑暗的社会现实使其为社会所开的药方无法产生效用，因而作家在稍后创作的《湖畔儿语》《沉船》《司令》等，开始从表现爱与美转向到再现现实中的恶与丑，以期望得到救治和解决。

第二节　医学术语在文学创作中的应用

　　文学语言是文学创作的手段和载体，也是作家依循艺术创作规律以诗意逻辑为艺术创作世界而创造和使用的特殊话语。文学语言既具有一般语言的功能和特点，又提升了一般语言的表现功能，它蕴蓄着作家丰富的知觉、情感、想象等心理体验，将读者情感与意识带入到感受世界中，以此传达和表现作家的内心情绪。同时，文学语言还应该力求运用新鲜的或奇异的语言，以去除文学语言的固定化模式，才有利于将审美感受细致入微地表达出来，给读者带来新奇的、陌生化的感受。因此，将反映人类生存与发展的医学术语运用到文学创作中，文学对身体的感受会更加细腻生动，会强化语言的医学化色彩，既可以真实再现人类所面临的疾病、痛苦、生命与死亡等真实情态，又可以强化文章的知识性、趣味性和鲜活感。以此强化语言的表达张力，增强语言的理性色彩，从而具有细腻准确的特点，更容易引起读者的共鸣。

　　一、采用医学术语表现人物的生理和心理状态，真切反映人物的生活和感受

　　文学作品要塑造人物形象就必须要真实、深刻地反映人物的生理和心理变化及过程，需要对人物有着深入的了解和认识，并且用恰当的语言描述出来。在这一领域，有过医学经历的作家具备得天独厚的条件，他比一般的作家更能够对人有着更为全面的了解。美国当代著名诗人同时也是儿科医生的威廉·卡洛斯·威廉斯"以普通医生和人文医师的身份，目睹并分享生命的生老病死和生活的新陈代谢。他的观察与'触摸'深入到'深不可测'但可感知的土地，以此，词、物、人三位一体，共存于感性的诗的文字中"。他在《自传》

中描述通晓医学所具有的对人类深入了解的便利条件,认为医学使人们进入到人类自我的那块秘密领地,而那是人类自我的另外一个世界。作家把大量的反映人类生活的医学术语引入作品中,生动形象、真实理性地反映人们生活,既推动故事情节发展,又增强了作品的新奇性和丰厚性。

这在鲁迅的作品中也有体现。如鲁迅在《狂人日记》中写道:"去年城里杀了犯人,还有一个生痨病的人,用馒头蘸血舐。"作家以痨病患者吃人血馒头突出人们迷信麻木的状态,指出由古至今封建社会吃人的本质,且使作品增添了一丝阴冷的氛围。而在《明天》中,当单四嫂子去找名医何小仙给儿子诊病时,何小仙以"中焦塞着"指称儿子宝儿的病名,以"火克金"来解释宝儿的病症表现。这样晦涩难懂的中医学术语使得单四嫂子陷入了忐忑不安和迷茫之中,暗讽庸医故弄玄虚且误人生命,也暗示了单四嫂子的悲剧结局。

文学作品中运用了大量的医学术语以符号化的形式来呈现出文化象征和喻指的作用。在中国现当代文学作品中,"痨病""肺结核"等肺病形态在各个时期的作品中都有体现。如鲁迅描写痨病凸显人物困窘的生活情态;郁达夫描写肺病则有意美化才子佳人的病态审美;郭沫若的肺病描写是为了引出与日本看护妇的恋情,突出爱情的美好;萧红描写肺病突出了女性在封建家长制下的卑微命运;巴金《寒夜》中的肺病凸显了抗战时期后方人们身心疲惫的艰难生存;沈从文笔下的痨病则悲悯绝望于城市病态与健康乡村的对立;余华《兄弟》中的肺病描写突出了大变迁社会中人物戏剧性的转变与代价;毕淑敏《花冠病毒》中的新发烈性传染肺病描写则探析了人类在危境中展现的坚强和柔韧。而在文学作品中出现的"梅毒""淋病"等性病则带有另外的文化隐喻义,这是一种带有伦理道德含义的叙写,表现出作者鲜明的态度,是对现实社会丑陋与卑劣行为的一种身心俱有的惩罚。蒋光慈的《丽莎的哀怨》中,丽莎染上梅毒,令其感到的不仅是肉体上的痛苦,更多的是道德上的羞耻感;老舍《骆驼祥子》中祥子最后染上了性病,是对在绝望中自甘堕落的祥子的道义惩罚,同情其遭遇,但哀其不争;苏童《米》中五龙最后染上梅毒,在身体衰落中走向末路,喻指乡村文明在城市文明浸染下走向了绝境。由此可见,作家的医学书写,不只是为了叙写事实,更多的是为了把疾病当作一种隐喻和象征,或是为了突出人物的生存困境,或是为了对人物进行道德方面的评判,或是为了进行道德方面的劝谕,或是为了表明作者的观点和看法,都有其深厚的文化内涵和意蕴。

二、医学术语与文学表现手法完美交融,强化文学语言的艺术与美感

肺结核、梅毒、癌症、艾滋病等恶性疾病突然而来,往往使人陷入恐慌与绝望的心境之中。当人处于身心疲惫、绝望恐惧之中时,迫切需要别人的温情与抚慰。因此,文学就要淡化疾病带来的血腥与恐怖,给人以温暖阳光的感觉,医学术语和文学手法完美结合,让文学承担了这一重要人生使命。此外,医学术语的使用,强化了作品语言的种类和内容,改变了人们对常见的普通文学语言所形成的审美疲劳,使作品语言富于变化,具有一种奇崛变化之美。

首先,作家在作品中使用医学术语来展示与疾病、治疗、生命、死亡相关的话题,并把叙述视角由正常社会转到医院、病房等特定领域,这些领域又是人们经常接触并涉及的,具有一种神秘的意味,使文学话语充满了陌生与奇特的特点。从作家创作主旨来看,作家强化病房意识,以医院小病房隐喻批判社会大病房。对医院和病房的状写,因人们处于身心疾患的非正常状态下,更能反映出社会问题和真实的人性。因此,无论是中国现代文学还是中国当代文学,医院和病房一直是作家经常涉猎的场所,是一类有着悠久传统的写作素材,如现代文学中巴金曾写作《第六病室》、丁玲写作《在医院中》、茹志鹃创作《静静的产院》等。在新时期文学中,张志升的《快乐的一号病房》、沈乔生的《精神疗养院》、叶曙明的《疯人院》等堪称代表,而毕淑敏的《红处方》《预约死亡》《血玲珑》也是集中状写医院和病房,尤其是《红处方》还描写了一个特殊的医院——戒毒医院。现代文学中的病房写作是一种摹写病房真实状况的写实创作,而到了新时期则成为一种重视个体心理表达和文化隐喻的写意创作。作者在描写病房时,由于医疗过程的特殊性往往给人带来耳目一新的感觉,增强了文章的可读性。彭三源在《人到四十》中有一段描写梁国辉指挥在急救室内为自杀的吴建功抢救的情节,描写专业而有特点,医学术语和谐地融入到文学话语中,如"治疗盘内有漏斗形洗胃管、镊子、石蜡油、纱布、弯盘、棉签、压舌板、开口器、听诊器等,量杯内盛着洗胃液"。而抢救的过程则井然有序:"梁国辉把吴建功的身体偏移到左侧,胸前垫上防水布,嘴巴下放了一个弯盘,唐护士长把开口器递给梁国辉,梁国辉用开口器轻轻地撑

开了吴建功的牙齿。"大量的人们所不熟知的器械,增添了作品的知识性,并以文字的陌生化效应,改变了读者的阅读期待,扩充了作品的想象空间,进而强化了作品的艺术性和美感。而作家在叙写抢救过程中的系列动词的运用,增强了文章情节的连贯性,调节着作品的节奏,叙述脉络清晰明确。

其次,作家在作品中采用医学术语会根据艺术风格、美学追求的不同,呈现出不同的语言特色,丰富了文学话语模式和特点。以鲁迅、余华为代表的部分作家,由于自身的医学经历、性格气质和美学观念的影响,往往以凌厉无情的方式运用冷酷的医学术语,围绕人物叙述其鲜血、暴力和死亡等极致物象,对人性进行粗暴深入的解析和探察。鲁迅在小说《药》中写道:"一只手却撮着一个鲜红的馒头,那红的还是一点一点地往下滴。"鲜血淋漓,刺人耳目。而在历史小说《铸剑》中,作者在叙写黑色人和眉间尺联合刺杀国王时,描写了劈头、狠咬耳轮,黑色人自杀后头坠入鼎中,两人的头"咬得王头眼歪鼻塌,满脸鳞伤"。这段描写节奏急促、情境阴郁、气氛阴森。"上自王后,下至弄臣,骇得凝结着的神色也应声活动起来,似乎感到暗无天日的悲哀,皮肤上都一粒一粒地起粟。"而余华早期作品中更是把自己"残忍的才华"发挥到了极致,对于暴力描写乐此不疲,令读者惊心动魄、难以阅读。《一九八六年》中那些极其血腥和变态的描写给人触目惊心的感受。历史老师进行了令人心惊胆战的自残:"他嘴里大喊一声:'劓!'然后将钢锯放了鼻子下面,锯齿对准鼻子。那如手臂一样黑糊糊的嘴唇抖动了起来,像是在笑。接着两条手臂有力地摆动了,每摆动一下他都要拼命地喊上一声:'劓!'钢锯开始锯进去,鲜血开始渗出来。于是黑糊糊的嘴唇开始红润了。不一会钢锯锯在了鼻骨上,发出沙沙的轻微摩擦声。"这种场景与莫言的《檀香刑》有相似之处,莫言从行刑者赵甲切入叙述视角,对于行刑的血腥暴力的场面进行了一番细致华丽的描写,为读者表演了一出由行刑者、受刑者、观众组成的人性展示大戏。两位先锋作家通过对人体器官、鲜血、虐杀、自残等极致行为的描写,赤裸裸地表现出对于暴力和血腥的迷恋和对血腥、死亡的极致审美追求。

而毕淑敏则信奉并追求与之对立的写作模式和美学风格,她在冷静理性的叙述之中,运用各种艺术手法淡化、美化医学行为与医学术语带给人的血腥、残酷的阅读感觉,将医者和女性的悲悯情怀投注到医学行为之中,带有一种淡淡的哀伤与悲凉,使读者在犹如悠远的叹息声的文字之中获取生活和生命的感悟,令人更加珍视生命的美好,珍惜当下的生活。如同样是描写死亡,毕淑敏则回避了余华笔下的鲜血、哀号和痛苦,回避了余华笔下的虐杀、群杀和意外死亡,把中国老庄哲学中对死亡与生存的美学认识演绎得如春花逝去、秋叶飘落一般静谧、安详、肃穆和自然。毕淑敏描写了美的死亡,而非死亡的美。这与毕淑敏对于文学与医学、对于文学与社会价值的认识有关,毕淑敏以一颗大爱之心,力求全力向社会播撒正能量。她说:"我喜欢医学,也喜欢文学,在小说中,我把这两种喜爱掺和起来,挺快活的。医学术语通常是艰深和晦涩的,医学话题也很令人沉重。我竭力想把肃穆的题材写得轻松一点,幽默一点,好看一点。如同那些很苦的药粉,裹一层美丽的糖衣。"确如毕淑敏所言,她在描写死亡时文字冷静优美,有时甚至富有一种或壮阔或淡雅的诗意。在《昆仑殇》中,李铁在昆仑日出的壮美景象、宏大背景下离开了这个世界,作者深情地叙写道:"如丝如缕的号音,好像还在飘荡。李铁静静地平卧于砂砾之上,嘴角处殷红的血迹,凝成两条不流的小溪,弯弯曲曲直到颏下。"而"美丽绝伦"的女兵肖玉莲也是在悲凉壮阔的氛围中离开人世的:"湛蓝的天,苍黄的地,像两页色彩瑰丽的贝壳;而嵌着的夕阳如同一颗血球般的珍珠。肖玉莲像片枯叶,突然扑倒在地,就再也爬不起来了。"死亡在这里没有了任何的凄惨,更多的是一种悲壮和宏阔,演绎了生命的价值和意义,弘扬了一种英雄主义精神。而在《红处方》中,作者将主人公简方宁的自杀叙写得冷静、理性而深沉,并且带有些许幽默,以冲淡的笔调描写人在生老病死时的严肃和悲凉,语言灵活中让人感慨死亡是为了尊重生命的价值这样一种美学意蕴。作者写道:我为自己倒了一杯水,开始吃那些药。我很快但是有条不紊地服下它们,希望自己的死亡也是洁净和有序的。味道不好,它们有些酸,吃到最后,简直是醋的感觉。假如我在那遥远未知的地方依然当医生,我会让制药厂把药的味道,调整得更可口一些,糖衣包得更丰厚些。也许人家会反驳我说,谁让你一下子吃那么多呢?我就说,总是有人吃得多的。既然它成了某些人最后的食品,为什么不让它更可口?

这简直不是描写简方宁在服用药物自杀,而是在和朋友聊天叙述自己的生活,兼带点调侃和牢骚,但死亡却悄然地游走徘徊在毕淑敏平淡的叙述中,令人在悲凉之下心生敬意。简方宁用死亡来唤起人生命尊严的价值,凸显出生命的珍贵,她临死前在遗书中热切地呼吁:"别了,我的朋友! 我愿以死殉我的事业,记住我最后的嘱托,世界上善良的人啊,请热爱生命……"

三、医学术语有助于作家表达思想、揭示事物本质

在当下社会生活中,医学术语泛化已经成为一个重要的文化现象。"泛化作为动态更新中的语言现象,是指词语在保留越来越少的原有语义特征的情况下,不断产生新的使用方式,将越来越多的对象纳入自己的指谓范围。"医学术语不仅被大量地应用于人们的日常生活中,而且更多地被作家吸纳入文学作品中,以凸显概念、隐喻和象征的效用,以此来表达自己的思想和观念,深刻揭示事物的本质。作家为何多用医学术语来进行文学创作,这是基于医学本身担负着救死扶伤、拯救人们生命的价值和意义,这是一个高雅而神秘的领域,使用这种术语容易迎合现代人的心理需求;而医学语言又与人自身息息相关,人类活动都由自身引发而拓展开来,医学术语可以延伸表达人类后续发展的现象和活动;同时,医学术语往往具有鲜明的情感色彩和明确的形象性,能够引发读者的认可和共鸣,取得极佳的艺术效果。

首先,作家往往采用医学术语来喻指事物的内涵与外延,用于揭示事件的过程和原委,具有形象鲜明而又情趣横生的特点。彭三源的《人到四十》中,当梁国辉希望父亲帮助照看下工人疏通下水道时,有一段精彩的描写:郑洁数落梁国辉时,梁老爷子梁山本来也听着,现在急忙就闪:我不行,我盯不了,我又不懂! 他马上装病,说郑洁要不你给我打一针吧,我……我好像肋骨疼。郑洁跟公公也不客气:爸爸,美国鬼子的子弹是曾经从您的两胁中间穿过,可并没有弹片留在身体里,您可能是肉疼,不可能是肋骨疼。

"肋骨疼""肉疼"这几个医学术语,非常形象地书写出一个家庭鸡毛蒜皮中的纷争与无奈,为我们活画出一个老顽童耍点儿小聪明和儿媳妇洞若观火间的摩擦和碰撞,极富生活情趣。孟宪明的《大国医》总共45章,每一章都以一味中药来命名,如"续断""红娘子""合欢""远志"等,此处的药名已经不仅是指中药,而且延展为具有一定的文化内涵,概况说明本章节内容与主旨。如最后一个章节以"远志"来命名,则是颂扬云鹤鸣心胸宽广、志向远大,把祖传的正骨秘方全部无私地献给了国家,为发展中医正骨事业做出了巨大贡

献,得到了社会和人民的认可与尊重。

其次,医学术语泛化的现象投射到文学创作的各个领域和方面。医学术语去除了只是单纯表达医学理论和技能的功能,由医学领域向人类生活的其他各个领域广泛辐射,使语言更加富有新鲜感,也更加贴切现实,使作品思想和情感表达更富特性和张力。例如,鲁迅小说《狂人日记》中的狂人,不是指在精神方面出现疾患的患者,而是指最先觉悟的一批青年知识分子,由于思想的先知先觉和决然的革命性而不见容于当时的社会与现实,被守旧的势力诬称为"疯子"和"狂人"。鲁迅以"狂人"来命名,一方面表达了对封建统治势力压迫打击革命者的愤慨之情;另一方面表现了当时社会人们普遍处于一种愚昧、麻木的状态之中,不理解革命,甚至仇视革命,由此形成一种沉闷的社会氛围。而毕淑敏的《预约死亡》中的"死亡"在这里已经没有了令人恐惧、难以接近的意味,而是用以指代人生漫漫历程中的最后一个阶段,人要生如夏花般绚烂,死如秋叶般静美。对于人生的最后一个阶段,要以人道精神和人性之美,进行临终关怀护理,让老人们保持着人的尊严平静地迈向死亡。新写实作家池莉的《霍乱之乱》围绕"霍乱"展开叙写,由发现霍乱到消灭霍乱,作家不是为了着意解释医疗的过程,此处霍乱已经泛化为人生中的一个触发点,即人类在突发事件面前的混乱无助以及人性人情的真实袒露,让人们对于人生、人性有了一个全新而深入的认识与理解。萧红的《生死场》则不再拘泥于评析人的出生与死亡等表面意义,而是以"生"与"死"这两个医学术语作为统领,更多的是对人性的本质、人类的生存困境等古老话题进行深思与阐释,正如鲁迅在为其所作的序中,评价这部作品是"北方人民的对于生的坚强,对于死的挣扎"的一幅"力透纸背"的图画。

第三节　医学背景对作家艺术创作的影响

文学是一种特殊的人类艺术活动,文学作品要透视生命的本质,要把握时代的脉搏,要反映广阔的社会生活。作家作为深谙人类生命精髓的艺术家,当他以一种来自超渺之上的最高理性而从事艺术创作之时,必须感知生命、体验生活。只有感知了生命,才能更深刻地理解生活。只有理解了生活,才能有灵性地领悟生命。而能够做到这点,并非易事。一个人在社会中沉浮,很容易忘记自己作为"人"最本质的东西。但是无论人们在社会中如何修饰自己,一旦面对医者,都要褪去那层伪装,把最本质的东西展现出来。具有医学背景的作家,其医学素养生发的冷静沉着的气质和敏锐犀利的洞察能力,能够使其真切地感知人物细微的身心变化以及人物内心深处的情感变动,能够透过现象探察到事物的本质,真正揭示深远广阔的社会生活,由此来反映时代的动态和变迁。因此,具有医学背景的作家无论在叙事风格、写作视角上,还是在语体色彩方面都富有独特的写作技巧。

一、比普通作家更为冷静的思维和超然的叙述语调

医生需要具有丰富的临床思维和临床经验,同时还需要发扬救死扶伤的人道主义精神,这就需要医生具有良好的职业道德修养和爱人助人的仁爱精神,始终把患者的利益放在首位,能设身处地为患者着想。他要取得患者的信任,使患者感到温暖和安慰而愿意和他合作。但医务工作的性质又使得医生具备遇事冷静沉稳、救治分秒必争、处理事情层次分明的性格特点。

在中国现当代文学史上,具有医学背景的作家,其文学创作大多敢于直面冷酷的社会和悲苦的人生,以深沉稳重的方式,对社会与人生进行冷静沉着的体悟。鲁迅是现代作家中医学和文学深度介入的典范,他的文学作品被深深地烙上了医生模式的职业印记。他犹如一个高明的外科手术医生,对中国人的病体进行着解剖与病理探析。他的笔触犹如一把锋利的手术刀,对人性进行了尖锐深刻的分解与探究,透彻而深入,专注而冷静。他擅长剖析人的症结所在,见解深刻,冷静透彻。一部《阿Q正传》,鲁迅先生通过对"精神胜利法"这一人性弱点的深刻剖析,把普通中国人那种渗透到骨髓中的愚昧、自私和猥琐描绘得入木三分。鲁迅倾心塑造的阿Q这一人物形象具有超越时代、跨越时空的经典意义。即使时光荏苒,在21世纪的中国当下社会中,人们也会从阿Q身上看到我们自己的身影,不能不使人感到改造国民性的大业任重道远,远未到停歇的时刻。

鲁迅深刻透彻的见解基于其早年的医学学习生涯,在目睹了国民太多的疾病与痛苦之后,在经历了社会黑暗、民族衰亡的困境之后,太多的苦难磨砺使其将锋利的手术刀嵌进了犀利的笔杆之中,终于开始了他的文学创作道路,成为一名文化战士。作者以"哀其不幸,怒其不争"的态度,以悲悯关爱的情怀,不动声色地加以叙写,冷静而有条不紊。但作家的冷漠却是外冷而内热,具体表现为内心翻滚蒸腾的黑色复仇之火和以猛药来疗伤的讽刺之剑。小说《孤独者》中,作者以冷峻峭拔的语气叙写了魏连殳离世的景象,令人感到作家在看似冰冷的背后燃烧着一股不可抑制的激情:粗人扛起棺盖来,我走近去最后看一看永别的连殳。他在不妥帖的衣冠中,安静地躺着,合了眼,闭着嘴,口角间仿佛含着冰冷的微笑,冷笑着这可笑的死尸……我快步走着,仿佛要从一种沉重的东西中冲出,但是不能够。耳朵中有什么挣扎着,久之,久之,终于挣扎出来了,隐约像是长嗥,像一匹受伤的狼,当深夜在旷野中嗥叫,惨伤里夹杂着愤怒和悲哀。

作者在难以抑制的悲愤之中,仍然保持了惯有的冷静和超拔,这与医生超脱了常人所难以抑制的情绪和情感而专心于救治工作的特性是一致的。但在激越劲拔的文字下面,有"愤怒和悲哀"的烈火和暗流在涌动,终将喷薄而出,表达作家对社会的不满和激愤之情。

在中国当代文学史上,冷静超然的文学美学风格如文化血脉一样在新时期作家身上流淌,传递着相同的基因和渊源。历史和时代虽然不断变迁,但是对于社会的关切、对于人性的剖析、对于国民性格和民族气质的关注一直没有停歇,作家呕心沥血努力改造提升国民的性格和气质的工作一直延续发展下去。如鲁迅一样,新时期有一批作家同样具有医学背景和经历,医学元素影响预制了他们的文学理念和创作,特殊的生活境遇和心理体悟,使他们对待社会、人生更多了一份冷静深沉、超凡脱俗的文学气质。同样有着行医经历的当代作家池莉有着与众不同的见解和认识,当人们看到一只手很美而交口称赞时,她会尖锐直白地告诉你:"指甲缝里积满了黑色的污垢。"透过文字,人们不难想象她闪亮的目光之中蕴蓄了多少内涵:七分犀利,二分嘲弄,还有一分漠然和不屑。池莉在文学创作中把这种对社会、人生、人性的解剖和挖掘发挥到了极致,她笔下的人生犹如白云遮蔽,看上去一切温馨美好的背后隐藏着多少处心积虑、令人心惊胆战的丑陋与罪恶,她对于人性丑恶揭露得淋漓尽致,肆意挥洒着人性的敌视与恶毒。《云破处》是一部叙写在人类虚伪的面具下人性极致丑恶和原始兽性的经典小说。文中主人公在众人眼里是那么和睦美好："金祥和曾善美是阳光下的绿叶,全钢铁设计院的人都相信这一点。他们相信在他们的眼睛里,这片绿叶连毛细血管都是纤毫毕现的。"但就是这样一对在人们眼里单纯美好的夫妻,他们之间却隐藏了一个天大的秘密,在作者和风细雨、冷静温情地叙写下面埋藏着一个个罪恶的故事。金祥少年时用河豚毒素杀死了曾善美的双亲和其他无辜的人,但他毫无罪恶之感,尤其是知道了曾善美的身份之后,仍然与曾善美结婚。而曾善美也经历了金祥所不知情的被姨父强奸和与表弟同居的悲惨经历。最后,曾善美燃烧着复仇的火焰,平心静气地把真相告诉了金祥,用最恶毒的方式彻底击溃了金祥的自尊心和意志力。两个人就像两条互相绞杀的毒蛇,用最为极致的方式攻击着对方,但在众人面前他们都表现出一副若无其事的样子："在昨夜里饱受蹂躏的曾善美出现在办公室时的形象犹如一叶含露的青草,娇小,清新,淡雅,芬芳可人。"她在和同事聊天谈论童话王国里的当代新童话,而金祥则在和周围的人大谈北约轰炸波黑塞族的事情。作者用触及人们灵魂的文笔写出了人们天使与魔鬼两面互存的人性现状,揭示出人类在人性温情的面纱遮掩下的兽性和罪恶。

二、以救死扶伤的精神体现出悲天悯人的人道主义情怀

医学以悬壶济世、救死扶伤、扶危济困为宗旨,文学则以人类精神进步、心灵趋向安逸、人生追求幸福为己任。因此,医学与文学共同的指向目标就是人类,在人类身心健康、幸福安康方面具有相同的目标且互相促动:文学可以作为医学的辅助手段来发挥医学的治疗功能,而医学又可以作为文学的表现对象和描写手法丰富文学的创作方式。所以,医学元素在文学创作中发挥着不可替代的功能和作用,尤其是医学领域中为患者解除病痛、救死扶伤的人道主义精神深深影响着文学家的情感体验和文学创作,引领作家以人道主义关爱情怀去审视人生中的疾病、痛苦、死亡、生命等伦理道德,以悲悯情怀去剖析人性,还原人生真谛,促使人们认真思考生命的意义和价值,更加珍视当下的生活,更加关爱人生,获取人类生存的最佳模式和途径。

在社会中,疾病往往伴随着贫苦而来,在贫病交加之中带给人们一种悲戚惨痛的心理感受。医学的职业不仅要做到救治人们的病苦,还要做到扶危济困，全方位地解决患者及其家属所处的困难和问题。这种医学阅历和情感体验成为作家重要的素材和情感来源。鲁迅出于一种关注被压迫、被剥削者的崇高的使命感，对阿Q、祥林嫂、华小栓、孔乙己、闰土等一批精神上或者生理上有残疾的下层人民进行全方位的关注和深刻反思，痛惜他们命运的悲惨与多难，并深刻挖掘悲剧背后的社会、政治、历史和文化的原因。郁达夫在日本研修医学，他对一批被赋予悲剧色彩的"零余者"形象进行了用心描述与关照。通过作者凄冷幽静的文字，我们能够触摸到这些人物心灵深处的性灵与情感，他们孤独、寂寞、透明、脆弱、敏感、绝望、无助、矛盾、无奈、自叹与自怜。他们在自我和社会之间游弋，找不到自己的位置，不知道应该如何解决自己的问题，最终走向了自杀的悲剧性结局。作者认为这是时代和社会的悲剧，他在《沉沦》结尾愤激地发出呼喊："祖国呀祖国！我的死是你害我的！你快富起来，强起来吧！你还有许多儿女在那里受苦呢！"作者伴着血泪所发出的呼吁，直接揭示了当时青年普遍性的悲剧命运，并且把原因直指当时的社会与现实。

新时期以来，当代作家继承了五四作家关注民生的文化传统，继续以悲悯情怀关注人生和社会。他们不仅关注人的外在痛苦，而且更多地关注人类心灵的归宿和宁静。李亦在《药铺林》这部奇书中用一种对中华传统文化近乎崇拜的情感与态度描写了一个中医药世家在中华百年历史风云中的变迁与经历，对于人类疾病与健康、家族的兴衰和成败、世事的繁华与衰败、人性的善良与丑恶、心灵的宁静与浮躁进行了人文关照和反思，表达了作家一贯的主张，即"文学对人生必有实在的抚慰"，折射出文学的疗治功用和社会价值。余华《活着》以戏剧性的手段塑造了一个迭遭不幸的家庭和几个悲剧性人物。福贵经历了年少时的轻狂和顽劣，在中年之后，他目睹了自己身边的亲人走马灯似的离开人世的惨剧，最后留下他一人孤独地生活在这个悲凉的世界上，只是为了活着而活着，为了救赎而活着。余华用略带残酷的文笔夸张地状写出人民所遭受的肉体与心灵方面的折磨，以一颗怜悯之心关照着这个世界。而在《许三观卖血记》中，许三观作为家中的支柱，一生中卖血11次，每次都是为了解决家庭中遇到的苦难和灾厄，没有一次是为了自己。当他想为自己卖一次血时却因年老而无法实现。作家以象征手法写出了底层人民用自己的鲜血来解决自己的生活问题的真实现状,这是中国国民在漫长历史岁月中伴随着血泪而艰难生存的真实写照。底层人民虽然总是伴随着困苦在生存困境中挣扎,但是永远不会丧失信念,而是执着、乐观、坚忍地生存,作家总结出了中华民族文化中最为宝贵的韧性、磨砺和达观的优秀文化元素。有过几十年行医经历的毕淑敏更是写出了军人、医生、心理工作者、病患哥哥等不同阶层人士的人生和人性。《女心理师》中,作者表现了一个下层人士经过苦苦挣扎、努力拼搏而实现职业理想所付出的巨大牺牲。《拯救乳房》中,作者叙写了一个乳腺癌心理治疗小组,小组的专家真诚投入、倾心疏导处于身心折磨中的人们,让那些承受着肉体和灵魂双重压力的患者终于走出了心理的阴影,让他们找到了自我,获取了心灵的宁静和温和,走向了新生。六六在《心术》中,书写了以仁心仁术关爱患者的全景式的医生的生活世界,通过医患关系的描写对医生这一职业进行了全新的诠释,对医生的生存状态进行了理性关怀和客观描述。

三、独特的语体色彩:冷静、客观、深邃

医生在诊查治疗过程中不能掺杂任何个人的情感,既要安抚患者又要在治疗过程中跳出情感的羁绊,以科学冷静的态度来审视疾病,方能取得理想的治疗效果。在行医过程中,医生必须科学洞察疾病的外在表征和内在症结,用对症的方法加以疗治,力求最佳疗效。特殊的工作性质决定医生需要具有敏锐的感知能力、迅捷的决断能力、冷静的思考能力、良好的沟通交流能力。具有医学背景的作家,曾目睹了太多的疾病、痛苦、血腥和死亡,在经历了无数的生离死别之后,情感归于平静,不轻易起伏跌宕;其锐利的思想和敏锐的眼光、精湛的医术则使文学语言更加富有生活气息,更能深刻、全面地反映出人类的情感和思想。总之,医学工作者所具有的思维和能力特点,自然对作家创作的语言有着预制和感染,使其具有了冷静、客观、深邃的语体色彩,具有独特的审美感受和艺术熏染。如鲁迅,作为中国现当代文学史上弃医从文的作家典范,他熟悉医学,有着强烈的社会和人生责任感,他对社会人生的透视显然与同时代其他作家有诸多不同之处。别的作家创作的作品有着太多的自我情感的挥洒,内心有着太多对未来的过高期冀,而鲁迅的小说带有更多的冷峻、理性色彩,仅凭这一点,他的文学创作更倾向于"为人生"

派。但是鲁迅小说又有独特性，与"为人生"派有着不同之处，这与他的医学经历有着直接关联。鲁迅的小说更多地体现了对人生更深层的发掘和反思。当面对疾病和困苦时，医生必须保持冷静沉着的心态，因为他必须做出客观精准的判断。这种思维模式也影响到了鲁迅小说的创作。不仅是鲁迅，其他具有医学背景的作家也具有冷静深沉的叙事风格，始终以一种冷静、深邃、客观的眼光平视生活、叙述生活。

冷静体现了作家对社会人生反思的求实性。这种精神体现为语体表达上毫无掩饰，毫无修饰。唯有冷静地叙述，以审慎的目光去探察社会人生深处那些为日常表象所掩盖的事实，才能达到一种"深"的发现。传统中国走向转型，太多没落、腐朽的毒素将人与人之间的本真作了扭曲式的渗透。因此，人与人之间虚伪的温情背后是透彻骨髓的冷漠、矫饰。在鲁迅作品《兄弟》中，初读后读者往往会为兄弟之间的深情所打动。但细读后会发现，鲁迅通过对梦境的剖析，用外热内冷的手法为我们揭露了一个令人触目惊心的事实：兄弟们在遇到关节点上无不是为了自己的利益考虑。那所谓的兄弟情深只不过是基于面子所做的、似乎符合社会规范的一层薄薄的面纱。张沛生与弟弟靖甫的感情在公益局同事间可谓是公认的好。弟弟患病后，张沛生急着回家为弟弟请医生，可以看出兄弟之情的深厚。但是，鲁迅在这些书写之后将情节转向张沛生晚上做的一个梦，通过潜意识来揭示兄弟间情谊的虚伪。鲁迅以客观的笔触揭示了国民性中的虚伪和阴冷，冷静深刻、鞭辟入里。余华继承了鲁迅的创作风格。余华小时候即在医院中生活，对于鲜血和死亡已经习以为常，成年后又在当地做了一名牙医，见惯了疾病与痛苦，使其在反映社会、人生的苦难以及人性的丑陋黑暗时能够用一种冷静甚至冷漠的语气进行描写叙述，令人感受到字里行间隐含的丝丝凉意。余华在《现实一种》中叙述一家人连环仇杀时写得镇定自若、若无其事，山峰和山岗兄弟两人好似在从事与自己毫无关联的工作一样，令人触目惊心地写出了人性的黑暗与蛮荒。如皮皮被叔叔杀死，作者写道："与此同时山峰飞起一脚踢进了皮皮的胯里。皮皮的身体腾空而起，随即脑袋朝下撞在了水泥地上，发出一声沉重的声响。他看到侄子挣扎了几下后就舒展四肢瘫痪似的不再动了。"而山岗虐杀山峰时，更让读者有了一种惊怵的阅读体验和感受。小说中反复出现山岗"用手亲切地拍拍他的脸""朝他笑了笑""轻轻一笑""神色令人愉快""一直亲切地看着他""说完他轻轻一笑"……山岗就在他的谈笑风生、和颜悦色下完成了对自己弟弟的杀戮。而山峰则在"微微笑了起来""笑笑说""拼命地笑了起来""笑声像是两张铝片刮出来一样""他脖子拉直了哈哈乱笑""笑声里出现了打嗝""笑声不再节奏鲜明,开始杂乱无章了""耷拉着脑袋'呜呜'地笑着"中被哥哥残忍地杀掉了。作者用一种反讽的文笔,写出了"笑"中杀人的一幕,令人感慨作者冷静中流溢残忍的语体色彩。

客观是指文学语言具有医学术语一般的冷静与理性。医学的科学性决定着医生在诊察和治疗时必须做到理性、规范,按照病症的真实情况进行施治,不应掺杂任何个人偏见与主观情感。医学工作所形成的客观理性的思维,直接影响并体现在作家的语体色彩上。对人性的深刻洞察,对人生悲剧性的深刻认知,形成了作家创作语体色彩上悲凉的意味。鲁迅的文学语言具有客观深沉的特点,当然鲁迅语体上的客观并非是一种现实的展示,也不是说鲁迅的语体表述中毫无温暖色调,而是说这种语体源于一种悲凉的美学。在《药》中,鲁迅着力打造了一种凄清、阴森、令人恐怖的氛围。文中叙述了两个失去儿子的母亲在坟场相逢的情景,用近乎凝滞、惊悚的文笔写道:微风早经停息了;枯草支支直立,有如铜丝。一丝发抖的声音,在空气中愈颤愈细,细到没有,周围便都是死一般静。两人站在枯草丛里,仰面看那乌鸦;那乌鸦也在笔直的树枝间,缩着头,铁铸一般站着。

两个失去儿子的女人,在早春凄寒的风中孤苦无依。这种悲凉的语言书写,无疑强化了文本的悲剧氛围。此外,医学的科学理性风格,在一定程度上影响并预制着新写实主义作家的创作理念以及创作实践。新写实主义虽然仍在摹写社会与生活现实,但它具有两个基本原则:一是侧重于再现现实生活的原生态;二是作家在文中不能倾注自己的情感,需要情感与思想的零度介入。这与医生的诊察和治疗是相似的。池莉是新写实主义流派的重要代表作家,其医生的职业和经历显然对其形成了较大影响。在《烦恼人生》中,她以冷静、直面生活的态度展示生活的原初色彩,展现出现代人在日常生活琐事烦扰之下"一地鸡毛"的真实情态。小说叙写了工人印家厚一天的生活经历,以"早晨是从半夜开始的"拉开了一天的序幕,最后在"时针指向十一点三十六分"印家厚上床睡觉。在这一天中,展示了一个普通工人所面临的工作、生活和情感的困境和烦扰:住房的狭小,工资的微薄,中年人的家庭和社会责任,单位中被人排挤、诬陷和挨领导批评,每天长时间奔波于公共汽车和轮渡之间,情感上的困惑与无奈等。作者运用白描手法像摄影一样客观再现了一个普通工人的人生困境和情感挣扎,让人感同身受,引起共鸣。为了真实摹写现实生活,作者运用了平易通俗的语言,强化客观情态,不掺杂个人情感,不加以任何语体修饰,使其具有语言的本真色彩,使读者在生活情趣浓郁的语言氛围中体悟真实的人生和情感。如当儿子雷雷夜间被摔之后,印家厚的妻子数落他:"请你走出去访一访,看哪个工作了十七年还没有分到房子。这是人住的地方? 猪狗窝! 这猪狗窝还是我给你搞来的! 是男子汉,要老婆儿子,就该有个地方养老婆儿子! 窝囊巴叽的,八棍子打不出一个屁来,算什么男人!"这些话语,不回避粗话与俗话,还原生活的原生态。又如,当小白指出印家厚的裤子开了一条缝之后,印家厚的话语极富生活情趣,"挤的。没办法。印家厚说:"不要紧,这地方男人看了无所谓,女人又不敢看。"寥寥数语,却勾勒出一个看似木讷,但实际内心充满智慧、反应敏捷、热爱生活的普通工人形象,也使读者明了,为何这样一个平易质朴的中年男人得到了年轻漂亮徒弟雅丽的崇敬喜爱之情。

深邃体现了作家作品语言的独到性。《史记·扁鹊仓公列传》中记述道:"扁鹊以其言饮药三十日,视见垣一方人。以此视病,尽见五藏症结,特以诊脉为名耳。"由此可见,医生往往具有敏锐的眼光和洞察能力,他们能够对疾病做出科学诊断,见解深刻精到。具有医学背景的作家同样具有冷静、科学、理性的思维,善于剖析社会和人生的问题所在,更擅长解剖人性的症结所在,往往能够像外科医生一样,以犀利的手术刀一针见血、直指病灶,其深刻的社会与人生体悟,增加了作品的文化和思想厚度,强化了艺术感染力和吸引力。如鲁迅的小说语言像一把高明的手术刀,毫不留情地挑开遮蔽在人性上的面纱,深入骨髓,直达病灶。因此,读鲁迅的小说总令人能够穿越种种掩饰,直达事物的本质,甚至尖锐得令人胆战。《狂人日记》写道:我翻开历史一查,这历史没有年代,歪歪斜斜的每页上都写着"仁义道德"几个字。我横竖睡不着,仔细看了半夜,才从字缝里看出字来,满本都写着两个字是"吃人"!

　　这是鲁迅对乡土中国漫长封建历史文化的独到发现,寥寥数语就将问题剖析透彻、袒露无遗。如果说将鲁迅的杂文称为"投枪""匕首",那么他的小说语言则不啻为一把把锋利无比的手术刀。作为一名资深医生的毕淑敏同样以一名医者的睿智和聪敏对社会和人生有着深刻的感悟和独到的见解,她往往用只言片语就能够指出问题的症结所在,增强了文章的说服力和感染力,如小说《拯救乳房》中,心理学博士程远青出于医生的人性关怀,为了解除被身心疾病苦苦折磨中的乳腺癌患者成立了一个心理治疗小组。这些患者都因为心理或是情感上的认识误区陷入心灵的黑暗深渊中无法自拔,在痛苦中度日如年。在这种情态下,程远青科学的心理治疗模式以及客观深邃的语言起到了拨开患者心态迷雾,重新获取新生的巨大作用。如在疏导应春草时,程远青特意让她把一句话中常常说到的"你"变成了"我","就具有了神奇的力量"。因为,"当一个人频繁地使用'你'这个代词的时候,就在下意识中把自己的真实感受掩藏起来。那无法隐忍的真实,太残酷和冰冷,乔装打扮的'你'就出现了,一个替身,一个稻草人,代你受辱、受屈、受害、受压迫。你以为那个'你'和你无关,殊不知真实的'我'正躲在'你'的背后哭泣"。这是一段富含心理学与人生哲理蕴意深刻的话语。也正是这段话语使得应春草犹如服用了一剂猛药,有醍醐灌顶的功效,使得她多年的心结骤然解开,心境突然开朗,在心灵的艰难碰撞中逐渐蜕变。

　　由此可见,在文学世界里,语体风格绝不是孤立的存在,这与一个作家的社会、人生以及职业、情感阅历有关联,从事的职业所形成的思维模式和认知模式自然影响到语言运用和方式的表达,具有医学经历的作家所具有的科学、客观、深邃、貌似冷漠而又不缺乏人性关怀的个性特点,决定着作家对社会人生的文学解读所形成的创作风格和作品的语体风格,既令人耳目一新,细细解读又能让读者感受到作者对人物内心世界的挖掘和对人物心中善与恶的刻画。

第九章 涉医文学作品的社会价值与意义

　　文学的价值存在于具体的文学文本之中,可以从两个维度进行评析,它具有双重的价值和意义,既有文学本身的价值,即审美内涵和审美方式,是文学价值判断的一种体现,是对人类精神世界的展示和表现,也有文学的社会价值,即文学创作主体希望得到社会的承认。作家以透视社会生活的洞察力,通过陶冶人的性情、改造人的思想、塑造人的灵魂来实现对社会生活的反制与影响。而交融了医学元素的文学,则满怀人道主义关爱情怀,以新奇独特的医学元素,以艺术的形式反映人类的生理和心理状态,以文学的笔触关注人类的疾病、痛苦、死亡和生命等各项话题,倾注真情,解决人类生存困境和危机。涉医文学以描写医院、病房、疾病、诊治和死亡等具有神秘色彩的社会生活内容为主,塑造了一系列栩栩如生、个性独特的医护人员等文学形象,切实强化文学作品的陌生化和神秘化以提升读者的审美感受。

　　除了具有审美价值之外,涉医文学还具有认识社会和教化民众的价值和意义。文学作为一种社会意识现象,自然要包含着作品反映的因素和内容。文学所具有的对生活的再现功能使文学发挥着认识社会、了解历史的作用。恩格斯认为,他从巴尔扎克的作品中所学到的东西,要比从当时所有的职业的历史学家、经济学家和统计学家那里学到的全部东西还要多。涉医文学中,以艺术手法再现了医学认识和医学治疗等全方位的内容,对人类的疾病、治疗、死亡和生命进行了艺术的提炼和加工,真实再现了医学在人类发展历史上所发挥的重要作用,对围绕医学领域所发生的人类思想、精神和情感活动进行了细致深入的描述和阐释。

　　涉医文学除了帮助人们认识社会生活之外,还有教化价值。文学作品要反映社会生活,要描摹人类的思想和情感,在用主观反映客观的过程中,自然带有作家个人的思想倾向和意识,表露出自己对社会和人生的看法和见解。读者在阅读鉴赏的过程中,在潜移默化中受到了启示、感染和熏陶,并极易和作家作品形成情感上的共鸣,以达到交流感情和净化心灵的效能。涉医文学作品在诠释疾病、治疗、生命和死亡的过程中,促使人类能够反观生命存在的价值和生活的底蕴,能够更好地反思人生的意义和价值。

此外,涉医文学对提升社会人员尤其是医学工作者的人文素质具有重要的推动作用。今天的社会面临着诸多医学技术发展、医学伦理尤其是医患纠纷的挑战,而要解决诸多问题,亟待培养多元化、多方面的素养,如语言文字素养、人际沟通素养、文学艺术素养等。而广泛涉猎蕴含优秀人文要素和知识素养的涉医文学,将有效提升人们文字写作和语言表达技巧,并进一步促进人们人文科学知识的学习和提升,加强其在人际沟通方面的适应能力和应对能力,以便与各种各样的患者及家属进行有效的沟通和协调,使各项治疗顺利进行,同时也为减少医患纠纷奠定了坚实的情感基础。同时,通过文学阅读与鉴赏,可以加强人们的文学艺术素养,文学艺术可以培养人们饱满而健康的情感及恰当的表达,唤起对患者的同情怜悯,尤其是通过培养健康高雅的文学艺术修养,提升医学从业人员的心理调适能力,增强其自身的身心健康程度,从而有效地减少医患纠纷等矛盾的发生。

第一节 涉医文学作品的社会价值

我国当前高速推进现代化事业在带来物质财富极度丰富的同时,传统人文精神面临着被物质化和边缘化的危险。我们不可否认,当代社会人们的科学文化素质确实得到提升,但是人们对社会人文知识重视程度不够,处于人文涵养贫乏、语言表达能力滞后、传统价值观念缺位、现代价值观念扭曲等现实状态之中,阻碍了社会精神和伦理道德的提升,直接影响了社会的正常状态和秩序。而在医学院校和医院等医学机构之中,由于科学文化盛行,人文科学在一些学校和医院中处于边缘地位,学生以及从业人员较少有机会接受古今中外优秀艺术作品和人文思想的熏陶和影响,如得不到"文学中固有的智慧、感性、经验、个性、想象力、道德感、原创力、审美意识、生命理想、生存世界"等精神食粮的给养,在人文素质培育和习惯养成方面存在较大缺失。不少医学生以及医护人员人文素质欠缺,阅读写作能力较弱,社会价值和医学伦理观念扭曲,导致了人文关爱情怀和人文素养的严重滞后,既影响了个人的职业发展,也影响了医学事业的健康、科学、持续发展。由此可见,涉医文学对提升包含医护人员在内的人文素质起到了较为重要和关键的作用。

一、涉医文学对医学发展模式的影响和价值

现代社会医学模式已经由传统的生物医学模式转变为全新的生物、心理、社会医学模式,由传统的以疾病为中心转变为以患者为中心、以健康为中心;而健康的定义也由生理健康转变为生理、心理、品德方面的和谐发展。一名优秀的医生必须是一名扮演不同身份的多面手——专心的倾听者、仔细的观察者、敏锐的交谈者、有效的临床医师。为此,医学模式的转变势在必行,必须做到自然科学与人文科学的整合、医学科学精神与医学人文精神的融合、研究目的和价值取向来向"人"的介入。在这样的背景下,医学人文素质变得尤为重要。但在现代医学领域,生物医学人性化缺失,现代医学面临着种种道德困惑,由于医德医风问题所导致的医患紧张与冲突时有发生,这些都折射出医学工作者人文素质教育与提升的重要性。

因此,加强涉医文学的研究,通过文学与医学的对话研究,考察医学与科学进步的良知问题,以文学艺术的意识形态、人道主义的情怀追问人类生存状态,凸显社会人文精神,提升国民道德素养,这项工作将为当下构建和谐社会将起到极大的推动作用。通过分析文学的社会意义,可以了解体悟文学对提升人们人文素质的重要性。文学具有深厚的文化底蕴和历史素养,蕴含着丰富的人文素养,能够温暖人的心灵、颐养人的性情,以促进人品格的健全和品质的提升,从根本上对人起到教化作用。人文素养表现为一个人的人品、气质、修养、价值取向,其核心内容是一个人对人类生存意义的终极关怀和思考。文学与人文素养的关系紧密相连,优秀的文学作品蕴含着崇高的人生观、价值观和丰富的人生感悟,其人文价值和内涵对人格的完善和个性的发展有着不可估量的作用。因此,也成为培养优秀医护人员的一个重要环节与内容。

二、涉医文学对医学院校学生人才培养的意义和价值

一名优秀的医生不仅要具有出众的专业技能,同时还需要有较高的人文素养,较强的心理抚慰和调节能力、较高的语言表达和沟通协调能力,这对医生尤其重要。医生面对的大多是生理、心理饱受疾患折磨的患者,非正常的人生状态往往致使患者处于压力和烦躁之中,情绪波动剧烈,极易与外界发生冲突和摩擦。面对患者这类特殊群体,医生需要有较高的医德修养和人文情怀,能及时了解患者的苦楚,用较强的责任心进行救治,并能以出色的沟通技巧做好患者及家属的安抚工作。但在医疗卫生队伍整体诊疗技术、诊疗水平均取得长足进步的今天,医务人员的人文素养、职业道德却出现了一定滑坡。医患之间的感情交流受到金钱的左右,先进的医疗器具成为单纯牟利的手段,医疗纠纷增加,医疗费用高涨,医务人员人文精神旁落,医患矛盾日趋尖锐甚至是水火不容,兵刃相向。据统计,医疗纠纷已经成为患者投诉的十大热点之一,仅前几年全国影响较大的伤医暴力案件就有20多起,成为医疗卫生事业的切肤之痛。反思现实状况与存在原因,医学教育模式存在弊端和不足是不容忽视的问题。随着教育改革的深入,高校之间的竞争日趋激烈。为应对大学生就业难与市场的人才需求,高等院校对人才的培养越来越朝着实用性、功利性方向发展,专业课程的比重日益加大,人文课程的教学日渐萎缩。相比于其他专业,中医药专业的学生专业课程多、学习和就业压力更大,学生疲于应付专业知识的学习和操作技能的掌握,功利心日渐增强,幸福感不断减退。当他们面对患者时,同情心被功利思想吞没,关怀、怜悯、帮助遗失,医患关系从一开始就埋下了紧张的种子。因此,越来越多的医学教育者将目光投向了医学生人文精神的建构上,并将现当代文学教学作为提升医学生人文素养的有效途径。

(一)涉医文学作品有助于医学院校学生人文精神和医学伦理道德的培养

在中国灿若群星、源远流长的文学长河中,"中国现当代文学生动地再现了中国自1917年以来的社会历史、经济政治、思想变化、人文风俗和国家民族所经历的变化变革等内容,写出了中华民族在各个时期所经历的思想变迁、生活变化和认识发展"。通过现当代文学教学,能指导学生对经典作品进行品鉴和欣赏,体悟作品所昭示的人文精神和信念内涵,有助于从正面价值准

则上引导学生坚守理想、完善人格、增强明辨是非的能力,唤起对真善美的追求和体验。"人文精神是一种关注人生真谛和人类命运的理想态度,它包括对人格、个性和主体精神的高扬,对自由、平等和做人尊严的渴望,对理想、信仰和自我实现的执着,对生命、死亡和生存意义的探索等。"在中国现当代文学部分涉医作品中,作家用饱蘸情感的文笔在艺术的长廊中塑造了一个个生动形象、感人至深的医生形象,他们医技高超、医德高尚,给读者留下了深刻的印象。例如,六六的《心术》中大师哥令人敬仰的"仁心仁术",池莉的《霍乱之乱》中闻达主任为防疫事业而尽心竭力的感人事迹,孟宪明《大国医》中郭氏平乐正骨传人云鹤鸣胸怀祖国、以医术报效国家的高大形象。虽然所处时代、环境不尽相同,但他们都以自己的所学竭尽全力地救死扶伤、济危救困,诠释了一曲充满悲悯、关爱情怀的人道主义乐章。医学生在这样的艺术和人文氛围中接受熏陶和感染,对高尚人格的形成、人文精神的塑造、仁爱品行的形成都具有重要意义。

(二)涉医文学有助于提升医学院校学生的语言运用和表达能力

21世纪,医学模式由传统的生物医学模式渐次转变为生物—心理—社会医学模式。新的医学模式主张在更高的层次上把人作为一个整体来认识,并对医学生的知识结构和整体素质提出了新的要求,涉及医护人员语言表达和沟通协调等各个方面。医护人员在工作中需要具备较强的医学应用文运用和写作能力。在当下医患纠纷频增的现实情况下,病案等相关医学档案记录十分必要。此外,医护人员如何做到与患者和家属有效沟通是取得较好治疗效果以及减少医患纷争的必要途径。现当代文学作品语言优美,修辞功能明显,对提升医护人员的文学修养、强化其语言文字感知和运用表达能力有较强的纠偏和改善作用,能有效提升医护人员的语言技巧和沟通能力,以便与患者及家属进行有效的沟通与协调,达成思想的共识与情感的共鸣。

(三)涉医文学有助于医学院校学生的艺术修养和心理调适能力

医生担负着繁重而紧张的救治工作,在当前的医患环境下,他们面临着种种诊疗和与患者沟通的困境,时刻处于医患纷争的漩涡之中,加之医疗工作各个环节充满风险,高强度运作,工作压力极大,业余时间又少,导致医护人员精神始终处于高度紧张状态,身体处于亚健康状态之中。长此以往,对医护人员身心是一种摧残。在这种情况下,医护人员迫切需要构筑一个精神的"巢穴",并在这样一个精神世界里自我救赎,历练隐忍顽强的品质,排遣工作的苦闷。例如,毕淑敏的《红处方》中,主人公简方宁作为戒毒所的所长,她美丽自信、从容镇定,身为医生,有崇高的精神人格和献身精神,给吸毒者亲切的人文关怀,使许多人成功戒毒。然而,生活中的简方宁却背负着儿子生病、丈夫背叛、遭人嫉恨的沉重负担,丑恶的社会现实借助一变态女患者之手给了她最后一击,当简方宁自知陷溺毒品而又无法戒除时,她不愿苟活于世,便以自杀的方式做出了最后的抗争。小说对坚忍品质、高贵精神的讴歌极具感召力,是对勇气与灵魂的经典诠释。毕淑敏在《米色诊所》中剖析了自己作为一名医生所应当具备的职责和工作状态。她认为,医生也许不能医治所有的疾病,但有相应的知识,会不断拓展自己的信息,并会向患者提出建设性的忠告,他会是良好的顾问和尽责的向导。朴素的话语流溢着一名医者的善意与温情。阅读这样的作品,医护人员能从中汲取强大的工作和生活动力,养成不畏艰辛、愈挫愈勇的精神品格。

第二节　涉医文学作品的审美价值和意义

文学是人类思想文化的一种重要形态,它不仅是人类感受和认识世界的一种特殊形式和审美意识的具体表现,还是审美形态的一种有效载体。它通过文学鉴赏环节,借助读者这一受众群而作用于社会,对人类改造主客观世界的实践活动施加直接或间接的影响,以发挥文学的社会价值。苏联作家邦达列夫在阐释文学对人类的影响时说:"当一个人打开书的时候,他可以仔细地端详第二种生活,就像是看到一面镜子的深处。他惋惜、懊恼。他笑、他哭、他同情、他参与主人公的活动——书的影响就在这里产生了。"他又说:"如果有谁没有醉心于一本严肃的书,那他应该感到最大的遗憾——因为他使自己与世隔绝。他拒绝了第二个现实、第二次经验,从而等于缩短了自己的生命。"读者在阅读鉴赏中会从文中找到与自身人生阅历、情感相契合的触发点,从而感同身受,在作品艺术形式和内容的熏染之下,在思想上和精神上获得启发,并通过阅读文学符号获得审美愉悦和精神满足。

而在文学作品中蕴含一定的医学元素,真实地描摹人们的生理变化和心理活动,把人物在特定环境之下的意识流动和情感变化用无声的文字和多样的形式推介给文学的接受主体,满足了人们了解自身的需求和愿望,极易与读者的思想与情感发生共鸣。而作品中描写的诸如医院、医护人物形象以及相关生理学、心理学术语是普通人很难企及而较为陌生的事物和现象,既具有拓展题材和主题的开创意蕴,又因为距离产生了具有蕴藉性的审美感受。

一、真实性:对人物生理和心理状态的真实描摹

文学的生命在于真实性。文学创作要求的真实是艺术的真实,艺术的真实既不同于生活的真实,又有别于科学的真实,它是建立在生活和科学真实的基础上又进行艺术提炼加工所获取的人类思想文化成果。文学作品只有内容真实、情感真切、文学形式和内容与生活真实相符,才能具有深厚的思想和文化内涵,启发人们思考,愉悦人们的性情,唤起人们内心的审美感受。在这一方面,具有医学背景的作家有着得天独厚的优越条件:一方面他们熟悉人体生理和病理结构,对人类的生理、病理变化了如指掌,能够把握人物意识和潜意识的流动和变化,洞悉人物细微幽深的心理变动,全面深入地抒写人物的思想变迁、情感流变和精神变异,能够帮助读者深入到作品中间,在感受富于生活气息的人物形象中获得审美体悟和感受。另一方面,有过医学经历的作家能够以人道主义的关爱情怀来审视社会与人生,以济危解困的悲悯情怀来关注身心处于困境中的人物,他们在字里行间均深深流溢着真实的情感和意绪。没有真切的情感体验是无法表达自己的真情实意、无法打动读者而产生审美感受的。

古今中外诸多有过医学经历的作家在作品中均以色彩浓厚的医学元素完成了自己的文学创作,实现了艺术创作的真实,具有深沉的文化意蕴和象征意味,给读者深切的情感震撼和艺术感染力。契诃夫由于其医生的职业使他的文学创作带有独特的医学色彩,他的作品具有了真实的艺术审美魅力。例如,当代作家曹文轩在《樱桃园的凋零》中提及:"正是因为这个世界上有一个叫契诃夫的医生,才会有这样一个叫契诃夫的作家。"深刻地揭示了契诃夫的职业与创作之间的关系。医生这一职业,直接影响到了作家真实的美学创

作风格。首先是契诃夫具有行医的便利条件,真实摹写了有关医生、医院、患者和疾患、贫苦的场景与内容,留下了大量的文学佳作,如《乡村医生》《治疗酒狂症的单方》《神经错乱》《没意思的故事》《跳来跳去的女人》《第六病室》《出诊》等。医生需要接触到社会的各个阶层,如地主、官僚、知识分子、小市民、农民等,对他们的生活、思想、情感有了充分的了解,才能细腻入微地描写出反映社会的名篇佳作;其次,由于医生具有诊察疾病的能力和素养,他们善于透过表面现象而洞察患者的心理变化和疾病状况。医生的职业素质促使其对于问题的发现敏锐而深刻。在这种职业素质和能力的影响之下,契诃夫在面对社会时总能以一名医生的犀利眼光来审视各种社会现象,发现社会的美好与丑陋、进步与落后、革命与反动等各种情态,真实披露社会深层次的问题,其揭露性和批判性表现为现象之真实、问题之尖锐、思想之深刻,因而具有强烈的思想震撼性和审美感染力。

鲁迅在谈及自己文学创作经历时曾经说过,自己写小说的两个凭借是"读过百十来本外国小说"和"一点医学常识",明确表露了自己的"文学"与"医学"之间密切的关系。而其作品之所以能引发读者的思考与共鸣,就是因为在作品取材方面"多采自变态社会的不幸的人们中,意思是在揭出病苦,引起疗救的注意"。他以一名医生的科学严谨的态度,取材于社会,用笔真实,真切地反映了社会与人生现实,无论是《故乡》《祝福》《阿Q正传》等作品中的乡村景象和农民形象,还是《在酒楼上》《孔乙己》《高老夫子》等作品中的市镇景象和知识分子形象,都既具有生活真实又富于艺术真实。为此,其创作被王富仁先生评价为"中国反封建思想革命的镜子",以阐释其作品具有真实反映事物本质的特点。新时期以来,毕淑敏等作家与以鲁迅为代表的新文学大家在许多方面有着共同之处,无论从人生经历、思想意识,还是创作缘起、创作实践方面,都有着异曲同工之妙。毕淑敏作为一位从医二十载的当代著名作家,曾经有过两次弃医从文的经历。她在行医中的诸多经历和见闻成为其后文学创作中难得的素材和题材,这使得毕淑敏投身文学之前便对人有了由身入心的深层次的全面理解,并为日后在文学创作中将医生经历、医学知识和文学手法荟萃于作品中奠定了基础,其医学化的文学作品一出世便独步文坛。她以丰沛的医生见闻作为题材,对人们在病理、心理疾患状态下的身心剧变和反应描写得深沉而真切,让读者在微妙的生理空间和幽曲的心理空间获取不同凡响的体悟和感受,在深刻的认知中获取心理、精神的思考,具有更加深沉、悲悯、旷达的美学意蕴。毕淑敏的涉医作品可以分成三大类。第一类是描写医生的工作、思想和情感历程的作品。通观毕淑敏创作的6部长篇小说,全部为涉医题材,医生是小说中不变的主角。作者凭借医生职业与生俱来的仁爱与责任传达对"人"的真切关怀和深深的悲悯。例如,《红处方》中简方宁为医学献身;《血玲珑》中魏晓日情与理的两难,专家钟百行的医学至上性;《拯救乳房》中的心理学博士程远青的救人与自救之路;《女心理师》中心理咨询师贺顿求学与行医的艰辛等。第二类是讲述发生在社会上的医学故事和毕淑敏在谈及自己创作《昆仑殇》的体会时说过她只敢写她大致经历过的事情,只敢描写她确实有把握的感觉和记忆。从作品来看,她在构建小说世界时,自觉不自觉地让大量与医学有关的人物和事件涌现在作品中。她的很多作品都以发生在医院的事件为题材,从容不迫地讲述生病、医疗、死亡的故事。除上面提及的作品外,还有《紫色人形》《斜视》《白杨木鼻子》《女人之约》等耐人寻味的医学故事。第三类是创新性地开拓了心理学题材小说创作。自古至今,人类对自身的探讨不曾停止也不曾有过圆满的结论。心理学是一个陌生但极其诱人的创作题材与元素。毕淑敏2002年完成北师大心理学博士课程后和同学合作成立心理咨询中心。2005年她关闭了中心,再次弃医从文。这在世界文学和医学界都是少有的现象。此后,毕淑敏将心理学知识引入文学作品中,在其"医学化"文学作品园地中培育了新品种。在她笔下诞生了中国首部以心理治疗为内容的长篇小说《拯救乳房》、我国第一部由心理学博士撰写的女心理师成长经历的小说《女心理师》以及《心灵处方》《心灵游戏》等一系列散文集。毕淑敏锐意创新,以医学和心理学专业知识和从医经历为题材,阐释自己对于人基于生理和心理层面的理解,用文学作品传达了对人类命运和生存状态由身到心的终极关怀。

二、开创性:生理大医到文化大医的开拓性发展

医学元素一直是文学重要而独特的创作资源,疾病与治疗是文学作品中重要的文学意象和美学意蕴。这是因为自从人类诞生以来,人类始终拥有两类属性,即自然属性和社会属性。人既有其自身的生理和心理发展机制和内涵，又要在社会和团体中获得协作、支撑和发展，二者缺一不可，互相影响、互相促动。疾病和发展伴随人类与自然、社会斗争而行，渐次由狭义、微观的疾病延展为广义宏观的疾病，即由于人类的疾病、欲望等文化缺陷，导致社会也出现了诸多问题和灾患，疾病既指人类身心的疾病，也用以喻指社会文化的疾病，疾病被赋予了多元的文化隐喻义。因此，疾病作为与人类息息相关的文化元素，成为文学关注和反映的一个重要社会现象。文学作品中引入疾病与治疗，不仅涉及个人层面，更多的则是作家以社会大医的身份，从文化层面反思、剖析社会问题和弊端所在。因此，作家作品中出现的各种疾病和治疗，均有着十分明确而深入的文化意蕴和思想指向。

在中国20世纪文学中，始终构建着一个"改造国民性"世代相续的宏大的系统工程。这与中华民族所面临的国内国际形势息息相关，中国要成为一个现代化的强国，中华民族要屹立于世界民族之林，需要物质基础，需要较为发达的科学技术和现代生产力，但是缺失了人力的因素，没有强大的精神支撑，没有人的素质的现代化则无法实现。近代以来，帝国主义列强相继入侵，使中国彻底沦落为半殖民地半封建社会，中国的社会现状如何改变，如何挽救国家和民族的危亡，成为志士仁人探析的课题。经过一系列探索之后，一些有识之士敏锐地意识到，革命的根本问题是改造国民性的问题，这是一项关于提升国民素质的浩大工程。鲁迅深刻地认识到中国政治改革和现代化的核心不在招牌的更换、政体的变更，而在于人的素质的现代化。为此，鲁迅断言，中国要实现现代化，"首在立人，人立而后凡事举"。鲁迅的这一认识是非常深刻且具有现代意义的，他的这种论述不是特立独行的，是他那一代思想先驱们共同的一种思想，陈独秀、李大钊以及更早的严复、梁启超等，都提出过类似的观点。

正是因为意识到了思想启蒙改变人的精神的重要性，当时的先驱们第一时间想到的药方就是文艺，鲁迅认为："文艺是国民精神所发的火光，同时也是引导国民精神的前途的灯火。"在这种理念驱使下，当时的思想文化先驱以苍生大医的信念，投入改造国民性的大潮中，这就有了鲁迅、郭沫若、郁达夫、冰心的弃医从文，胡适的弃农从文……文学的旗帜下汇聚了如此之多的思想、文化精英，这既是他们个人的选择，也是时代和历史的一种热切呼唤。在报国使命的驱使下,众多的革命先驱走上了一条由治病救人到治国平天下的道路。

鲁迅是在20世纪初期那个风起云涌、波澜壮阔的民族救亡声浪中提出改造国民性的话题,鲁迅关于对中国文化的深层次思考,不遗余力地"攻打这病根"的执着,特别是那种严苛的自我批判精神和知耻而后勇的气度,为中国人认识、反省自己树起了一面雪亮的明镜。五四新文学由此引出了整整一代作家关于文学与改良社会、救国救民关系的积极探索与实践。随着时代的变迁和历史的进步,新中国成立之后,历经几十年的发展与变化,鲁迅当年担心的民族生存危机已经缓解并逐渐消失了。但是,当我们伴随着现代化的进程再一次用理性的眼光来审视国民性的时候,我们依然痛心地发现,国民的心理痼疾和人文素质低下仍然是阻碍社会进步和发展的羁绊。毋庸置疑,与20世纪初期相比较,新时期的社会环境已经发生了巨大变化,国民的整体素质有了较大提高,但文化深层意识的改造、重建与社会变革并不完全同步,因袭的重担在短时期内根本未能真正卸去,传统文化的负面因子仍然缠绕着当代人。因此,改造国民性、重塑国民人格的重任仍然存在,也因此影响到新时期部分作家产生难以名状的现代性焦虑,并在《陈奂生上城》(高晓声)、《爸爸爸》(韩少功)、《小鲍庄》(王安忆)等代表性作品以及余华、毕淑敏等一批涉医作家的优秀作品中继续承接鲁迅的文学传统,广泛地探讨了国民性问题在新的时代环境中的特点及影响,为其思考和改造开拓了新的思维空间。

在这系列作家的创作中,采用了以点带面的手法,通过特定时代下的典型人物的典型事例,在人物个性化的言行和心理变化描写之中,深刻地描绘出受到中国五千年传统文化浸染之下中国人因袭背负的历史重荷和精神困窘。作家用沉重而悲悯的笔触,关照着文中的人物,创作主旨明确。作家通过塑造典型人物来形象地说明,虽然时代发生变迁、社会不断进步与发展,但是国民心理的痼疾与不足仍然时隐时现,影响着我们民族的发展与进步。例如,高晓声的"陈奂生系列小说"就为我们活画出改革开放之初农民在历史转型时期仍然难以去除的"阿Q精神"与意识。在《陈奂生上城》中,作家通过细节,生动形象地刻画出陈奂生内心中的重负与浮躁,俨然是新时期的又一个"阿Q"。当陈奂生得知自己住了一晚招待所要花5元钱时,感到自己当了"冤大头"，内心中又痛又悔，于是就想到发泄和排解自己内心的不平衡，如下。

推开房间，看看照出人影的地板，又站住犹豫："脱不脱鞋?"一转念，忿忿想到："出了五块钱呢!"再也不怕弄脏，大摇大摆走了进去，往弹簧太师椅上一坐："管它，坐瘪了不关我事，出了五元钱呢。"

他饿了，摸摸袋里还剩一块僵饼，拿出来啃了一口，看见了热水瓶，便去倒一杯开水和着饼吃。回头看刚才坐的皮凳，竟没有瘪，便故意立直身子，扑通坐下去……试了三次，也没有坏，才相信果然是好家伙。便安心坐着啃饼，觉得很舒服。头脑清爽，热度退尽了，分明是刚才出了一身大汗的功劳。他是个看得穿的人，这时就有了兴头，想道："这等于出晦气钱——譬如买药吃掉!"

如果没有年代更迭与故事情境的不同，读者从文字里自然会读出一个鲜活生动的阿Q来，这就是文学艺术超越时空的永恒魅力和持久价值的体现。

历史进入了21世纪，这个话题仍然没有过时，探析国民的劣根性，看客心理、贪婪心态、冷漠自私、无信仰、无操守等仍然在我们现代国民中存在。为此，提升国民的素质，以社会主义核心价值观、中华民族优秀文化教育引导国民仍然是当下社会热切关注的话题，仍然是具有极强社会责任感的作家所孜孜以求的文学精神和主旨。

这种影响在当前文学创作中尤其重要，现在部分作家逢迎读者、消解读者的写作现象比较突出，如凶杀、暴力、色情文学以及不负责任的网络写作、地摊写作甚至是堂而皇之的"成人写作"。而具有"深度""本质"和原创性的征服性写作比较罕见，这导致了创新精神、宗旨精神的失落。比较而言，在20世纪初，以鲁迅为代表的中国文学却正是由这种外在功能上的启蒙性和内在品格上的人文精神而构成自己的价值取向，并且融入到全球现代化的浪潮中，取得了与世界文学同步发展的突出成就。因此，对于肩负着启蒙民众、推动中国现代化进程的中国作家来说，"国民劣根性批判"不仅仅属于鲁迅，不仅仅属于"过去时"，也应该成为"现代时"和"将来时"。当前最重要的还是应该像鲁迅一样，以社会大医的视野，洞悉中国当前仍然存在的封建专制传统和农业社会的遗风，确立与世界潮流同步的文化意识而又防止与克服绝对权力和金钱垄断对公众社会造成的弊端与祸害，追求精神境界的超越而又同社会良性发展的远大理想相一致,并像鲁迅那样,严于解剖自己,加强道德自律,如此才能逐渐根除国民精神中的一系列陋习,促进现代化事业的健康发展。这显然是鲁迅的"未竟事业",我们仍需要这样的社会大医,以及重构国民灵魂的"灵丹妙药"。

三、陌生化:医学行业这一特殊领域常人难以涉及而形成的神秘与传奇

在文学创作中采取陌生化的手段和方式可以凸显文学的审美张力和厚度。清代诗人袁枚在《随园诗话》中提出"文似看山不喜平""文须错综见意,曲折生姿"等说法,指出文学形式与意蕴均应该富于变化,不能落入俗套,做到新、深、奇等特点,就是指出要做到陌生化。北宋诗人梅尧臣则提出"以故为新,以俗为雅"的观点,也与"陌生化"理论是相似的。而文学陌生化作为一种文学理论是由俄国形式主义文学评论家希克洛夫斯基在《作为技巧的艺术》中正式提出的。陌生化不仅适用于语言技巧运用方面,还体现在体裁选择、布局构思、表现手法等方面。陌生化手法的运用使人物塑造具有独特的审美内涵、特征和张力,而审美意境的陌生化手法的运用,则张扬了审美想象空间,能够领悟更多象外之象,听到更多弦外之音,悟出言外之意,产生更多审美意象。

在文学鉴赏中,人们往往生发猎奇的想法和心态,在遣词造句、谋篇布局、塑造形象、营构意象、情感共鸣等方面尽可能地避免常见的内容和情态,以人们较难涉及的领域和行业中的素材和内容作为文学创作的基础,达到文学陌生化的美学目的,借以防止审美疲劳的出现。在这一方面,医学元素是作家较佳的选择。人类的生理和病理结构、医院医生和患者、人类在疾病状态下的身心变化等,对于一般人来说,是较少接触和涉猎的,相对来说具有一种陌生和神秘的特点。医学实践有别于人们日常生活中常见的事件,而医护人员由于工作的特殊性又有别于一般的人物,具有鲜明独特的个性,可增强审美想象的空间,拓展审美想象的领域,强化审美的厚度与张力。在众多的文学作品中,医院一直是描绘的一个重点,如契诃夫与巴金都曾创作过以医院和病室为题材的作品。在契诃夫的《第六病室》中,作家描写了肮脏的病房、破败的环境、钩心斗角的医护人员,多种因素把医院变成了一座阴森可怖的人间监狱。作家的叙写颠覆了人们心目中对医院的认识与形象,使其以一

种人们难以预想的面目出现,引发读者内心极大震撼,催其思考其中存在的问题。象征沙俄军警的看门人尼基塔用暴力解决一切问题而自以为在维护"秩序",表明这个"不道德并且对住院者的健康高度有害的机构"正是沙俄帝国和一切黑暗专制的象征。而院方人员则是帝国官僚的体现。这些都表现了作家对沙皇俄国的不满与批判。巴金的《第四病室》则是结合自己住院的经历在艺术加工的基础上创作而成的现实主义小说。他以陆姓青年之口,叙写了在国民政府开办的第四病室中的所见所闻:本来是救治疾病的医院,但是收住其中的工人、农民和城市贫民却要自己去买特效药品等相关物品,许多患者因为无钱付出治疗费用而在病床上悲戚地相继死去;患者付不出小费,看护人员就不来清理便器,一些病号被大小便憋得呼天喊地。作者笔下的医院和病室成为现实中的人间地狱,令人难以想象在其间发生的事情。异乎寻常的医院环境描写促使读者思考作家写作的用意,他不是在写医院,而是借此描绘一个"当时中国社会的缩影"。两位作家写作时间和背景尽管有所不同,但都是描述出人们心目中所无法设想的医院的环境和氛围,促使读者在情感愤懑、压抑的变化发展之下引发思考;促使人们在悲悯、痛心的心理变化中获取审美的鉴赏。

在当代作家创作中,医院和医护人员的工作和情感生活成为当下的一个创作热点,许多小说被改编成电视剧,受到人们热捧,如《人到四十》《血玲珑》《大国医》《心术》《大宅门》等。人们之所以关注医学题材的作品,一个重要的原因就是作品中所描绘的医院场景离一般人的生活相去甚远。医学治疗方法和场景、医护人员的工作环境和状态以及对人们来说倍感陌生的医学术语和内容都会激发读者阅读和欣赏的愿望,开拓广阔的想象和思索空间,在体悟中感受到幸福和苦难、生命与生存的真谛,在思想获得启发的基础上感受到作品的艺术感染力所在。毕淑敏的《红处方》在描写戒毒医院的情景时给人以惊怵的感觉,这是一般人所难以想象和体验的:病区长长的甬道,像一根粗大的树枝。两旁对称地分布着病室,好像致密的叶脉上,悬挂着沉重的蜂房。病区并不安静,不时从病室中发出毛骨悚然的嚎叫。音调似野兽逃窜时的狞厉,但又分明是人的声音,饱含着焦躁、痛苦、迷乱和绝望。戒毒的患者,由于毒品的突然撤离,世界颠覆,天地旋转起来。

作者采用了白描以及比喻等手法,为我们描述了一个狂乱、躁动、紧张的环境,让人们在窒息中感受到文字的压抑和力度,给人一种全新的感觉。

毕淑敏在《花冠病毒》中揭示了一个病毒肆虐而造成人类生存和发展危机的严酷,新型病毒的横空出世,人们在死亡和痛苦的威胁之下处于一种惶恐、绝望的心理之中,展现出各类人的利益纠葛和人性本色。她对病毒及防治进行了细致入微的叙写,让读者在新奇中感受到医学元素的魅力,在震撼中感受到狞厉之美。当罗纬芝进入尸体库时,她所目睹的场景令人惊怵:静卧在尸体袋子中的人,都大睁着眼睛,眼白像刚刚煅烧的石灰,瞳孔散大,透出眼底暗褐色的血凝,好似幽深古井。手脚蜷曲,身形溃散,表情恐怖,显示着死亡前所遭受的非凡痛苦。死亡后排泄的体液,在袋子的低洼处,结成黄褐色的秽冰。

作品的语言很有表现张力,描写的场景给人一种狞厉可怖的感受,已经超出了人们的想象和心理承受的程度。但正是因为这种陌生和神秘,却积淀着人类在毁灭和生存之间不懈抗争的深沉的文化力量,让人们在体悟死亡的过程中感受到生命的可贵和奋斗者的付出,因此具有令人感动的美学魅力和审美感受。

第十章　文学的治疗功能与应用

第一节　诗歌

一、诗歌的心理治疗功能

诗歌是最古老的文学体裁形式。为何诗歌会成为历史上最早出现的文学体裁？这大概与诗便于吟诵和歌唱,诗歌最便于情绪情感的抒发有关。口语有节奏地重复就是诗的原型。古籍《尚书》说:"歌永言。"《礼记》也说:"言之不足故长言之,长言之不足故咏叹之。"可见,诗歌的创作与情感的表达直接相关,不断回旋,一唱三叹的语式也与小说等文学体裁不同。人类学家认为,"凡诗歌都发自感情归于感情,它的起源和影响的神秘便在于此。""最切近于人类的诗材莫如感情,故抒情诗是最自然的诗歌。最切近于人类的表示法莫如语言,故抒情诗也是最自然的艺术。以口语发泄感情只需用有效的审美的形式,如按节奏的重复便可。"因此,诗歌最原初的功能就是表达人的苦闷、思念、爱情等各种情绪情感。例如,在中国最早采集于民间的《诗经》中就可以找到许多"情诗",如《诗经·小雅·采薇》表达爱情之思的诗句:"昔我往矣,杨柳依依,今我来思,雨雪霏霏。"《诗经·国风·关雎》表达苦思冥想、求而不得心情的诗句:"窈窕淑女,寤寐求之。求之不得,寤寐思服。"《诗经·国风·泽陂》表达失恋痛哭的诗句:"有美一人,伤如之何？寤寐无为,涕泗滂沱。"黑格尔曾这样评论诗对情绪情感的解放作用:"诗不仅使心灵从情感中解放出来,而且就在情感本身里获得解放。"《诗经》并非出自一人之手,而是来自众多底层社会的村姑野夫,可见,人人本是天生的诗人,正如明代陈白沙所评论的那样:"受朴于天,弗凿以人;禀和于生,弗淫以习。故七情之发,发而为诗,虽匹夫匹妇,胸中自有全经。此风雅之渊源也。"

古人认为诗歌擅于咏志。《诗经·国风·柏舟》中有:"心之忧矣,如匪浣衣。静言思之,不能奋飞。"一代枭雄曹操有励志名篇《观沧海》:"东临碣石,以观沧海。水何澹澹,山岛竦峙。树木丛生,百草丰茂。秋风萧瑟,洪波涌起。日月之行,若出其中;星汉灿烂,若出其里。幸甚至哉!歌以咏志。"这首诗借景抒情,意境开阔,气势雄浑,含蓄地表现了一个雄心勃勃的政治家和军事家一心想建功立业的宏伟抱负。南朝梁代刘勰在《文心雕龙·明诗》中对诗的发源与诗的功能的解释是:"诗言志""在心为志,发言为诗""诗者,持也,持人性情",他将诗看成是表现志向或意向等心理活动的重要方式。

诗也可以作为一种类似驱除疾病愿望的祝语。据考证,大约成书于公元前10世纪古印度的梵语诗歌集之一《阿达婆吠陀》,其中就收录有700多首与疾病治疗心愿相关的诗。如有一首关于《治咳嗽》的诗如下。

像心中的愿望,

迅速飞向远方,

咳嗽啊!远远飞去吧,

随着心愿的飞翔。

像磨尖了的箭,

迅速飞向远方,

咳嗽啊!远远飞去吧,

在这广阔的土地上。

像太阳的光芒,

迅速飞向远方,

咳嗽啊!远远飞去吧,

跟着大海的波浪。

诗歌还具有提高心理素质和心理健康教育的功能。孔子在《论语·阳货》中就记载了孔子教诲弟子要学习《周南》和《召南》的故事。现代学者的系统研究也显示,《诗经》中的《周南》和《召南》等采自地方风土人情的"风诗"的确具有鲜明的道德教育的旨意,如《诗经·国风·葛屦》一诗吟道:"纠纠葛屦,可以履霜?掺掺女手,可以缝裳?要之襋之,好人服之。好人提提,宛然左辟,佩其象缔,维是褊心,是以为刺。"《毛诗序》评论道:此诗是为了"刺褊"而作,"因魏地狭隘,其民机巧趋利,其君俭啬褊急,而无德以将之"。本诗究竟是为了刺谁而作呢?从诗中缝衣女和富有的女主人神态的对比可见,本诗是借葛屦履霜而兴讽刺那位吝啬无情和傲慢的贵妇人的。而《唐风·蟋蟀》一诗则是"刺晋僖公也。因他俭不中礼,故作是诗以闵之。"诗曰:"蟋蟀在堂,岁聿其莫。今我不乐,日月其除,无已大康,职思其居。"孔子对《诗经》的评价开创了中国古代"诗教"之先河。"子曰:《诗》三百,一言以蔽之,曰:思无邪。"孔子所说的"思无邪"可以理解为一种与儒家中庸观相适应的审美观,如孔子在《论语·八佾》中对《诗经·国风·周南》的首篇《关雎》这样评论道:"子曰:《关雎》乐而不淫,哀而不伤。"孔子认为好的艺术作品应该是思想内容和艺术形式的有机统一,如他认为《韶》"尽美矣,又尽善也";而《武》"尽美矣,未尽善也"。据说孔子曾在齐闻《韶》,沉浸在忘我的欣赏中,竟然"三月不知肉味"。

好诗人对人的教育作用犹如德国诗人格罗塞所评论的那样:"伟大的诗人好像弹着德国传说中所见的有魔术的琵琶,能使行刑者为此停刀,打铁匠为此弃锤,学生为此抛书,而倾耳谛听,使人们受到同样感情的激荡,其心脏也起同样速率的跳动——就好似听众和诗人及他们相互间,融合而成一体。"诗人能唤起我们心中本来具有的,但沉睡不醒的情感。古诗还向子孙传达了代表祖宗意愿的声音。有诗人这样说:"诗在词汇中唤起对原始词语的共鸣。"荣格在这句话后继续追问道:"隐藏在艺术意象后面的,究竟是什么样的原始意象?"从这种意义上说,诗歌的节律与意境构成了心灵的一支催眠曲,它的治疗作用犹如催眠,犹如精神分析的自由联想,不仅召唤出了压抑的潜意识,而且将它们在优美的意境和歌唱中消解了。

二、诗歌的治疗性应用

将诗歌运用于心理治疗的形式有诗歌创作与诗歌朗诵。两种不同的形式可应用于不同的心理治疗对象。

先说诗歌创作适合于治疗什么样的心理问题。根据孔子所说的"诗可以怨"的说法,诗歌首先是最适合表达哀怨等负性情绪的方法。例如,先秦的《诗经·小弁》就是一首最早的哀怨之诗:诗人从寒鸦拍打着翅膀的快乐反观自己的郁闷,从寒鸦成群结队飞翔的安闲反衬自己的孤独,他怨恨君王偏听

169

偏信谗言,以莫须有的罪名将自己驱逐流放,感到万分委屈,他的心里就像春杵不停地捣,也像那身染沉疴落尽了枝叶病死的树,心就像那小舟飘摇,茫茫然不知终将漂向哪里,肝肠寸断珠泪双流。据说这首怨诗是周朝太子姬宜臼所作,他借景抒怀,托物言志,赋、比、兴交互使用,泣诉结合,诗人反复吟诵"心之忧矣",也许有助于他心中负性情绪的逐渐释放。事实上,用诗歌可以表达各种类型的情绪,不仅可以直白豪放,如李白、杜甫、曹操的诗;而且可以大胆地自由联想和幻想,如屈原的诗;也可以委婉含蓄,如李清照的词。

诗歌还有助于进行自由的、类似哲学的思考,可以帮助有存在和生活意义迷惘的人。亚里士多德说:"诗是一种比历史更富有哲学性、更严肃的艺术,因为诗倾向于表现带普遍性的事,而历史却倾向于记载具体时间。"黑格尔进一步提升了诗对思的作用,他说:"诗艺术是心灵的最普遍的艺术。"为何他是这样看待诗对心灵自由开放的作用,这是因为创作诗的心灵本身已经得到自由,诗力求摆脱外在形成材料(或媒介)的重压,不受外在感性材料的束缚,而只在思想和情感的内在空间与内在时间里逍遥游荡。黑格尔和海德格尔都认为作诗是一种与思非常相近的活动。在黑格尔看来,当人意识到自己的内心活动,这种内心活动就变成了自己的对象,这时,心灵既是认识主体又是认识对象,这样它才是自觉的。这也就是说,创作诗的过程就是一个自我认识和自我觉察的过程。与思相比,作诗还必须寻找合适的字眼来贴切地表达自己的观念和情绪体验。黑格尔认为,使用艺术来表达思的必要性就在于通过把心灵的生气灌注于外在的现象,让眼睛看得见的现象成为灵魂的住所,让人从有时间性的环境和有限的事物行列中浪游的迷途中解脱出来。中国哲学家朱熹也认为,《诗经》"此诗之为经,所以人事浃于下,天道备于上,而无一理之不具也。"

由上文看来,创作诗就是诗人的存在之思,创作诗最适合医治那些为世界、社会、人生和自我意义而焦虑或迷惘的人。明代陈献章的故事可以说明诗歌创作的治疗功效。当时陈献章两次参加科举会试不中,空有一腔热血壮志但仕途无望,落第后再拜江西程朱理学家吴与弼为师,学习古圣贤垂训之书,但仍然未知入处,没有悟到真道。于是,半年后,他"始惭名羁,长揖归故山。"放弃在外继续求功名而返乡回到家乡白沙村闭门不出,开始他"既无师友指引,惟日靠书册寻之,忘寝忘食"数年的自学生活,但在很长时间内仍处于一种茫然的"未得"之状况。后来,他静坐阳春台,"舍彼之繁,求吾之约,惟在静坐,久之,然后见吾心之体隐然呈露,常若有物。日用间种种应酬,随吾所欲,如马追御衔勒也。"他终于明白"学人言语,终是旧日套"。他对旧学开始有了审视批判的眼光,他感叹"圣贤教人,多少直截分晓而人自不察。索之渺茫,求诸高远,不得其门而入,悲乎!"他当时的心境正如诗中所说:"游目高原外,披怀深树间。禽鸟鸣我后,鹿豕游我前。冷冷玉台风,漠漠圣池烟。闲持一觞酒,欢饮忘华颠。逍遥复逍遥,白云如我闲。乘化以归尽,斯道古来然。"自此,他完成了由崇尚读书穷理的程朱理学向主张求之本心的陆九渊心学的转变。看来,陈献章选择弃京师返回家乡自修自得对于存在之思是有利的,甚至说是必要的。清代乾隆年间佛山学人陈炎宗在《重刻诗教解序》中评论陈白沙之学的特点是:"先生以道鸣天下,不著书,独好为诗。诗即先生之心法也,即先生之所以为教也。……先生之道因诗教而益彰矣。"可见,陈白沙首先是一个以诗自我疗愈的失意者,才可能是以诗喻教的大师和哲学诗人。

海德格尔曾借诗人荷尔德林"满怀赤诚,返回故园"的诗句而发挥道:"接近故乡就是接近万乐之源(接近极乐)。故乡最玄奥、最美丽之处恰恰在于这种对本源的接近,绝非其他。所以,唯有在故乡才可亲近本源,这乃是命中注定的。"海德格尔提出这样一个看似很朴素的问题:"还乡意味着什么呢?"他说:"还乡就是返回与本源的亲近。但是唯有这样的人方可还乡,他早已而且许久以来一直在他乡流浪,备尝漫游的艰辛,现在又归根返本。因为他在异乡异地已经领悟到求索之物的本性,因而还乡时已有足够丰富的阅历……"显然,陈献章完全具有海德格尔所说的这样一种哲人归隐的处境和游历。还乡对于陈献章来说就是实现"进修在我,成我者天也"的人生诗道之目的。返乡的根本目的与意义在于亲近本源,而这种本源从字面上看就是返乡者的出生地——有自己母亲的故土,而从哲人的眼光来看则是存在之思的根基,心学逻辑之起点。陈献章这样开诚布公地宣称:"此学以自然为宗者也",因此,"诗人的天职是返乡"就是对存在之思的寻根问祖。陈献章曾有诗教于弟子湛若水:"有学无学,有觉无觉,千金一瓠,万金一诺。于维圣训,先难后获。天命流行,真机活泼。水到渠成,鸢飞鱼跃。得山莫杖,临济莫渴。万化自然，太虚何说？绣罗一方，金针谁掇？""圣人之学，惟求尽性，性即理也，尽性至命。理由化迁，化以理定。化不可言，守之在敬。有一其中，养吾德性。"可以认为，这些诗完整地表达了陈白沙悟道过程，以及他对心学境界与修行方法的理解。

诗是一种最大胆想象的艺术，也是一种对存在的度测。亚里士多德认为"诗人的职责不在于描述已发生的事，而在于描述可能发生的事"，即按照可然率与必然率可能发生的事。康德则认为，诗是通过思想的无拘无束的游戏来排忧解闷的一种自由的艺术。诗歌不仅讲究文字精练、寓意深刻、形象传神，还应该具有押韵动听的音律。诗歌的字词之间、意象之间全靠大胆的联想来穿针引线，如刘勰所说的那样："寂然凝虑，思接千载，悄焉动容，视通万里，吟咏之间，吐纳珠玉之声；眉睫之前，卷舒风云之色。"可见，诗歌创作是一种具有很大自由空间的文字游戏，在这种文字游戏中，诗人可以虚拟地实现任何在现实生活中未满足的愿望，如明末清初文学家李渔就曾坦言自己唯有在制曲填词之中能够获得最乐，消解愤怒，而且可以虚拟地满足各种想要的荣华富贵。因此，诗被认为是向幻境的逃遁方式之一。海德格尔说："诗人不行动，而是做梦。诗人所制，想象而已""诗是一种度测""人就是借作诗第一次接受对其存在的度测的。"于是，作诗为处于困境中的人提供了一种可能世界存在的希望。这可以说是对绝望的一种治疗。

在作诗殚精竭虑反复推敲的字里行间，诗人不仅"为人性僻耽佳句，语不惊人死不休"，而且往往在这一过程中提升了自己的精神境界，甚至可以导致对某些人生之理的顿悟或认知格式塔转变的效果。宋代诗人陈辅之在《诗话》中记载了诗歌创作中的一个故事：宋朝进士张咏做湘东太守时，一日在家作诗，诗中有"独恨太平无一事，江南闲杀老尚书"之句，写完之后就出去了。恰好这时好友溧阳知县萧楚才来访，见到张咏放在案头墨迹未干的诗作，心有所触，便提笔将"独恨太平无一事"中的"恨"字改为"幸"字。张咏回来见后，心中不悦。萧楚才笑着解释道：当今小人当道、奸佞横行，大人位高权重、功勋卓著，已成众矢之的，"恨太平"恐授人以柄，招致杀身之祸。张咏听后大悟，感激地说："萧弟，一字之师也。"从心理学的角度来看，"恨太平"想表达的原意是因天下太平，自己的才干无处发挥，因而起怨，而改为"幸太平"，语境则变为因天下太平，自己可以无为而治，故而感到庆幸。作诗者的思想境界从着眼于"小我"的情绪而一变为天下无忧的博大胸怀，可见，作诗与推敲诗句的过程也是心性修炼提升的过程。

我们再看看诗歌吟诵的心理治疗效果。创作与阅读诗词可以提高人的气质，苏轼曾写有一诗赞自己的朋友董传，董传当时生活贫困，衣衫朴素，但他饱读诗书，满腹经纶，乐观向上，故苏轼诗云："粗缯大布裹生涯，腹有诗书气自华。"

诗无须谱曲就是一种特别适合于吟诵或歌唱的语言艺术。"人作为动物的一类，乃是会唱歌的生物，所不同的是他把曲调同思想联系了起来。"诗歌的特点在于它有韵律，韵律表现在于朗读，而人发出的有节律的语音本身就具有调整生物和情绪节律的作用。语音组合具有独特的节律和音乐形式，借助于这种形式，语言把人带入另一个领域，强化了人对自然中美的印象，同时，抑扬顿挫对人的内心情绪产生影响。"思想可化作一道闪电或一声霹雳，它在爆发的瞬间将全部的想象力集中于一点，排斥所有其余的对象；同样，语音作为一个统一体，也以断续的、明确的形式发出。正如思想控制着整个心灵，语音首先具备一种能够渗透和震撼所有神经的力量。""发音器官发出的声音恰似有生命体的呼气，从人的胸中流出，即使在未使用语言的情况下，声音可以传达痛苦、欢乐、厌恶和渴望，这意味着声音源于生命，并且也把生命注入了接受声音的感官；就像语言本身一样，语音不仅指称事物，而且复现了事物所引起的感觉，通过不断重复的行为把世界与人统一起来，也就是说把人的独立自主性与被动性联系了起来。"精神总是借助语言，经由嘴唇开辟通向外部的道路，同时这一努力的结果又经由耳朵返回精神的家园。这正是从作者到读者，从精神到精神的文学治疗过程。

德国哲学家康德对诗这种语言艺术情有独钟，他认为，在美的（语言）艺术中，诗之所以赢得的评价比为了同一个目标的雄辩术，甚至其他所有艺术更高，是因为诗同时又是可以歌唱的音乐，是一种本身即可以使人感到快乐的声音，而音乐仅仅是作为诗的载体才成为美的艺术，手拿画笔的画家是模仿，只有"观念画家"（即诗人）才是美的艺术大师。"一首好诗是给心灵灌注生气的最深入人心的手段。"诗歌为什么能打动人心，格罗塞认为是因为"一切诗歌都从感情出发也诉之于感情，其创造与感应的神秘，也就在于此。""诗歌是郁积着的感情的慰藉物,无论用最低级的形式或者用最高级的形式,本质上相同的就是对于歌者的一种发泄和慰藉。"古人说:"诗言志,歌永言。""诗者,持也,持人性情。""言以散郁陶。"吟诗朗诵是一种心身俱调的最佳"有氧运动",所谓气从意畅,神与境合。明代思想家、文学家和教育家王阳明在办学中就已经运用了诗歌朗诵培养孩子品德的方式,他在给学校制定的《教约》中说:"凡歌诗,须要整容定气,清朗其声音,均审其节调,毋躁而急,毋荡而嚣,毋馁而慑。久则精神宣畅,心气和平矣。每学量童生多寡分为四班。每日轮一班歌诗,其余皆就席敛容肃听。每五日则总四班递歌于本学。每朔望集各学会歌于书院。"他要求阅读者"讽诵之际,务令专心一志,口诵心惟,字字句句,纳绎反复。"认为经过长期的读书训练,就会实现礼貌习熟、德行坚定的教育目标。他还指出,教学要遵循教育心理的规律,让孩子读书不在多,而贵精熟,使其"精神力量有余,则无厌苦之患,而有自得之美。"还要"常存童子之心,使其乐习不倦,而无暇及于邪僻。"可见,通过吟诵诗歌达到人格教育和行为习性培养的目的早已经成为中国古代教育的一种方法。诵读古诗文对于提升人的境界、丰富人的内涵、开阔人的胸襟、净化人的灵魂、启迪人的智慧都有着极其重要的作用。

吟诵不同内容和情调的诗词,可引发作者或读者不同的感受。陆游在《沙市阻风》中曰:"听儿诵《离骚》,可以散我愁。微言入孤梦,恍与屈宋游。"杜牧也曾以阅读杜甫的诗来解愁,如《读韩杜集》曰:"杜诗韩集愁来读,似倩麻姑痒处搔。"《世说新语·豪爽》里记载东晋有个大将军王敦,因不能伸展其雄心抱负,常在酒后高声诵读曹操的诗句"老骥伏枥,志在千里。烈士暮年,壮心不已",一边诵读,一边还用玉如意击打唾壶(痰盂),以至于壶口被击打得残破不堪。南宋爱国将领文天祥兵败被俘,身陷囹圄之际,却仿照杜甫《同谷七歌》创作了《六歌》,不屈就义。清代名臣于成龙被选调到偏远的广西柳州罗城做官,亲朋对其疏远,同僚尽皆亡故;每当悲愤满怀之际,他就以诗和酒来自我排遣,说道:"夜酒一壶,直钱四文,无下酒物,亦不用箸筷,读唐诗写俚语,痛哭流涕,并不知杯中之为酒为泪也。"钟嵘在《诗品序》中说诗可以"使穷贱易安,幽居靡闷"。白居易在《与元九书》中说诗可以"泄导人情",这些事例和言论都证明了文学阅读朗读的治疗作用。

第二节　散文

一、散文的心理治疗功能

在中国"散文"一词大约出现在北宋时期。六朝以来,为区别韵文和骈文,把凡不押韵、不重排偶的散体文章,包括经、传、史书在内,概称"散文"。现代散文是指除小说、诗歌、戏剧等文学体裁之外的其他文学作品。按散文的内容和表现风格的不同又可分为杂文、小品、随笔等。常见的散文有叙事散文、抒情散文、哲理散文等。

散文的特点是形散神聚。所谓"形散"既指散文取材广泛,不受时间和空间的限制,可叙述事件发展也可以描写人物形象,可托物抒情也可发表议论;又指文体结构自由,写法多样,不拘一格,篇幅短小;所谓"神聚"则是指散文立意明确,主题集中,认知和情感体验的线索一以贯之。如《周易·系辞上》所说:"唯神也,故不疾而速,不行而至。"

散文与诗歌有什么区别?黑格尔认为,本义词还是隐喻词占优势,这既是古代风格和近代风格的分水岭,也是散文风格和诗风格的分水岭。黑格尔对散文与诗歌差异的界定较以押韵与否来区分的标准更为精准。换言之,散文是直话直说,而诗歌则是隐喻或夸张地说;散文的语言更为接近百姓日常生活的话语方式,也最容易为阅读者所理解,而诗的语言更赋予想象或幻想,不经解释不易为他人全部理解。

散文说理比政论轻松自如,读者不易产生阻抗;比小说清淡悠闲,读者不会因此精神紧张,情绪起伏。散文寓情于景,融理于物,夹述夹议,旁征博引,贯通古今,驰骋中外,表现题材丰富,既可写风花雪月、山水草木,也可论生活经验、人情世故,常富于启迪性。

从文学治疗的角度来看,不同内容和类型的散文心理功能不一样,治疗作用有异。

(一)叙事散文

叙事散文以叙事为主,具有时间、地点、人物、事件等写实要素,着重从叙述人物和事件的发展变化过程中表现作者的某种思想感情。其中有些散文以事件发展为线索，或是一个有头有尾的故事，或是几个片段的剪辑；有些散文则以某个真实的人物性格或行为描写为主线。叙事散文所描述的事或人物可能成为教育或启发读者的榜样。例如，梁实秋记述了《我的一位国文老师》，在年轻时梁实秋的眼中这是一位"老是开口就骂人"的"徐老虎"，但又承认自己是一个从他那里受益最多的学生，由他传授不少自己至今还受用的作文技巧，认为"如果我以后写文章还能不多说废话，还能有一点点硬朗挺拔之气，还知道一点'割爱'的道理，就不能不归功于我这位老师的教诲。"这篇人物叙事散文告诉我们，后来成为中国著名散文家的梁实秋也曾受益于他中学时代的国文老师的教诲。虽然这位国文老师并非名人，但他却是一个作家人生道路上遇到的对自己有重要影响的人物。虽然梁实秋离开自己的国文老师将近50年，其间也未曾与先生一通音讯，但已成为名人的良知告诉作者，自己不能忘记师恩。

胡适写过一篇人物叙事散文《我的母亲》，他这位兼任严父的慈母有一种与众不同的批评儿子的方法："她从来不在别人面前骂我一句，打我一下，我做错了事，她只对我一望，我看见了她的严厉眼光，便吓住了。犯的事小，她等到第二天早晨我眠醒时才教训我。犯的事大，她等到晚上人静时，关了房门，先责备我，然后行罚，或罚跪，或拧我的肉。无论怎样重罚，总不许我哭出声音来，她教训儿子不是借此出气叫别人听的。"这位23岁做了寡妇又是当家的后母后婆的慈母却是一个气量大，性子好，事事留心，事事格外容忍，维护家庭和气的榜样。作者说："我在我母亲的教训之下住了九年，受了她的极大极深的影响。我十四岁（其实只有十二岁零两三个月）便离开她了，在这广漠的人海里独自混了二十多年，没有一个人管束过我。如果我学得了一丝一毫的好脾气，如果我学得了一点点待人接物的和气，如果我能宽恕人，体谅人——我都得感谢我的慈母。"我们再一次看到了人物叙事散文给我们提供的一个活生生的如何做父母，如何处理家庭矛盾，如何教育子女的榜样。散文与小说的区别是前者是真实的，而后者却是虚构的故事。因此，散文的示范性和教育意义较小说真实可信得多。

（二）抒情散文

抒情散文多以描绘景物和抒发作者对自然和现实生活的感受和情感为主，这类散文虽有对具体事物的描绘，但通常是触景生情，把思想感情寓于形象之中。抒情散文大多是寓人格精神于树木花草、山脉石头、江河海洋、太阳月亮、风雪雷雨、动物等其他自然之物的特性之中。这类散文常用词造句优美、意境幽深，具有让人精神放松和带来心情愉悦、启迪人顿悟的心理功能，如茅盾的《白杨礼赞》、冰心的《樱花赞》、刘白羽的《日出》、刘再复的《榕树，生命进行曲》等。

林语堂在《论伟大》一文中指出"大自然本身始终是一间疗养院，它如果不能治愈别的疾病，至少能够治愈人类的狂妄自大的病，大自然不得不使人类意识到他自己的分位。"他写道："我不相信基督教科学，可是我却相信那些伟大的老树和山中胜地的精神治疗力量，这些东西不是要治疗一根折断了的肩骨或一块受伤染病的皮肤，而是要治疗肉体上的野心和灵魂上的疾病——盗窃病、狂妄自大病、自我中心病、精神上的口臭病、债券病、证券病、'统治他人'的病、战争神经症、忌诗神经病、挟嫌、怨恨、社交上的展览欲、一般的糊涂以及各式各样道德上的不调和。"

（三）哲理散文

哲理散文多以因小见大，见微知著，寄寓于人生百态，感悟宇宙、社会和人生之理，表达某种人生观、价值观等睿智哲理为主。哲理散文的题材可纵贯古今，横亘中外，包容大千世界，家长里短。哲理散文往往内涵丰厚、意境深邃，这类散文具有宣传某种信念、人生观、价值观、文化观和思维方式，超越日常经验的意义，提升人的思想境界的功能。尼采的《我的灵魂》中这样写道："哦，我的灵魂哟，我夺去了你的屈服、叩头和投降；我自己给你以这名称'需要之枢纽'和'命运'。哦，我的灵魂哟，我已给你以新名称和光辉灿烂的玩具，我叫你为'命运'，为'循环之循环'，为'时间之中心'，为'蔚蓝的钟'！哦，我的灵魂哟，我给你一切智慧的饮料，一切新酒，一切记不清年代的智慧之烈酒。哦，我的灵魂哟，我倾泻一切太阳，一切的夜，一切的沉默和一切的渴望在你身上。——于是我见你繁茂如同葡萄藤！哦，我的灵魂哟，现在你生长起来，丰富而沉重，如同长满了甜熟葡萄的藤！为幸福所充满，你在过剩的丰裕中期待,但仍愧报于你的期待。哦,我的灵魂哟,再没有比你更仁爱,更丰富和更博大的灵魂!过去和未来之交汇,还有比你更贴近的地方吗?"尼采这篇关于自我解剖的散文会激发读者对自己自我意识的反思,每个人几乎天天都会无意识地说无数遍的"我",但却没有静下心来反思过"我是什么?"尼采采用了枢纽、玩具、钟、饮料、酒、太阳和黑夜、葡萄藤等许多具体意象来比喻灵魂的属性,揭示灵魂的本质。由此可见,哲理散文尤具有治疗读者意识问题的功能。

(四)杂文

杂文是散文的一种,历史悠久,诸子百家都有兴趣,历史地位与社会影响亦不能小看。班固说:"杂家者流,盖出于议官。兼儒、墨,合名、法,知国体之有此,见王治之无不贯,此其所长也。"南朝梁代刘勰在《文心雕龙·杂文》中概述了汉晋以来兴起的杂文多样化状况:"详夫汉来杂文,名号多品。或典、诰、誓、问,或览、略、篇、章,或曲、操、弄、引,或吟、讽、谣、咏,总括其名,并归杂文之区。"刘勰认为杂文的基本特点有在文体形式上"碎文琐语""其辞虽小而明润";在创作上杂文是"文章之枝派,暇豫之末造。"这就是说杂文是受传统写作规矩约束较少,相对可以任意发挥的闲暇即兴创作。

从文学治疗的角度来看,杂文具有广泛的功能。如刘勰认为,杂文可以"以申其志;放怀寥廓,气实使之",或"戒膏粱之子也"。如汉初枚乘创作的《七发》就是一篇治疗太子富贵病的良方。首先,他全面系统分析了楚太子沉溺于安逸的病因主要是"久耽安乐,日夜无极。""纵耳目之欲,恣支体之安者,伤血脉之和。""洞房清官,命曰寒热之媒;皓齿蛾眉,命曰伐性之斧;甘脆肥脓,命曰腐肠之药。"然后指出,"今太子之病,可无药石针刺灸疗而已,可以要言妙道说而去也。"作者不仅指出了患者应该在音乐、饮食、乘车、游宴、田猎、观涛六件事中寻求乐趣,改变不良的生活方式,而且给太子"论天下之精微,理万物之是非",从认知上懂得养生之道理。据说太子"一听圣人辩士之言,涩然汗出,霍然病已。"杂文既可以自由地摹写世相,描述见闻,评说人事,赞扬真善美,训诫他人,鞭挞丑恶,针砭时弊,也可以言志抒情,解嘲自己。鲁迅先生在《集外集拾遗补编·做"杂文"也不易》中说:"不错,比起高大的天文台来,'杂文'有时确很像一种小小的显微镜的工作,也照秽水,也看脓汁。"一方面,杂文成为鲁迅先生医治国民愚性的药,讥讽社会毒瘤的匕首和投枪,一种有助于直面问题,细致入微地分析解剖社会问题的文学工具;另一方面,鲁迅先生自己也宣称"我的确时时解剖别人,然而更多的是更无情面地解剖我自己""我的杂文不过是,将我所遇到的,所想到的,所要说的,一任它怎样浅薄,怎样偏激,有时便都用笔写了下来……就如悲喜时的歌哭一般,那无非是借此来释愤抒情。"从这种意义上说,杂文也可以是作者自我精神治疗的一种文体。例如,被司马迁称为"滑稽之雄"的西汉东方朔曾向武帝上书强国之计,却遭冷遇,他便作《答客难》一文,以睿智诙谐的笔调调侃自己,"用之则为虎,不用则为鼠",发泄了他怀才不遇的牢骚。

二、散文的治疗性应用

历史证明,散文创作与散文阅读都具有心理治疗的价值,且均有实际应用的案例。以创作为例,中国文学史上常有受流言蜚语伤害的或怀才不遇的文人,他们一方面"不惜歌者苦,但伤知音稀";另一方面对国君有一种依恋与怨恨、放下与执着的矛盾,如何消解这种痛苦的心理,不同的文人选择不同。屈原选择了用诗表达怨恨后的沉江,而他的弟子楚国辞赋作家宋玉虽然风流倜傥,同样也遭受到楚国宗室贵族的排挤和谗害,但他却以退为进,先承认自己有错,请求大王宽恕其罪,但允许他将话说完。然后他借唱《下里》《巴人》随者众,《阳春》《白雪》和者寡,以及展翅千里的凤凰与篱笆下的小鹦雀,大海里的鲲鱼与水塘里的小鲵鱼相对比的方法机智地替自己超然独处的志向与行为进行了辩解。为了便于表达文人内心的矛盾和自己与他人的主体间性,中国文人创造了二人对话的"设论"文体,东方朔的《答客难》、扬雄的《解嘲》、班固的《答宾戏》和韩愈的《进学解》都是在怀才不遇的际遇下所创作的"设论"。以《文心雕龙》评价最高的《答宾戏》为例,班固年届四十,仍不得升迁,他想起东方朔、扬雄等前人怀才不遇的故事,便提笔写成此文,一方面抒发了自己的苦闷,另一方面又假设有主客两方,分别代表执着于功名利禄的和沉潜于立言著述的两种不同的价值观,一方佯说"立言"好,宽解自己,另一方则对自己20年没有升迁发牢骚,最后从正面反驳自己不该有如此的消极情绪,而应奋斗不息。从心理治疗的角度来看,作者最终用对正面价值观的坚定化解了心中的阴影和怨恨的负性情绪。从社会效应来看,当汉章帝读到此文后也许受到感动,也可能醒悟到班固长久屈居下位不太合理的实情,于是下旨提拔班固为玄武司马。班固不仅因为撰写此文宣泄了自己压抑的情绪,而且启迪了国君反思的意识,也因此实现了自己的愿望,可谓一举两得。

第三节　小说

一、小说的心理治疗功能

在中国,文言小说起源于先秦的街谈巷语,是一种小知小道的记录。东汉哲学家和经学家桓谭在《桓子新论》中说:"小说家合残丛小语,近取譬喻,以作短书,治身理家,有可观之辞。"东汉史学家、文学家班固在《汉书·艺文志》中将"小说家"列为十家之一,对小说的缘起和价值概述如下:"小说家者流,盖出于稗官。街谈巷语,道听途说者之所造也。孔子曰:'虽小道,必有可观者焉,致远恐泥,是以君子弗为也。'然亦弗灭也。闾里小知者之所及,亦使缀而不忘。如或一言可采,此亦刍荛狂夫之议也。"

小说与诗歌、散文、戏剧并称四大文学体裁。小说的特点是以虚构的人物形象刻画为中心,通过完整的故事情节和环境描写来反映社会生活。相比于诗歌、散文而言,小说更具有娱乐性、趣味性、生动性、故事性和生活逼真性,因而具有更加广泛的读者群和社会影响力。按照篇幅及容量,小说可分为长篇、中篇、短篇和微型小说;按照表现的内容,可分为科幻、公案、传奇、武侠、言情等;按照体例,可分为章回体小说、日记体小说、书信体小说和自传体小说;按照语言形式,可分为文言小说和白话小说;按照观点流派,可以分为古典主义小说、讽刺主义小说、现实主义小说、批判现实主义小说、浪漫主义小说、自然主义小说、形式主义小说、表现主义小说、存在主义小说、意识流小说、新小说派、魔幻现实主义等。

从文学治疗的角度来看,不同文学流派对文学的目的与任务的理解旨意不一。古典主义推崇理性至上,号召模仿自然人性,认为文学的任务在于道德说教,在于劝善;讽刺和批判现实主义小说则以嘲讽、批判、揭露、抨击现实生活中的形形色色的丑事和恶人作为己任,具有给新进入社会的年轻成员以教育的作用;绚丽多彩的想象和夸张的表现手法,抒发对理想世界的追求的浪漫主义强调自由和个性的表现。

小说创作与小说阅读具有不同的意义,小说创作经常带有作者自传和心理投射的性质,而小说阅读则往往是从消遣开始,不知不觉中受到潜移默化的心理影响。

小说具有趣味性、故事性、生动性和生活逼真性,因此,小说成为最具有吸引力的文学体裁和娱乐工具。"一榻之上,一灯之下,茶具前陈,杯酒未馨",小说便将天地间的众说纷纭的人物与事件呈现在读者面前,小说可谓是"取之不费,用之不匮"的娱乐资源。有人甚至认为,"小说之为人所乐,遂可与饮食、男女鼎足而三"。清代毛宗岗读《三国演义》后很有感慨地描述了读小说的这种快乐:"读书之乐,不大惊则不大喜,不大疑则不大快,不大急则不大慰。"显然这种中等强度或中庸的愉悦感是令人神往和迷恋的。惊险小说、言情小说、武侠小说等很有读者市场,就在于它紧紧抓住了读者群的心理特点与心理需求,有些小说爱好者甚至整天痴迷于小说阅读而不可自拔。人们为何会喜好阅读小说而胜过其他书籍呢?梁启超在《论小说与群治之关系》一文中认为可能有以下3点原因:一是因为小说浅显,容易理解,又有乐趣的缘故,尤其是那些"必其可惊可愕可悲可感,读之而生出无量噩梦,抹出无量眼泪者"的小说;二是因为人常不能从现实世界得到满足,而小说可以引导人们游于他种境界,变换其经常接触的环境;三是大多数喜怒哀乐,或怨或恋、为骇为忧为惭,常若知其然而不知其所以然;想表达而心不能自喻,口不能自宣,笔不能自传,这时小说中有人和盘托出,彻底而发露之,所以读者常有"如是如是"的强烈的共情感。

他还指出小说影响人的心理具有4种力量:其一曰熏,人读书时不知不觉之间,眼识为之迷漾,脑筋为之摇扬,神经为之营注,今日变一二焉,明日变一二焉,刹那刹那,相断相续,久而久之,小说之境界渐入人之灵台而据之,成为一棵原质之种子;其二曰浸,人读小说往往终卷后数日数句而终不能释怀,或有余恋余悲,余快余怒,此即浸之力也,人与之而渐化也;其三曰刺,所谓刺,言书中之情节、境界人心于一刹那之间,忽起异感而不能自制,即读书使感受者顿觉;其四曰提,读书之时,读者常化其身以入书中之情节,似为书中之主人公,此身已非己有,以此界入彼界,从而觉悟从内而提升自出。当然,任何事物都是利弊的对立统一,如读书之人将上述四者用之于养善,则为福;若用之于恶,则可畏也。

就在封建王朝摇摇欲坠的前夜,梁启超发出了"今日欲改良群治,必自小说界革命始!欲新民,必自新小说始"的文学革命的倡议,这影响了那一代文学家创作的取向。因此,在中国近代史上有不少小说不是为作者自己,而主要是为了医治国民的病态性或集体心理原型而创作的。如鲁迅创作的小说《狂人日记》就是借一个被害妄想的精神病患者的内心恐惧来揭露和讽刺那个社会中"人还在吃人"的病态人际关系;而小说《药》则描述了一个以"人血馒头"来治疗病孩咳嗽之疾的故事来讽刺那时的国民心理劣性,这些小说对于那时处于黑暗中和已经麻木不仁的国民来说好比一剂苦口的良药,虽然无比辛辣,却是利于国民心理顽疾的医治,正如鲁迅在《南腔北调集·我怎么做起小说来》中介绍自己为什么创作小说的动机时这样说道:"我的取材,多采自病态社会的不幸的人们中,意思是在揭出病苦,引起疗救的注意。"鲁迅对待那些在小说中塑造的悲哀的国民角色,"哀其不幸,怒其不争",不是不爱他们,而是希望他们快点觉悟和康健起来。

二、小说的治疗性应用

关于小说创作的叙事疗法,哲学家萨特认为,人是唯一会说故事的存在,而且总是活在他自己与他人的故事中。故事不仅反映了一个人的人生历程,而且更重要的是折射了他对这个世界的观察和思考。但这种观察和思考因人而异,也因叙述而异,个人在叙述故事的过程中实际上建构和表达了自己的世界观、人生观和价值观。

小说是作者叙述的一些典型人物的有趣、惊奇、生动或牵动情怀的故事。作者在编造故事时不仅可以将自己的各种人格和想法分解和托付到小说中各种虚拟的人物身上,而且有很大的自由发挥的想象空间和叙述的时间跨度来叙述各种故事。

从叙事心理学的角度来看,创作小说其实就是作者编造自己所理解的生活故事,并以自己喜好的话语方式表现出来。创作小说与叙事心理疗法的原理与路径是殊途同归的。叙事疗法是基于后现代主义对于真实的独特理解。

后现代主义认为,所谓事实真相往往随着个人的观察角度、体验方式和经历的时间、境遇和文化背景的不同而改变,而且取决于个人使用什么样的话语方式来进行阐释、理解和表达,并不存在一种现代主义者所说的有一种与人无关的客观事实的真相。叙事疗法关注当事人以什么样的态度和方式来建构自己的故事,以什么话语方式来叙述故事,遗漏了什么故事情节或片段,又是如何解释故事的意义,鼓励当事人编造出另一个可能版本的新故事。这个新版本的故事可能具有不同的发展过程、不同的结局,当然也是具有不同意义解释的。叙事心理学认为,讲故事不仅可能加深或改变讲故事者对问题的感受和看法,而且重新编排和诠释故事的意义也可能改变讲述者对某些事情的态度、情绪情感的体验或产生新的顿悟。经验告诉我们,积极取向的叙事有助于讲述者发现新的意义,对原本模糊的感知觉产生新的洞察,或者转变观察和看问题的角度,带来重建人格的力量。

具有叙事心理治疗功能的小说常见于自传体或半自传体小说,如郁达夫的《沉沦》、鲁迅的《鲁迅自传》、卢梭的《忏悔录》、高尔基的《童年》《在人间》和《我的大学》等。比较这些作家的自传体或半自传体小说的叙事风格,我们不难发现,无论是郁达夫在《沉沦》中描写了一个忧郁症的青年在日本留学期间的孤独、性沉迷和民族复仇心理,还是鲁迅先生在自传中记叙了自己如何从一个破落的家庭里走出来的青年觉悟而成为一名医治国民之疾的文学大师的经历,都充分表现了自传性小说对于作者本人来说是具有疗伤功能的。

作为一种文学思潮,活跃于中国20世纪70年代的"伤痕文学"也具有较强的集体叙事心理治疗功能。"伤痕文学"的兴起与20世纪60、70年代知识青年的上山下乡运动有关,这些文学作品主要描述了知识青年、知识分子、受迫害的各类官员及城乡普通民众在那个年代的人生遭遇。大多数作品表现的基调是对以往极左路线强烈的批判意识和迷惘、失落、苦闷、彷徨和愤懑的伤感情感,尽管在艺术表现手法上还较为幼稚,说教味浓重,但这却是那个年代青年人的一种宣泄情绪的文明途径。到后期,"伤痕文学"作品从粗糙的个人命运体验逐渐走向视野更为宽广的民族的和社会心理的反思,这是由抱怨发泄太多滥觞之后的一种思想进步。

对于读者来说,小说的心理治疗性应用还主要体现在对人格、志向、情绪情感方式等方面潜移默化的影响。从创作的角度来说,书如其人;而从阅读的角度来看,偏爱看某一类型的小说则可能透射出该读者具有同类的心理需求,并且长期偏好的阅读选择可能会导致这些小说中的人物性格、行为模式会渐渐地影响着读者的人格、价值观和人生观。调查显示,男性和暴力犯罪的人多偏好阅读武侠小说,经济犯罪的人多偏好成功人士的自传体小说,少男少女则偏好男女言情小说。中国有俗语说:"老不看三国,少不看水浒,男不看西游,女不看红楼。"这可能是担心老人看了《三国演义》后会变得更老奸巨猾;青年人看了《水浒传》后会更冲动好斗;男人看了《西游记》后会更加胡思乱想;女人看了《红楼梦》后则会多愁善感,不能嫁人。这些关于小说阅读的民间劝诫具有一定的道理。

第四节 戏剧

一、戏剧的心理治疗功能

戏剧是指以语言、动作、舞蹈、音乐、木偶等形式达到叙事目的的舞台表演艺术的总称。戏剧的表演形式多种多样,常见的有话剧、歌剧、舞剧、音乐剧、木偶剧等。文学意义上所指的戏剧通常是指为戏剧表演所创作的脚本,即剧本。这里要讨论戏剧对人心理的影响及其在心理治疗上的应用。

相对于诗歌、小说等其他文学形式而言,戏剧覆盖于更广的、不同的文化区域,各种不同的剧种都有自己源远流长的文化传承和种属关系,而且表现出千差万别,带有浓厚的地方文化色彩。戏剧可依不同的标准进行分类:按容量大小,戏剧文学可分为多幕剧、独幕剧和小品;按表现形式,可分为话剧、歌剧、诗剧、舞剧、戏曲等;按题材,可分为神话剧、历史剧、传奇剧、市民剧、社会剧、家庭剧、科学幻想剧等;按戏剧冲突的性质及情绪效果,可分为悲剧、喜剧和正剧。不同题材、不同内容和不同冲突性质的戏剧当有不同的心理启迪、教育目的与心理效应。

戏剧演出的要素包括演员、舞台情境、道具、灯光、音效、服装、化妆,以及台上演员与台下观众在演出时的互动关系(即观演关系)。因为文学剧本是戏剧表演创作的基础,从这种意义上说,戏剧就是可以同时观看、倾听的立体小说,又因为戏剧主角必须用第一人称,所以可以说戏剧是对人的心理及其行为的一种模仿秀。与小说角色的书面叙事和描写相比,戏剧的区别在于直接在舞台情境下用演员来模仿人或其他生物的言行。当然,与小说相同的是,小说需要读者,而戏剧也需要看得明白的热情观众。法国戏剧理论家萨赛说:"没有观众,就没有戏剧。"换言之,戏剧就是为打动观众而创作的。如何在有限的时间和狭小的舞台上打动台下观众? 许慎在《说文解字》中说:"戏,始于斗兵,广于斗力,而泛滥于斗智,极于斗口。"这就是说,人与人之间的斗力、斗智、斗嘴等冲突是戏剧最突出的本质特点,这与西方学者,如法国戏剧理论家布伦退尔和美国戏剧理论家劳森认为"真正的戏剧性冲突是自觉意志在其中发挥作用的社会性冲突"的观点是一致的。但在冲突展开的时间性上,戏剧与娓娓道来的"渐变发展"的小说不同,认为戏剧选择的是以一种激变或危机事件的方式来反映人的命运和环境的改变。狄德罗认为戏剧中各种人物的心理冲突都与当时人物所处的际遇和情境不能分割,因此,从这个角度看,情境不仅是戏剧的基础,而且戏剧表现的就是人在情境中的选择行为。因此,萨特说戏剧就是"情景剧"。正如小说幻想的虚构性一样,戏剧也是一种模拟社会情境下人物行为的实验方法。因此,剧院乃是检验人类在特定情境中行为的实验室,而这种行为在现实生活中是极可能发生的事件。戏剧虽然是由多种艺术要素结合而成的一种复调的舞台艺术,但从戏剧的诞生开始,无论是历史剧还是生活情景剧,无论是用假人扮演还是以真人扮饰,戏剧都是为了通过模仿那个"未出场的存在者"的行为,启迪、影响和教育其他的存在者。由此可见,戏剧最突出的心理功能犹如行为主义的操作学习和社会学习理论及其相关技术一样,戏剧是一种文学行为主义实操技术。通过模仿、示范等机制让观众学到一些历史的和现实的经验,观察到人性的一些特性,从而促进受众心性修养的提高,并使其灵魂得到净化。

　　不同类型的戏剧其心理治疗的取向和效果是有区别的。历史上,对喜剧和悲剧的心理作用的论述相对较多。喜剧大多与讽刺和政评有关,而悲剧则与痛苦的事件或人生历程有关。从心理治疗的角度来看,喜剧有帮助观众认识社会、启迪智慧的作用,而悲剧则有帮助观众认识人性、转变认知与顿悟、净化灵魂的作用,且更具震撼性。

从戏剧创作的动机和审美价值来看,悲剧是"将人生的有价值的东西毁灭给人看",而喜剧是"将那无价值的撕破给人看",正剧则是将悲剧和喜剧"调解成为一个新的整体的较深刻的方式"。亚里士多德对悲剧的心理治疗作用似乎情有独钟,并对悲剧的心理机制做过分析:"悲剧是对一个严肃、完整、有一定长度的行动的模仿,它的媒介是经过'装饰'的语言,以不同的形式分别被用于剧的不同部分,它的模仿方式是借助人物的行动而不是叙述,通过引发怜悯和恐惧使这些情感得到疏泄。""悲剧中的两个最能打动人心的成分是属于情节的部分,即突转和发现。""突转"是指行动的发展从一个方向转至相反的方向,例如,在常被弗洛伊德点评的《俄狄浦斯王》一剧里,俄狄浦斯本高兴地娶妻,但在知道自己的身世后引出了一种相反的、意想不到的结果。"发现"是指从表面上看是从不知到知的转变,是对角色之真实身份的再发现,如置身于顺达之境或败逆之境中的人物忽然认识到对方原来是自己的亲人或仇敌等。戏剧中最佳的发现与突转情节往往是同时发生的。亚里士多德认为悲剧能引发观众的怜悯和恐惧,主要是为了将其疏导出去,从而使人们得以较长时间地保持健康的心态。悲剧为社会提供了一种无害的、公众乐于接受的、能够调节生理和心态的途径。由此可见,悲剧心理治疗效果的取得与格式塔式的认知顿悟有关。此外,悲剧的"苦难"成分也具有唤醒当下痴迷不悟的世俗者觉醒的作用。关于喜剧,黑格尔的评价是"喜剧只限于使本来不值什么的、虚伪的、自相矛盾的现象归于自毁灭,例如把一阵奇怪的念头,一点自私的表现,一种任性使气的态度,拿来与一种热烈的情绪相对照,甚至把一条像是可靠而实在不可靠的原则,或是一句貌似精确而实则空洞的格言显现为空洞无物。"没有笑声就没有喜剧,喜剧是一种在制造幽默的笑声中让人提高认知、改变态度、了解社会的教育和治疗方式。就人类趋乐避苦人性的普遍性而言,喜剧有更广的受众,也更受欢迎。

二、戏剧的治疗性应用

戏剧在心理治疗领域的应用最突出的形式是心理剧。心理剧是由精神病理学家雅各布·莫雷诺在20世纪初创立的,是用特殊的戏剧形式采取心理剧角色互换、心理剧镜照技术、心理剧独白、心理剧替身、心理剧未来投射等一系列技术来帮助那些有心理问题的人"自发性"及"创造性"地展现出自己的内心世界,通过特殊的戏剧形式让有心理问题的患者扮演某种角色,诱发其在某种心理冲突情景下的自发性行为,使其心理冲突和情绪问题逐渐呈现在舞台上,并通过宣泄情绪、消除内心压力和自卑感,增强患者适应环境和克服危机的能力。心理剧能帮助患者在演出中体验或重新体验自己的思想、情绪、梦境及人际关系,伴随剧情的发展,在安全的氛围中探索、释放、觉察和分享内在自我。

心理剧的创立与莫雷诺的个人经历有很大的关系,据说他自小喜欢阅读古诗等文学作品,并对戏剧有浓厚的兴趣。他童年时和邻居孩子在家中地下室玩游戏,他想爬到椅子叠高的顶端去扮演一个小上帝,可一不小心从高处摔下,导致手臂骨折,这件事所带来的体验对他后来在心理剧中规定主角就是自己的上帝这一设定有很大的影响。

在1908~1911年,莫雷诺还是一个青年的时候,他常在花园中漫步,有时兴起,就与其他的伙伴们玩些具有创意的游戏,他要求玩伴自行决定演出的议题,并即兴扮演一个上帝的角色来试着发展出解决问题的方式。莫雷诺认为,人具有一种天然的自发性与创造力的资源,并且可以通过游戏发挥这些资源去创造、学习和发展出某些新的东西,导演在治疗过程中只需要扮演协同治疗的角色就可以了,而不是一种强势的指导,于是他逐渐发展出一种模仿社会环境中人的活动或行为的心理剧,并且他勇于将这一形式尝试去解决社会中一些具有团体性的心理问题,他说他"给予人再去做梦的勇气,教导他们如何扮演上帝"。

1919年,莫雷诺第一次开始使用"心理剧"这个名称,并开始将"心理剧"用于治疗精神疾病。1922年,他创建以每日新闻焦点为表演题材的"自发性剧场",并由一群演员应观众要求做即兴演出,这促进了有关自发性和角色理论的研究。1925年,在一次自发性剧场中,莫雷诺让一名平时扮演天使的女子芭芭拉改扮在街上闲逛并遭歹徒袭击的角色,剧情中该演员在舞台上对歹徒破口大骂,拳打脚踢。后来发现,芭芭拉回到家后以前的生气现象明显减少了,莫雷诺因此受到启发,要求芭芭拉夫妻以家庭事务、儿时记忆、梦境及对未来规划等议题同台演出,结果这对夫妻的关系大为改善,从此,莫雷诺将

"自发性剧场"改为"治疗性剧场"。1931年,莫雷诺在移居美国后将心理剧的方式引进监狱,帮助服刑人员提高建立良好人际关系的能力,并发展出团体心理治疗的社会计量研究方法。1933年,莫雷诺利用角色训练的方法帮助女子学校的女生培养良好的态度与行为,发展出探讨团体成员间关系的社会关系测量诊治方法。1934年,莫雷诺的经典之作《谁能活下来》问世,成为心理剧导演必读的书目之一。同年,莫雷诺成立了"莫雷诺研究所",并于两年后在纽约市比肯镇开设了一家私人精神科疗养院。1936年,莫雷诺建成了第一座心理剧剧场,完形治疗创始人皮尔斯及沟通分析的创始人伯尼等知名的心理治疗专家都曾参与其中。1941~1945年,莫雷诺在第二次世界大战中为军人做团体治疗。他还将这些方法引进世界大战后的难民团体工作,他让成员可以彼此选择自己的伙伴,并以许多变项来做配对的方式,结果发现,这些成员彼此相处愉快并可以相互支持和解决困难。1942年,美国"团体心理治疗和心理剧协会"成立。1949年,莫雷诺先后出版了《心理剧》第一、二、三部,使心理剧理论的发展更为成熟。1954~1973年,"团体心理疗法国际委员会"曾在多伦多、苏黎世、米兰、维也纳等地召开五次国际学术研讨会,并在第五次学术研讨会上将该团体更名为"国际团体心理治疗协会"。1964~1972年,莫雷诺先后在巴黎、巴塞罗那、布拉格、圣保罗、阿姆斯特丹、东京组织多次心理剧和社会剧的国际学术研讨会。1970年,"美国心理剧、社会人际关系计量与团体身心治疗考试委员会"成立,建立了合格导演及训练、教育资格导演两种不同级别的认证资格。至此,心理剧成为一种重要的心理治疗技术。心理剧理论认为,只有充分地"经验"与"体会"问题,以"行动"来经验生命而非谈论问题,才能帮助个体把不曾察觉的事物唤醒;强调心理剧内容的当下、现时、当场发生的自发性与创造力,促使个人更具适应环境的弹性。心理剧将音乐、美术、灯光等多种元素和肢体语言等非语言信息整合起来,为当事人返回到早年生活的某种场景以修补个人与他人间的关系提供了一种方法。

根据国内外心理剧实践的经验,心理剧治疗适合于处理下列对象的心理问题:特殊儿童、问题青少年、老年精神病患者、违法者与服刑人员、离婚者、吸毒者、轻生者等;尤其适合治疗人际困扰、情绪压力、失去亲人的悲痛,以及失眠、忧郁、恐惧、亲子关系紧张、家庭矛盾、婚姻问题、忧郁症、性侵害创伤等心理问题。

心理剧可运用于家庭治疗、完形治疗、家族及企业系统排列、亲子教育、企业管理、个人成长与探索、家庭人际关系的修复、未来生涯规划探索等方面。

第五节　寓言与童话

一、寓言与童话的心理治疗功能

寓言与童话有许多相似之处，如寓言与童话多采用夸张、拟人、象征等手法假托各种动植物或非生物来充当故事的角色。但两者又有明显的区别，如寓言一般比童话更为单纯简洁，语言朴素；而童话描写的内容和表现的生活更接近现实，紧贴儿童的知识范围和心理特点，所运用的语言也易为儿童接受。寓言着力表现内含的讽喻思想，而童话则重在刻画主角形象和知识传播。

古代寓言源远流长，寓言起源于民间口头创作，在中国，寓言兴于春秋战国时代，寓言一词最早见于《庄子》一书，是指用夸张、象征、拟人和比喻性的故事来寄予某种意味深长的道理，给人以启示教益的文学体裁。寓言的基本特点是情节虚构、篇幅短小、语言精辟简练、结构简单、借此喻彼、借远喻近、借古喻今、借小喻大等。中国寓言发展先后经历了先秦的说理寓言、两汉的劝诫寓言、魏晋南北朝的嘲讽寓言、唐宋的讽刺寓言和明清的诙谐寓言5个阶段。从文学治疗的角度来看，各种类型的寓言其心理功能和教育意义有所不同。

寓言故事借此喻彼、借远喻近、借古喻今、借小喻大的说理手法和虚构的故事具有帮助心理咨询师或心理治疗师突破来访者有意或无意的阻抗心理的功能。德国N.佩塞施基安就是一位善于运用中东文化中的古老故事来进行心理治疗的心理治疗师。他说："我对中东的故事感兴趣，并把它们作为我的智谋和我与患者交流的助手，作为我的专业领域——心理治疗上的工具。"他认为寓言与童话给人以极大的娱乐感，就像是满满一勺的蜜糖，使最苦的药也变成使人有食欲的甜品。通过讲故事的方法,使讲述的内容听上去是那些在地理上和时间上都很遥远的往事或带有调侃与戏谑般的故事,这样可以避免对患者的观念和价值体系造成直接的攻击,为来访者识别自己的心理问题,以及察觉自己的认知、情绪和行为选择提供一个参考框架。文学心理治疗师的主要任务就是去寻找和确定哪些故事有助于解决哪种心理冲突和哪类病症。

N.佩塞施基安认为,因为人的经历和精神发展过程与故事之间往往存在着某些相似之处或相对立的地方,因而故事能够发挥以下7个作用。

1.镜像功能。即故事将读者从自己的心理冲突或心理困境中吸引出来或使读者暂时与自己的心理世界拉开距离,在听故事中,他不再是心理疾病或心理问题的牺牲品或被控制者,而是一个看客或旁听者,故事里投射和反射了读者的心理冲突,读者可以在故事中反观自己。

2.典范功能。故事描述的既是一种社会现象和人际关系,也是一种可能的生活试验和试验结局,读者从故事再现的和模拟的心理冲突中看到了解决问题的途径与方法、经验与教训,他或她或许被激发想去学习故事中的主人公那样冒险一试的勇气。

3.媒介功能。故事可以成为连接心理医生和来访者之间的一个缓冲地带或桥梁。一方面,因为患者对暴露自己、改变自己或接受医生的解释与建议内心经常存在着抵触情绪,并表现为沉默、答非所问、诡辩、多话、理论性交谈、不愿意缴纳咨询诊疗费用等多种阻抗方式;另一方面,总有些时候心理医生不能采取正面反驳来访者非理性认知和超价观念的时候,故事都是一种可以借助的手段,医生讲故事是为了投石问路、借题发挥、迂回包抄,而患者听或评论故事则可以缓解自己内心的焦虑和维护自尊。

4.资源仓库的功能。经验告诉我们,大多数人对父母早年给自己讲述的话已经忘记得一干二净,而对童年时听的故事却记忆深刻。由此可见,相对于认知概念等理性的说教而言,具有角色、冲突情节的故事更容易被长期记忆。因此,既然故事中包含了心理咨询或心理治疗的要素,那么,为人所长期记忆的故事就相当于在人的头脑里建立了一个心理健康的资源库,必要时这种记忆就有可能被提取使用。

5.传统文化或跨文化的传播功能。故事总是承载着文化和表现出历史色彩,讲故事和听故事的过程同时也是一个传播文化和接受文化的过程。许多故事告诉我们,遵循传统文化的习惯是减少个体与社会环境冲突的最省心省力的方式,而反文化则往往需要很大的付出。因此,故事如同告知了听故事的人一种维护生活安稳与心理平静的文化规则。

6.心理退行功能。听故事毕竟是儿童最早接受和最喜欢的文学娱乐方式,讲故事和听故事可以使读者和听众暂时摆脱现实中的烦心状况,在心理上返回或沉浸到纯真的童年时代。荣格就有过这种幻想的体验,那时候他刚与弗洛伊德分道扬镳,精神处于彷徨迷乱之中,据说正是他记忆中的童年世界暂时让他获得了休息,童年的故事引导他走出了一条属于他自己的道路。莫雷诺创造心理剧的事迹不仅与童年时的个人经历有关,而且心理剧的治愈作用在很大程度上也借助了故事有助于心理退行的作用。

7.故事可以提供一种反向观念或反向思维的可能样式。有时候有心理问题的人难以从一种固执的信念或偏执的思维模式中解脱出来,而且不愿意勇敢探索一下改变或反向思维的可能,但故事可以为读者提供一种从相反方向的、不同角度的思维或行为方式的样本。

二、寓言与童话的治疗性应用

讲故事作为一种心理教育或塑造儿童行为的方法在民间已流传了上千年。由于寓言与童话故事线索简单,道理浅显明白,尤其适合儿童心智发展的水平,通俗易懂的童话自古以来就是全世界最合适对儿童青少年进行道德和社会知识教育的形式,具有促进个体早期道德、语言和社会角色等社会化的巨大功能。童话,顾名思义就是讲给儿童听的文学故事,父母常爱在孩子睡觉前作为对孩子的奖励,父母通过讲述故事让孩子领悟什么是勇敢、聪明、灵活机动和坚韧不拔,故事中的正面人物就是父母提供给孩子的学习榜样,故事中主人公的心理品质就是父母希冀孩子具有的心理素质,而故事中的失败与悲剧就成了孩子的前车之鉴和教训。故事情节跌宕起伏,一波三折,激发和吸引了孩子好奇心。睡前的童话故事很容易被孩子带进梦乡,童话在梦境和生活之间也许会产生某种沟通的作用。事实上,对于父母的说教,儿童也具有与成人类似的心理阻抗,而童话常借用植物、动物和山水等自然之物的虚拟的故事来表述人间的真善美、丑恶与阴谋,给予孩子以各种社会知识和道德的教益,却不易触发儿童对直接指出其缺点而引起的心理抗拒。童话的教益作用主要表现在培养和改变人的某些观念,佩塞施基安认为"观念对于人的行为的作用就像舵手的作用一样",如果文学心理治疗师能通过一系列的或反复讲述的同一个故事帮助儿童建立起某些有助于适应环境的观念的话,就可以称为实现了一个长期的心理健康教育目标。

听故事可以衍化为自我创作故事等其他灵活多样的心理治疗方式。美国寓言作家兼心理医生理查德·加德纳就创造性地发展了一种用来治疗儿童心理疾病的自我创造事物的方案,即相互说故事的技巧和相互说故事衍生的游戏。事实上,儿童天生就是一个会创作寓言的小文学家。经验表明,鼓励儿童自我创作有关动物的故事,他们会不自觉地借助动物的遭遇讲出自己的故事,或从动物的行为反应中看出他们想以怎样的方法处理自己的或家庭的问题。虽然精神分析学说为心理医生分析儿童故事提供了一个有用的工具,但是心理医生绝不能直接去挑战或当面揭穿儿童所说的故事背后的某些寓意或自我的心理投射,如果那样只会导致儿童的阻抗和不快。

讲故事和听故事对于成年人同样具有心理治疗作用,中东地区流传下来的《一千零一夜》就是一个典范。书中记述了一名叫桑鲁佐德的聪明女子如何用讲故事的方法治愈了一个杀人成性的苏丹国王的心理疾病。佩塞施基安运用"盲人摸象"的故事启发一个恋物癖的男子,使来访者终于放弃了对妻子服装的怪异的性偏好。对于成年人来说,寓言故事常可以用于面质提问、认知行为治疗和悖论心理治疗之中,以利于启发来访者察觉自己的内在语言和非理性认知模式。

第十一章　文学治疗的处方

第一节　励志类作品

　　励志类作品一般是指激发理想、树立信念、鼓舞斗志的各类文学作品。意志是人最重要的心理品质之一，在发动与维持人的行为中具有核心的作用，既是人事业成功的主要条件，也是患者发挥主观能动性参与疾病治疗和战胜疾病的自我力量，因此，培养与提高人的意志力成为心理治疗的重要目标。然而，没有理想和信念作为支撑的坚强意志是不行的，信念和理想给意志注入了意义和价值的内涵，是坚强意志所维护和实现的内在目标。因此，激发理想、树立信念、鼓舞斗志就成为心理健康教育、心理咨询和心理治疗中的重要内容。

　　具有励志作用的文学作品常见于寓言、诗歌、小说、杂文中。下面介绍几部具有代表性的励志作品。本类作品阅读的合适对象为意志薄弱者、抑郁症、焦虑症、意义迷惘综合征、自杀未遂者等。

一、理想实现问题

　　追求理想是人成就动机的目标。理想有大小、高低和远近之分，实现理想有顺意与受挫之别。能否实现理想，个人意志是重要的关键。如何培养坚强的意志，首先需要正确地认识困难。春秋战国时期的寓言《愚公移山》给我们讲述了一个如何看待与克服困难、实现理想的哲学故事。当然，正确解读这则寓言，是利用好这篇寓言进行阅读治疗的前提。既然是寓言，就应知道寓言借助比喻、夸张、象征和虚拟手法来讲解深刻道理和教育人的这个特点，而不能用现实主义文学的视角来看待与分析《愚公移山》的教育意义。当代有个别文人和从事教育的人用破坏生态环境、"人不能胜天"等观点来批评和否定这篇寓言的积极教育作用,实际上是曲解或误读了这篇寓言原创者的深刻用意。从阅读心理治疗的角度来看,这篇寓言的教育着眼点是阐述人的远大理想(梦想)、坚定的信念和意志力的重要性与其中表现出的巨大的精神作用。愚公相信:"虽我之死,有子存焉;子又生孙,孙又生子;子又有子,子又有孙;子子孙孙无穷匮也,而山不加增,何苦而不平?"这是一种基于辩证思维推理的坚定信念,愚公决心搬走拦在家门口的那两座巨大的山,当然是一切巨大困难的象征,而不是写实。最后,还是由神仙"夸娥氏"的两个儿子将这两座大山背走了。"夸娥氏"原为"夸蛾氏",因"娥"与"蛾"在古代为通假词,故"夸蛾"常被写成"夸娥"。古文里"蛾"又通"蚁","夸"为巨之意,故从愚公到"夸娥氏"象征的实为"蚂蚁大力神"之精神。古人以此寓言激励后人,希望读者从本寓言中读出山虽巨大,但万物皆备于心,人心更能远大的精神。如人居于地球,却在梦想的激励下将星际航行步步推进,即使牺牲无数,也锲而不舍。可见,愚公之理想和意志实为人之为人的道行。当然,愚公移山并不是蛮干,而是基于一种山不增而人繁衍无穷的理性思维,最终因"精诚之心""体道以通神"而获得了成功。新中国成立后,《愚公移山》在社会上普及,愚公移山的典故成为一种与时俱进的精神食粮。

其他合适阅读的励志作品还有:中国吴运铎的《把一切献给党》,刘伟的《活着已值得庆祝》;苏联柳·科斯莫杰米杨斯卡娅的《卓娅和舒拉的故事》;美国阿尔伯特·哈伯德的《把信送给加西亚》,沃尔特·艾萨克森的《爱因斯坦传》《史蒂夫·乔布斯传》,伊莎朵拉·邓肯的《生命之舞》,海伦·凯勒的《我生活的故事》,露易丝的《生命的重建》;英国詹姆士·鲍斯威尔的《约翰逊传》;法国西蒙娜·德·波伏瓦的《萨特传》等。

二、人生的意义与挫折问题

人生的目的是什么?人活着的意义是什么?人遇到挫折该如何面对和处理?历史上的许多政治家、企业家、文学家、运动员、音乐家和歌手乃至普通百姓的人生奋斗的故事为我们提供了很好的榜样和回答上述问题的多种答案。

美国温斯顿·格卢姆于1986年出版的小说《阿甘正传》描绘了一个先天智障的小男孩福瑞斯特·甘自强不息,在多个领域创造奇迹的励志故事。他参过军,上过战场,作为美国乒乓球队的一员到了中国,为中美建交立下了功劳;他还成为橄榄球明星,他跑步横越了美国,成了社会名人;猫王和约翰·列侬两位音乐巨星也是通过与阿甘的交往而创作了许多风靡一时的歌曲;阿甘还通过捕虾成了一名企业家,他淳朴而善良,为了纪念死去的布巴,他成立了布巴·甘公司,并把公司的一半股份给了布巴的母亲,自己宁愿去做一名园丁;他勇敢正直,告发了水门事件的窃听者,他还多次受到了总统的接见。《阿甘正传》被改编成电影,于1995年获得奥斯卡最佳影片奖、最佳男主角奖、最佳导演奖等6项大奖,阿甘再次成为全世界瞩目的明星,成为鼓励智障人士不要气馁、追求理想的榜样。

其他适合阅读的小说还有:英国丹尼尔·笛福的《鲁滨孙漂流记》;爱尔兰艾捷尔·丽莲·伏尼契的《牛虻》;苏联高尔基的《童年》《在人间》和《我的大学》;美国海明威的《老人与海》,唐·耶格尔的《最美的奉献》,安德烈·阿加西的《阿加西自传》,拉尔夫·艾里森的《看不见的人》;日本黑泽明的《蛤蟆的油——电影大师黑泽明成长自述》;挪威乔斯坦·贾德的《苏菲的世界》等。

其他适合阅读的励志诗词与散文有:刘禹锡的《浪淘沙》,"莫道谗言如浪深,莫言迁客似沙沉。千淘万漉虽辛苦,吹尽狂沙始到金。"郑板桥的《竹石》,"咬定青山不放松,立根原在破岩中。千磨万击还坚劲,任尔东西南北风。"李世民的《赠萧瑀》,"疾风知劲草,板荡识诚臣。勇夫安识义,智者必怀仁。"汉乐府的《长歌行》,"百川东到海,何时复西归? 少壮不努力,老大徒伤悲。"等。散文有刘心武的《风中黄叶树》、丰子恺的《渐》、夏衍的《野草》、林希的《石缝间的生命》、林再复的《榕树,生命进行曲》等。

三、患病与残疾问题

患病和创伤是人生中最不可预料的、最常见的、负性的应急事件,如何对待患病,尤其是如何看待和应付那些致死性疾病和突如其来的重大创伤? 如何看待和应对疼痛? 如何接受先天的或创伤后的残疾? 这些都是心理咨询中最棘手的问题。我们应该感谢那些患有重病或经历了重大创伤的人为我们写下了许多感人的故事,他们的坚强意志、豁达的胸怀、积极乐观的态度可以成为激励病患者和残疾者自强不息的榜样。

《钢铁是怎样炼成的》是苏联作家尼古拉·奥斯特洛夫斯基所创作的一部自传性长篇小说,发表于1933年。这部小说是作者在病榻上历时3年才完成的。作品中的主人公保尔·柯察金参军后当过侦察兵和骑兵,在一次激战中,他的头部受了重伤,但他用顽强的毅力战胜了死神;转业后他又经历了修建铁路,缺吃少穿,露天住宿,秋雨、泥泞、大雪、冻土等艰苦生活,武装匪徒的袭扰和疾病的威胁,他还经历了失恋的痛苦。他先后经历了四次濒临死亡而回到人间的创伤。由于种种伤病及忘我的工作和劳动,保尔的体质越来越差,丧失了工作能力,只得长期住院治疗,直至全身瘫痪、双目失明。保尔也曾一度产生过自杀的念头,但他终于从文学创作中再次找到生命的意义。保尔忍受着疾患带来的巨大痛苦开始学习创作,在母亲和妻子的帮助下,他以亲身经历为蓝本创作的小说《暴风雨所诞生的》终于出版了。在作者1936年去世前的两年间,该小说用各种语言重印重版了50次。在苏联解体之前,这部小说先后用61种文字印行了600多次,共3000余万册,同时流传多个国家,其中中文也有20余种译本。可见该小说的读者之多、影响之广。

《钢铁是怎样炼成的》一书,以生动而又富有生活气息的语言,主人公震撼人心的英雄事迹和纯洁感人的生活细节,以及引人深思的精神内涵,在社会上得到热烈的反响,成为鼓舞成千上万的青年坚定革命意志的一种精神力量。这部小说属于现实主义,并没有把主人公保尔的坚强意志和刚毅的性格看成是天生的,也没有把他塑造为一个完人,通过故事情节的展开,能够看到一个曾经在最底层的社会和经历了苦难童年生活的青年是如何通过战争和艰苦的劳动成长为一位英雄的人生历程。可以学习到英雄坚持真理的人生观,战胜艰难困苦的刚毅性格,对待时间和工作意义的生命意识,在爱情问题上的人生态度和豁达境界,小说结尾的那段话曾被许多人背诵并作为人生的座右铭。

其他有益于患者和残疾者励志的作品还有:美国海伦·凯勒的《假如给我三天光明》,欧文·斯通的《渴望生活:梵·高传》;中国丰子恺的《无常之恸》等。

第二节 爱情与婚姻类作品

爱情与婚姻是人类最基本和最重要的社会心理现象,也是心理咨询中最常见的心理问题和文学艺术经久不衰的创作题材。人类爱情情感的丰富多彩和各种各样奇葩的男女关系,苦甜酸辣,几乎只有那些有过亲身体验的文学家能够感知和叙述一二,而心理学等其他学科的笔触实在望尘莫及。文学给人类的爱情和婚姻中的各种心理现象开辟了几乎唯一的叙事渠道。

一、恋爱与失恋问题

就数量而言,爱情小说、诗歌散文肯定是读者最多的文学作品。根据弗洛伊德的性爱理论,无论是爱情的甜蜜、海誓山盟的爱情,还是纠结的爱情、失恋的痛苦、出轨的爱情和各种奇葩的男女关系都是需要满足欲望和抒怀的,否则压抑的情绪情感会变化滋生出各种花样癔症、强迫症等精神疾病来。相对于现实的爱情而言,言情的文学作品具有替代满足作用,从这种意义上说,言情文学作品实在是人类社会最有广泛心理需要的精神安慰剂。就文学治疗的功能而言,言情作品可以分为适合于婚姻冲突、失恋和婚外恋等几种类型。

托尔斯泰晚年的代表作长篇小说《复活》是一部具有道德教育意义的爱情小说。作品是以一件发生在19世纪俄罗斯的真人真事为蓝本而创作的,托尔斯泰以这个故事为主线,用了10年时间,六易其稿,终于完成了这部不朽的名著。故事叙述了贵族青年聂赫留朵夫在爱情道德上的变化与发现良心的新生过程。聂赫留朵夫原来是一个真诚、充实、乐于为一切美好事业而献身的青年,并真挚地爱着姑妈家的养女兼婢女玛丝洛娃;后来他占有了玛丝洛娃,但又抛弃了她,结果导致玛丝洛娃被赶出家门,沦落风尘,因被指控谋财害命而受审判的悲剧。时过境迁,聂赫留朵夫又以陪审员的身份出庭,认出了从前被他引诱和抛弃的女人,深受良心的谴责。法庭审判之后,聂赫留朵夫开始认清了自己虚伪可耻的一面,并决心悔过自新,他向法官申请准许自己同玛丝洛娃结婚,以赎自己造成的罪过,不幸婢女在狱中死于斑疹伤寒。在托尔斯泰改编的故事中,聂赫留朵夫为她奔走申冤,陪她流放西伯利亚,曾经迷失的爱情和道德良心终于被复活,而且堕落的玛丝洛娃也重新获得了心灵上和爱情上的新生。

英国著名的哲学家和作家艾丽丝·默多克发表于1958年的小说《钟》是一部广受瞩目的作品。艾丽丝·默多克曾六度入围"布克奖",两度被英国皇室封为爵士,是英国当代文学界的明星。在《钟》这部小说中,默多克借着钟的象征意义进行了一场关于多元爱情观的探讨。在这部小说中,作者描述了朵拉与丈夫和情人之间的三角恋、迈克尔与男孩尼克的同性恋、凯瑟琳对上帝的"神爱"与对迈克尔的"人爱"的情感困境等充满矛盾与冲突的爱情闹剧与悲剧。在故事中的各式各样的男女各以不同的方式追寻着真爱,要么是分不清什么是爱什么是性的"三角恋",要么是一种爱的专制,要么是背负着"神爱"与"人爱"的冲突的爱情,这些为世俗和宗教所不能容的爱情注定是个悲剧。通过这些悲剧性的爱情故事,作者宣扬了一种爱情观:"爱就是在思想上认识到他人的客观存在,并尊重他人的客观存在。"

其他适合阅读的作品还有《诗经》、汤显祖的《牡丹亭》、意大利薄伽丘的《十日谈》、英国艾米莉·勃朗特的《呼啸山庄》、夏洛蒂·勃朗特的《简·爱》、澳大利亚考琳·麦卡洛的《荆棘鸟》、加拿大迈克尔·翁达杰的《英国病人》、美国查尔斯·巴克斯特的《爱情盛宴》等。

二、婚恋问题

霭理士认为,发生婚外恋情本是所有人的一种自然倾向,他说:"大多数的人,无论男女,是单婚而兼多恋的。那就是说,他们只愿意有一次永久的婚姻,而同时希望这种婚姻关系并不妨碍他或她对其他一个或多个异性的人发生性的吸引,固然我们也可以感到这种引力和在婚姻以内所经历到的引力在性质上是不一样的,同时他们也会知道把这种引力多少加以控制,使之不致于推车撞壁,也是可能的事。这种单婚与多恋的倾向似乎是两性所共有的一个现象。"弗洛伊德认为,婚外恋正是婚后夫妻情与爱分离的结果。他认为,与男人需要降低性对象的身份才能提高性享受和性能力一样,女人的爱情生活则需要犯禁的气息。"一旦在这种性关系中混有犯禁的或秘密的成分,就像夏娃摘取禁果,她的性兴奋程度便大大提高。这种由偷情所得到的乐趣,从她丈夫那里根本无法得到的。"虽然性禁忌和相关习俗与法律会压抑人的性欲的自由实现,但弗洛伊德并不认为应该废除这些性的禁制。因为如果真的当性欲畅行无阻地得到满足时,爱情便开始变得无价值,人生也变得空虚起来。人类社会发明的性禁忌和相关法律对性欲的自由实现进行阻碍和调节,正如堤坝拦截河流可用于发电和提高灌溉与通航能力一样,适当禁欲可以将本能升华为创造文明的无穷无尽的力量。

德国文学家歌德创作的《商人、美人儿和律师》介绍了一个富翁让自己年轻美貌的妻子单独孤守在宽大的家里,时间一长,得不到丈夫雨露滋润的少妇"不知不觉地她心中渐渐滋生出一种对异性渴望的躁动,她想遏止,却已为时过晚。孤独寂寞,百无聊赖,以及舒适、优越、富裕的生活,成为培育这种非分欲望的温床"。她终于耐不住寂寞,引诱了一个年轻英俊的律师来做自己的临时情人。然而,这个律师并不是一个花花公子,而是一个有道德和智慧的君子,他既没有简单拒绝年轻夫人的浓情蜜意,也没有与她即刻苟合,而是请求她一同先做些慈善的事,并且将完成这些善事作为成为情人的一个条件。戏剧性的变化出现了:"一个星期过去了,她面颊上的红晕开始消退,原来十分合体的衣服现在穿在身上显得又肥又大,她过去四肢矫健动作敏捷,而现在变得软弱无力。"通过做善事的行为疗法和素食的饥饿疗法,这个原先春心荡漾的少妇终于顿悟了律师的良苦用心,也发现了自己的良心,她说:"您使我保存住了我自己,您还给了我一个自我。我认识到,我整个生命从现在起都是您赐给我的。""是您通过劝导和让我寄予希望教育了我,现在这两者都不再需要,如果我们使自己认识到一个善良的、强有力的自我,这个自我一直默默无闻地静静地生活在我们的内心世界,直到有一天它能够主宰我们,至少通过温馨的回忆能使我们觉察到自我的存在。"

俄国批判现实主义作家列夫·尼古拉耶维奇·托尔斯泰创作的长篇小说《安娜·卡列尼娜》出版后在俄国引起了一场大爆炸性的社会议论、推崇、非难和争吵,但不久之后,社会就公认它是一部了不起的文学著作,受到文学家的赞誉。列宁也曾反复阅读过这部小说,他赞誉说:"托尔斯泰在自己的作品里能提出这么多重大的问题,能达到这样大的艺术力量,使他的作品在世界文学中占了一个第一流的位子。"这部小说创作于19世纪后半期的沙皇俄国,当时正值俄国整个社会处于由古老、守旧的封建社会向新兴的资本主义社会急剧转变的特殊时期。在欧洲资产阶级人文思想启蒙运动的影响下,人们要求人性解放、恋爱自由、婚姻自主的呼声越来越高,这时的托尔斯泰便打算写一部出身上层社会的有夫之妇追求幸福的小说。不久,离托尔斯泰居住的农庄不远的地方,一个叫安娜兹科娃的妇女,因为发现自己的情人另有新欢,于是一气之下离家出走,后来不幸死在货车车轮下。托尔斯泰受这个悲剧的触动,开始《安娜·卡列尼娜》的创作。在作者看来,安娜·卡列尼娜的悲剧命运除了受当时俄国社会政治经济和道德观念的冲突与剧变等因素影响之外,安娜个人的感性人格、性与婚姻的不和谐、性理性迷失当是主要的原因。她为了追求感性的自由情爱,摆脱没有真爱的婚姻枷锁,不惜抛家弃子,失去了理性的调控和束缚,在尚未正式离婚之前就与情人私奔,结果使自己陷入一团冲突与矛盾之中,落得个无家可归的悲惨结局。细腻的人物心理描写是《安娜·卡列尼娜》的艺术魅力所在,安娜具有爱与恨、期盼与绝望、信任与猜疑、勇敢与软弱等心理矛盾的多重性和复杂性,她既厌恶丈夫的沽名钓誉,认为他是不懂男女情爱的木偶和官僚机器,又有背弃丈夫、抛弃儿子的内疚和负罪感;既有勇于背叛封建婚姻伦理的羁绊,喊出"我要爱情"的勇气,又不能跨过被人抛弃的打击而表现出逃避的懦弱,隐喻了在资本主义思潮冲击下俄国人当时内心的矛盾与躁动。虽然《安娜·卡列尼娜》于1877年完成,但安娜的故事迄今仍旧具有很强的现实意义,安娜的悲剧是个性解放与传统法律、宗教、舆论的冲突,也是她个人内心中的恐惧、危机、被抛弃的孤独感和进退两难的困境导致她精神分裂,走向自我毁灭的结果。

适合阅读的作品还有法国福楼拜的《包法利夫人》、英国劳伦斯的《查泰莱夫人的情人》、美国霍桑的《红字》、日本渡边淳一的《失乐园》等。

三、亲子关系问题

父母与孩子的关系中最重要的是父母的教养方式,这是影响孩子心理健康非常重要的因素。经验表明,父母溺爱孩子或不愿意放手是最常见的问题。读一读纪伯伦的诗歌《你的孩子其实不是你的孩子》也许会有所启发。如下。

你的孩子,其实不是你的孩子,

他们是生命对于自身渴望而诞生的孩子。

他们通过你来到这世界,却非因你而来,

他们在你身边,却并不属于你。

你可以给予他们的是你的爱,却不是你的想法,

因为他们自己有自己的思想。

你可以庇护的是他们的身体,却不是他们的灵魂,

因为他们的灵魂属于明天,属于你做梦也无法达到的明天。

你可以拼尽全力,变得像他们一样。

却不要让他们变得和你一样,

因为生命不会后退,也不在过去停留。

你是弓,儿女是从你那里射出的箭。

弓箭手望着未来之路上的箭靶,

他用尽力气将你拉开,使他的箭射得又快又远。

怀着快乐的心情,在弓箭手的手里弯曲吧,

因为他爱一路飞翔的箭,也爱无比稳定的弓。

纪伯伦的这首诗告诉了天下父母如何处理亲子关系的一个原则:这就是放开抓紧孩子箭的手,让他朝前飞奔。

其他合适的阅读作品有英国唐纳德·温尼科特的《妈妈的心灵课:孩子、家庭与外面的世界》,梅兰妮·克莱茵的《儿童精神分析》;美国塞尔玛·弗雷伯格的《魔法岁月:0～6岁孩子的精神世界》,约翰·布雷萧的《家庭会伤人》,亨利·马西的《情感依附》,朱迪·巴伦和肖恩·巴伦的《男孩肖恩:走出孤独症》;龙应台的《亲爱的安德烈》;日本河合隼雄的《孩子的宇宙》;瑞士维雷娜·卡斯特的《童话的心理分析》等。

第三节　自我认识类作品

自我意识是人之为人的基本特点。自我意识是个体对自己的身心状况以及对自己与别人和周围世界关系的认识,它是人格结构的核心部分。自我意识包括自我认识、自我体验、自我调控,其中自我认识是自我意识的认知成

分,包括自我感觉、自我观察、自我观念、自我分析和自我评价等层次。古希腊传说中有一个人面兽身的怪兽名叫斯芬克斯,整天蹲伏于路边的悬石上,向来往行人询问智慧女神所授的隐谜,如果行人猜不出谜底,他就将其撕成碎片。他的隐谜是:什么东西早晨用四条腿走路,中午用两条腿走路,晚上用三条腿走路? 他提示说,在一切生物中只有此物是用不同数目的腿走路,而且腿最多时,正是速度力量最小时。其实,"斯芬克斯之谜"正是人的自我认识之谜。它启发人们,唯有正确认识自我、把握自我才是人得以生存和发展的出发点。约在公元前5世纪,古希腊人就在神庙上刻下了"认识你自己"这样的警示。詹姆斯就曾说过:心理学就是关于自我意识的学说。可见,自我认识不仅是一切人类心理问题的渊薮,也是心理健康的根本枢机。然而,正如人不能看见自己的后脑勺一样,人需要通过一些外在的如镜子之类的东西来帮助认识自我,而文学作品是具有这种功能的镜子。正如鲁迅所说:"我的确时时刻刻解剖别人,然而更多的是无情地解剖自己。"

具有促进自我认识作用的文学作品常见于散文、自传性小说之中。本类作品阅读的合适对象有神经症患者、骄傲自大者、意义迷惘综合征、自杀未遂者等。

一、解剖自我

按照弗洛伊德关于人性的学说,人内心深层的潜意识都是动物式的贪心自私、好色阴暗的。许多文学作品揭露了人内心的丑恶,对于全面的人性观教育来说也不乏是一种必要的补充。俄国陀思妥耶夫斯基创作的长篇小说《地下室手记》就是这类作品的一个典型。据说,作者在创作这部小说的前一年先后遭遇了物质、感情、事业、精神的多重打击,这部小说"是在狱中的铺板上,在忧伤和自我瓦解的痛苦时刻思考的结果"。他通过主人公在地下室这个失去自由的狭小空间里的自白和意识流的描述,来充分暴露了一个心怀歹毒、其貌不扬、有病且懦弱的中年人的灵魂,借此来揭露一些俄罗斯人的丑恶和悲剧的一面,他说这种悲剧就在于认识到自己的丑恶,"表现为内心痛苦,自我惩罚,意识到美好的理想而却又无法达到它。"这是一本书中只有唯一的一个人物的小说,是只有一个人孤独地思考和与自己对话的小说,是一个没有情节和行为的意识流小说。

不仅鲁迅先生自己承认曾一时倾慕陀思妥耶夫斯基等人，而且后人的许多研究都发现这两位伟大的作家都有相近的创作旨趣，那就是敢于直面人类最阴暗、变态的然而却是真实的另一面。鲁迅先生从不忌讳谈论自己灵魂深处的光明和黑暗、希望和绝望、理想和现实的矛盾，就在写作《影的告别》这篇散文的同一天，鲁迅在一封信中写道："自己总觉得我的灵魂里有毒气和鬼气，我极憎恶他，想除去他，而不能。我纵竭力想遮蔽着，总还怕传染给别人，我之所以对于和我往来较多的人有时不免感到悲哀者以此。"作品中的那个"影"只是"毒气和鬼气"的一种象征，隐喻人性中的那些阴暗面。鲁迅在1925年5月30日致信许广平说："我的思想太黑暗，而自己终不能确知是否正确之故，又不得而知。"他还曾经说过："积习之深，我自己知道。还没有人能够真的解剖我的病症。批评家触到我的痛处的还没有。……还没有人解剖过我像我自己那么解剖。"于是，鲁迅先生有如下的自白："我知道我自己，我解剖自己并不比解剖别人留情面。"解剖自己不仅是为了认识自我，还是自我的治疗。如他自己所说："我也在救助我自己，还是老法子：一是麻痹，二是忘却。一面挣扎着，还想从以后淡下去的'淡淡的血痕中'看见一点东西，誊在纸片上。"

鲁迅先生是如何解剖反思自己的呢？那就是因小见大，因今日之事追溯过往之错。如在《野草·风筝》一文中，鲁迅先生对自己在少年时候做过的一件"精神虐杀"小兄弟爱好风筝的事懊悔不已。他当时愤怒地将小兄弟即将做完的一个风筝折断翅骨、掷在地下，踏扁了，这是因为他自己很嫌恶这种游戏，认为这是一种没出息的孩子所做的玩意儿。后来人到中年的鲁迅，因为看了儿童教育的书才懂得了"游戏是儿童最正当的行为，玩具是儿童的天使"的道理，虽然小兄弟早已全然忘却这些童年的事，但鲁迅先生仍然对自己少年时代的糊涂和对小兄弟爱好的"精神虐杀"行为感到心情如铅一样地沉重，并认为这是对自己内心的一种道德"惩罚"，尽管这种"二十年来毫不忆及的幼小时候对于精神的虐杀的这一幕"已经不为别人记得了，然而正是因为一次偶然的阅读，将这个陈旧的精神债务"忽地在眼前展开，而我的心也仿佛同时变了铅块，很重很重地坠下去了。"在这篇散文中，我们不仅看到了鲁迅先生自我反思和自我批评的精神，而且见识了一次通过阅读而达到刺激读者自觉反思的案例。

1919年鲁迅创作的短篇小说《一件小事》，后来收录于小说集《呐喊》中。鲁迅先生自称从乡下进京城6年来，当时的社会风气给年轻的他只留下了"教我一天比一天的看不起人"的印象，但一个平凡车夫如何对待跌倒在地的老女人的行为不仅会让人多年难以忘怀，而且有"这时突然感到一种异样的感觉，觉得他满身灰尘的后影，霎时高大了，而且愈走愈大，须仰视才见。而且他对于我，渐渐的又几乎变成一种威压，甚而至于要榨出皮袍下面藏着的'小'来"。这件小事"叫我惭愧，催我自新，并增长我的勇气和希望"。由此可见，鲁迅先生的这些杂文具有促进自我认识和自新的心理治疗功能。

纪伯伦在《我曾七次鄙视自己的灵魂》这首诗中，解剖了自己灵魂深处的恶性：第一次是在她可以上升而却谦让的时候。第二次是我看见她在瘸者面前跛行的时候。第三次是让她选择难易，而她选择了易的时候。第四次是她做错了事，却安慰自己说别人也同样做错了事。第五次是她容忍了软弱，而把她的忍受称为坚强。第六次是当她轻蔑一个丑恶的容颜的时候，却不知道那是她自己的面具中之一。第七次是当她唱一首颂歌的时候，自己相信这是一种美德（冰心译）。

其他适合于促进自我解剖的作品还有法国卢梭的《忏悔录》、美国克利福德·比尔斯的《一颗找回自我的心》、黎巴嫩纪伯伦的《叛逆的灵魂》、英国艾丽丝·默多克的《钟》、中国周国平的《岁月与性情——我的心灵自传》等。

二、经梦认识潜意识

精神分析学将梦视为是进入人的潜意识的一条路径。因此，我们可以从文学家关于梦的记述那里获得许多关于人性的认识，将那些罪恶的潜意识暴露于阅读眼光之下而达到心理治疗的效果。当然我们要知道文人写的梦并非一定是作者本人真的梦境的记述，也许只是借助梦的形式表达一种隐喻的思想而已。鲁迅先生曾写过不少关于梦境样式的杂文，如《野草》散文集中就有《颓败线的颤动》《墓碣文》《失掉的好地狱》《死火》和《死后》等篇是借梦叙事的。我们仿佛看到一副这样的作者像："我疲劳着，捏着纸烟，在无名的思想中静静地合了眼睛，看见很长的梦。"为何要做梦和写梦，鲁迅先生说："我想，苦痛是总与人生连带的，但也有离开的时候，就是当熟睡之际。醒的时候总免去若干苦痛,中国的老法子是'骄傲'与'玩世不恭',我觉得我自己就有这毛病,不大好"。所以,做梦和写梦也是有助于释放压抑的精神和暂停精神痛苦的。综观鲁迅先生这些描写梦境的杂文,不难发现,这些梦大多涉及死亡、恶念等阴暗的或罪恶的念头和恐怖的场景,如"我梦见自己躺在床上,在荒寒的野外,地狱的旁边";"我梦见自己死在道路上",等等。但基于鲁迅先生以医治国民劣性为任的眼光来看,这些梦中的"恶鬼"即是需要治疗的国民集体无意识。鲁迅这样提示读者:"朋友,你在猜疑我了。是的,你是人!我且去寻野兽和恶鬼……"鲁迅先生撰文的目的就是要去深挖国民人格潜意识中的恶根。《颓败线的颤动》一文描写了穷困的两代人之间的一种怨恨的情感关系:一个曾经为了养育儿女和生计而卖身的女人,在垂老的时候,在薄情寡义子女的指责中深夜出走,赤身露体地、石像似的站在荒野上,"于一刹那间照见过往的一切,饥饿,苦痛,惊异,羞辱,欢欣,于是发抖;害苦,委屈,带累,于是痉挛;杀,于是平静。……又于一刹那间将一切合并,眷念与决绝,爱抚与复仇,养育与歼除,祝福与诅咒。"这一前一后几十年两个梦境的对照是多么可悲可怕的一种人性暴露,事实上,传统中国式的多子女大家庭不仅导致贫困,而且经常导致亲子之间的心理怨恨。虽然传统的儒家孝道要求子女对父母要恭敬,但人性深处的潜意识却在梦中暴露出对父母的怨恨,同样,针对忘恩负义的子女,那位含辛茹苦的母亲的"口唇间漏出人与兽的,非人间所有,所以无词的言语"。俗语说,"虎毒不食子",但人间却可能发生动物世界不可能发生的事。人是一种独特的、充满矛盾心理的动物。

在《死火》一文中,鲁迅先生写道:"我梦见自己在冰山间奔驰。"然而,在"冰谷四面,又登时满有红焰流动,如大火聚,将我包围"。但这是被冰封的"死的火焰",鲁迅先生希望他的温暖能唤醒麻木的国民精神,就像用温暖唤醒死火,"永不冰结,永得燃烧"一样,然而,他的奋斗不仅势单力薄,杯水车薪,而且可能导致自我牺牲,如"有大石车突然驰来,我终于碾死在车轮底下"。

作为文人的鲁迅先生酷爱阅读十分自然,但有趣的是连梦里他也在阅读,在《墓碣文》一文中,他就描述了一次特别的阅读:"我梦见自己正和墓碣对立,读着上面的刻辞。"那上面仅存有限的文句——"于浩歌狂热之际中寒;

于天上看见深渊。于一切眼中看见无所有；于无所希望中得救。"显然这是借梦境中墓碣文隐喻对自我过去人生的反思与盖棺定论：这就是由浩歌狂热之际中寒，于天上看见深渊，于无所有和无所希望中得救的矛盾转化的辩证法。如果说墓碣文的正面概述了死者的一生，那么墓碣文的背面或阴面文字则解释了它的死因，因为这是一条虽然有毒牙的长蛇，但它"不以啮人，自啮其身，终以陨颠"。它只是想知道自己的自性和本味而"抉心自食"，虽"创痛酷烈"，但它"痛定之后，徐徐食之"，脸上绝不显现哀乐之状。仿佛在说："待我成尘时，你将见我的微笑！"表现出一副冷眼看人生的超然态度。从道家和存在主义看来，人是一种向死而生的存在，也是一种独具自我意识的动物，基于人知道会死亡的这个存在前提，假设从自己已经死亡的虚无处回头看今日人生之轨迹，岂不可以让人更加清晰自己人生的目标与意义。

适合阅读的作品还有俄国陀思妥耶夫斯基的《罪与罚》、奥地利弗洛伊德的《释梦》。

三、经兽性认识人性

人本由动物进化而来，人的内心深处还保留着动物的本性，故心理学上称为"兽我"。因为人经常披着伪装的外衣不易为人所认识，所以，经由动物的观察和描写常有助于对人性的透视。古代的寓言，现代的神魔小说均属于这一类文学作品。

美国现实主义作家杰克·伦敦所著的《野性的呼唤》是自然主义文学的代表作，他采取了拟人的手法描写了一只名叫巴克的狗为适应环境求生存，从人类文明社会的宠物变为野性之狼的故事。根据联合国教科文组织的一项调查，杰克·伦敦是当代整个欧洲作品被翻译最多的美国作家，而《野性的呼唤》又居其50部作品之首。这部小说已被译成80多种不同的文字，被列入美国大学文科必读参考书目之一。为何这部关于一只狗的故事会如此流行，成为一本现代的文学名著？这是因为这是一部深刻揭露现代人性丑陋的寓言。作者杰克·伦敦只是借用了一只狗的视角，以狗的自尊、忠诚、勇敢、感恩、羞耻心的品性作为对比参照，将人类自私、虚伪、尔虞我诈、阴险的本性刻画得淋漓尽致，反映了这个社会"优胜劣汰，适者生存"的冷酷现实。巴克本是一只生活在居家舒适环境中的小狗，但不幸被人拐卖到原始的荒野去当苦力的雪橇狗,残酷的生存竞争唤醒了巴克内心深处的原始野性,经过挫折的历练,巴克最终赢得了狗群头领的位置。后来因为巴克的恩主遇害身亡,彻底粉碎了巴克对于人类的留恋,它毅然跟随内心深处的召唤,回归到了那个本来属于它的原野。巴克狗经历了"幻想—破灭—再幻想"的蜕变过程,从狗变成狼,隐喻、象征、暗示、讽刺、警示和再现了一系列的人生主题。作者通过史诗般的语言,具有神秘感的北国雪野的描写,对于拥有野性美的动物生活情境的刻画真切而形象,令人感动。《野性的呼唤》并非仅仅是一个动物故事,而是关于人类灵魂深处兽性的一个寓言,巴克狗的邪恶隐喻的就是荣格关于集体无意识学说的一个"阴影原型"。这部小说不仅讽刺了"人乃万物之灵长"的人类中心主义观念,而且生动地说明了动物原始的种族遗传记忆在生存竞争中的重要作用。事实上,这种集体无意识的记忆图谱和行为反应习惯模式经常会在关乎生存危机时自动苏醒过来,这正是美国现实生活中那些"两条腿"的人与人之间尔虞我诈、弱肉强食、竞争无处不在的真实写照和无情地揭露。本书的北国雪野不仅用来象征考验意志的严酷的生存环境,也隐喻北国的荒野是人们灵魂净化的圣地和具有道德感化的力量。在北国可以像冰雪一样将那些恶念融化殆尽,而当远离北方的荒原来到人声嘈杂的城市时,人似乎又恢复了恶的本性。美国著名诗人和传记作者卡尔·桑德堡这样评论《野性的呼唤》:"这是有史以来最伟大的狗的故事,同时也是对人类灵魂最深处那奇异而又捉摸不定的动机的探讨。我们越是变得文明,就越是感到恐惧。"事实上,《野性的呼唤》并不是在写一只狗,而是作者本人生活磨难和精神痛苦的投射。杰克·伦敦出生于美国加利福尼亚旧金山的一个破产农民家庭。他做过童工、工人、水手和记者,也当过劫取牡蛎的"蚝贼",流过浪,受尽生活折磨,有过短暂不幸福的婚姻,后又患有尿毒症。40岁时,他因过量服用了吗啡而英年早逝。他在自己16年的创作生涯中留下了50部作品,他的作品不仅在美国本土广为流传,而且受到世界各国人民的欢迎,他的文学创作不仅是他观察世界、思考世界,向世界呐喊的声音,也是在拯救自己,提升生命价值,是在人类文学天空放飞的一只让世人仰慕的风筝。

其他适合阅读的作品有古希腊的《伊索寓言》、法国让·亨利·卡西米尔·法布尔的《昆虫记》、姜戎的《狼图腾》等。

四、关于人的生死问题

求生是动物和人类的本能,但热爱生命却是人类坚强意志的最高体现。美国作家杰克·伦敦以他淘金的经历与想象创作出短篇小说《热爱生命》,书中告诉我们这样一个关于人如何在辽阔可怕的荒野上,在缺乏食物、腿受伤又遇到饿狼的险恶环境下奋力求生的感人故事。一个处于如此险境的人尚且这样不放弃自己的生命,也许正是因为有一匹企图想吞噬他的饿狼的存在,但究竟是因为恐惧所激发的勇气,还是因为人不愿输给一匹饿狼的自尊才产生了如此惊人的力量? 但无论如何,这篇小说传达的热爱生命的力量却是感人至深的。

有生必有死,人固然有一死,但大多数人贪生怕死,因此,自古以来,上至帝王将相、达官贵人,下至芸芸众生,都会为生存这个终极问题而绞尽脑汁,在健康时谁都不愿意去想象和讨论这个自己将从地球上消失的问题,好像死亡是一件离现在非常遥远的事情。但一旦年老体衰或罹患重病时,则又表现得恐慌无措,或烧香拜佛,或寻觅仙丹,或醉生梦死,然而所有这些都无法真正克服这种从存在到虚无变化的恐惧,于是,生死问题就成为宗教、哲学、存在主义心理学和文学一直关注和探索的问题。鲁迅先生在《立论》一文中,借给满月的小孩的不同说辞,讨论了一个严肃但又具有讽刺性的人生话题,那就是人人都明知道必然会死,但却避讳讲有关死亡的真话,而且"说要死的必然,说富贵的说谎。但说谎的得好报,说必然的遭打"。回避死亡的话题却不能真正让死亡的恐惧消失,于是,看文学家写死亡的作品也不妨当作一种恐惧的脱敏疗法。

我们可以从关于死亡话题的文学作品中汲取哪些具有治疗意义的思想和力量呢? 主要有以下3点。

第一,从死亡教育中获得认识顿悟和成长的契机。事实上,文学史上有不少作品就是在遭受了严重的挫折和打击、在经历了死亡一般的恐惧与绝望之后创作出来的,换言之,面对死亡的境遇才会触发对自我深刻的反思和造就独一无二的杰出作品。鲁迅先生就曾写过不少关于死亡意象的作品,他认为关于死后情境的想象也是一种将他的心的平安冲破的力量,而且可以激发出许多关于朋友和仇敌关系的思考。中医很早就将死亡的观念当作一种治疗工具,如《灵枢·师传》中说:"人之情,莫不恶死而乐生,告之以其败,语之以其善,导之以其所便,开之以其所苦,虽有无道之人,恶有不听乎?"也就是说,唤醒人爱生、惜生意识的最好方法莫过于让人走到存在的边缘,面对死亡!叔本华曾经说过:死亡是意志挣脱原有的羁绊和重获自由的一个转机。存在主义心理学认为,唯有体会到死的不可替代性,才能体会到个人的独一无二性;唯有体会到死是"不确定的确实的可能性",我们才会珍惜今天的存在,开心地过好每一天。虽然生可能各人不一样,但死却是人人平等的,我们只拥有今天。从这种意义上说,死亡教育是一种可以改变许多观念,尤其是促使放弃那些曾经非常执着"无明"的力量。

人在生前总不愿意想象死亡的事,更不愿意去想象死后别人对自己的各种评价与反应,但鲁迅《死后》这篇关于死后梦中意象的杂文十分具有启迪的意义,"假使一个人的死亡,只是运动神经的废灭,而知觉还在,那就比全死了更可怕。"因为你可能听到在你死后的各种感叹、各种情绪与情感的反应,鲁迅先生不无调侃地写道:"几个朋友祝我安乐,几个仇敌祝我灭亡。我却总是既不安乐,也不灭亡。不上不下地生活下来,都不能负任何一面的期望。""我先前以为人在地上虽没有任意生存的权利,却总有任意死掉的权利的。现在才知道并不然,也很难适合人们的公意。"试想一下,如果每个人都想象一下自己死后人们对自己的评价,肯定对生前自己的许多思想、人生观和价值观会产生很大的影响,对自己与他人的关系做出新的调整。传统的中国人总乐意在人死后做很多形式隆重的悼念仪式,死去的人全然不知,而活着的人却缺乏利用这个课堂做一番与自我关联的反思,灵堂只是成为一种隔断与逝者告别的花哨的摆设。

第二,克服对死亡的恐惧与无知,坦然接受不可避免的致死性疾病和死亡。美国文学艺术学院院士苏珊·桑塔格也是一位乳腺癌患者,因为她患病的经历,深感到世俗社会中有一种关于疾病意义的隐喻文化像鬼魅般地萦绕在患者的身上,尤其是癌症、艾滋病这些致死性疾病负载了太多的神秘感,塞满了太多的在劫难逃的幻象。任何一种病因不明、医治无效的重疾都无一例外地被赋予道德方面的意义。人们将自己内心深处所恐惧的各种东西与这些重病联想起来,患病仿佛变成了一种受罚或羞于启齿的过错;另外,病名变成了一种形容词,将对疾病的恐惧移植到政治和日常生活中别的事物上,疾病变成了一种攻击别人的隐喻。1964年,桑塔格开始发表文章将病患的"意义的世界"称为"影子的世界",1978年,她发表《作为隐喻的疾病》一文,1989年又发表《艾滋病及其隐喻》。她说:"我一再伤心地观察到,隐喻性的夸饰扭曲了患癌的体验,给患者带来了确确实实的后果,它们妨碍了患者尽早地去寻求治疗,或妨碍了患者做更大努力以求获得有效治疗。我相信,隐喻和神话能置人于死地。"她指出世俗关于癌症的许多看法以及加诸其上的那些隐喻,如情感压抑、消沉的性格、罪孽报应,反映了我们对死亡的阴郁态度,反映了我们有关情感的焦虑。因此,桑塔格说她写作此书的目的是平息患者和人们对疾病的想象,减少因为对疾病的胡思乱想而遭受的比疾病本身更多的痛苦。她反对演绎疾病的意义,她认为癌症尽管是一种重病,但也不过是一种病而已。它根本不是什么上苍降下的一种灾祸,不是老天抛下的一项惩罚,也不是羞于启齿的一种东西。疾病本身没有"意义",那些所谓的"意义"都是一些没有根据的不合理的想象。桑塔格希望通过她的辩驳来消除那些关于疾病的隐喻,还原疾病本来的面目,不必对一些有效的治疗方式产生非理性的恐惧,告诫患者主动了解自己所患疾病的实情,做一个知情的、积极配合的、为自己寻找良好治疗方法的患者。

第三,人固有一死,但要死得其所,只有死得其所才是无憾的。在文学世界中,不仅有不少文学作品描写了多种多样的死亡情境和自杀行为,而且一些文学家自己也企图自杀和亲历自杀。因此,我们应该从阅读中懂得什么才是死得其所及如何避免自杀。对于前一种关于死得其所的教育,毛泽东同志关于纪念白求恩和张思德所写的文章是不错的案例。1939年,毛泽东同志在《纪念白求恩》一文中赞颂白求恩同志毫不利己、专门利人,对工作极端负责任,对同志对人民极端热忱,对技术精益求精的精神,号召后人"学习他毫无自私自利之心的精神。从这点出发,就可以变为有利于人民的人。一个人能力有大小,但只要有这点精神就是一个高尚的人、一个纯粹的人、一个有道德的人、一个脱离了低级趣味的人、一个有益于人民的人"。白求恩虽死犹荣,成为国际主义精神的杰出代表。1944年毛泽东在张思德追悼会上说:"人固有一死,或重于泰山,或轻于鸿毛。为人民利益而死,就比泰山还重;替法西斯卖力,替剥削人民和压迫人民的人去死,就比鸿毛还轻。张思德同志是为人民利益而死的,他的死是比泰山还要重的。"毛泽东在这里回答了死得其所的问题:"我们想到人民的利益,想到大多数人民的痛苦,我们为人民而死,就是死得其所。"

对于后一种关于避免自杀的教育,茅盾先生1928年创作的短篇小说《自杀》是一篇很好的教材。一个传统的但又可能未婚先孕的环小姐,因这个时时刻刻压迫她的秘密的负担,使她逃入孤独,她害怕别人恶意冷漠的脸和嘲讽唾骂的嘴,她以为唯一的解决办法是自杀,可是直到濒临死亡时她才顿悟:"应该还有出路,如果大胆地紧跟着潮流走,如果能够应合这急速转变的社会的步骤。"这篇故事告诫了那些曾经自杀未遂的人,自杀并不是解脱的唯一方法。

其他适合阅读的作品还有黎巴嫩纪伯伦的《先知·沙与沫》,中国韩小蕙的《体验自卑》、巴金的《忆》《生》《死》、朱光潜的《谈摆脱》等。

参考文献

[1]陈跃华.医学基础[M].北京:中国医药科技出版社,2006.

[2]池莉.致无尽岁月[M].北京:北京十月文艺出版社,2011.

[3]段志光.医学人文学导论[M].石家庄:河北人民出版社,2008.

[4]樊代明.整合医学[M].北京:世界图书出版公司,2019.

[5]何伦,王小玲.医学人文学概论[M].南京:东南大学出版社,2002.

[6]何正全.论扁鹊"六不治"[J].辽宁中医药大学学报,2007(1):18.

[7]胡山林,石长平,王森,等.文学概论[M].郑州:河南大学出版社,2012.

[8]李宏伟.实用医药基础[M].北京:中国医药科技出版社,2008.

[9]刘虹.医学概述:走近医学[M].北京:北京大学医学出版社,2015.

[10]吕霞霞.实用临床医学基础与进展[M].长春:吉林科学技术出版社,
2019.

[11]潘新丽.医乃仁术新探[J].中国医学伦理学,2005,18(4):4.

[12]钱谷融,鲁枢元.文学心理学[M].上海:华东师范大学出版社,2003.

[13]邱鸿钟.艺术心理治疗的理论与实践[M].广州:暨南大学出版社,2010.

[14]王柏欣,刘蕾,梁桂才,等.培育基础医学微生物学专业研究生人文素养
和科学素养方式.中国微生态学杂志,2018,30(12):4.

[15]王艳凤,杨荣.试论《罗摩衍那》的文学治疗功能和禳灾功能[J].内蒙古
师范大学学报(哲学社会科学版),2014(3):19-22.

[16]隗宁,初晓.中国古代传统医德述略[J].大家健康:学术版,2016(4):1.

[17]武继祥.医学基础[M].北京:中国社会出版社,2019.

[18]谢霁华.善用意象,让作文更有意蕴——在作文中穿插意象的写作教学实践研究[J].语文月刊,2015(11):6.

[19]谢军,刘源,边林.人文医学概论[M].石家庄:河北人民出版社,2014.

[20]刑玉瑞.中医基础理论[M].陕西:科学技术出版社,2001.

[21]阎增山,李洪先.大学语文经典读本[M].济南:山东画报出版社,2007.

[22]杨永芳,陈晋芳.愚公移山形象的传承与演变[J].黑龙江史志,2010(6):131-132.

[23]詹启敏.医学科学研究导论[M].北京:人民卫生出版社,2015.

[24]张莉.文学的疗愈作用[M].济南:山东大学出版社,2018.

[25]张蔚.浅谈《诗经》的文学治疗功能[J].淮北职业技术学院学报,2013(2):64.

[26]张远.药理学实习指导[M].北京:北京医科大学中国协和医科大学联合出版社,2003.

作者简介

王伟,男,汉族,出生于1988年12月,籍贯山东省曹县,海南师范大学博士研究生。现就职于海南师范大学,主要从事《红楼梦》和医学文化史研究。主持省级社科类科研课题3项,在核心期刊发表论文3篇,出版专著1部。